Elektrokonvulsionstherapie kompakt

Michael Grözinger

Andreas Conca

Thomas Nickl-Jockschat

Jan Di Pauli

(Hrsg.)

Elektrokonvulsions-therapie kompakt

Für Zuweiser und Anwender

Mit 22 Abbildungen

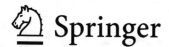

Herausgeber
PD Dr. Michael Grözinger
Uniklinik RWTH Aachen
Aachen

Prof. Dr. Thomas Nickl-Jockschat
Uniklinik RWTH Aachen
Aachen

Prof. Dr. Andreas Conca
Psychiatrischer Dienst Bozen
Bozen
Italien

Dr. Jan Di Pauli
Landeskrankenhaus Rankweil
Rankweil
Österreich

ISBN 978-3-642-25628-8
DOI 10.1007/978-3-642-25629-5

ISBN 978-3-642-25629-5 (eBook)

Die Deutsche Nationalbibliothek verzeichnet diese Publikation in der Deutschen Nationalbibliografie;
detaillierte bibliografische Daten sind im Internet über http://dnb.d-nb.de abrufbar.

SpringerMedizin
© Springer-Verlag Berlin Heidelberg 2013

Planung: Renate Scheddin, Heidelberg
Projektmanagement: Renate Schulz, Heidelberg
Lektorat: Dr. Brigitte Dahmen-Roscher, Hamburg
Projektkoordination: Barbara Karg, Heidelberg
Umschlaggestaltung: deblik Berlin
Fotonachweis Umschlag: © Universitätsklinikum Aachen
Fotonachweis Umschlag (Bild im Hintergrund): © Irina Brinza, fotolia.com [Bearbeitung: Max Mönnich]
Herstellung: Crest Premedia Solutions (P) Ltd., Pune, India

Gedruckt auf säurefreiem und chlorfrei gebleichtem Papier

Springer Medizin ist Teil der Fachverlagsgruppe Springer Science+Business Media
www.springer.com

Vorwort

Die Elektrokonvulsionstherapie (EKT) ist auch zu Beginn des 21. Jahrhunderts ein modernes und unentbehrliches Therapieverfahren bei schweren psychischen Erkrankungen geblieben. Folgt man Ladislas Meduna und betrachtet den generalisierten Anfall als Kernelement und therapeutisches Agens der Behandlung, so lassen sich ihre Wurzeln weit in die Geschichte zurückverfolgen. Bereits im 16. Jahrhundert wurde Kampfer zur Auslösung heilender Krampfanfälle genutzt. Das Verdienst Medunas ist es, vor mehr als 75 Jahren mit der systematischen Untersuchung von pharmakologisch ausgelösten Anfällen bei psychiatrischen Patienten den wissenschaftlichen Grundstein für die Konvulsionstherapien gelegt zu haben. Dies hat entscheidend dazu beigetragen, neue Behandlungsmöglichkeiten für schwere psychische Erkrankungen zu entwickeln.

Erst die Nutzung von elektrischen Impulsen zur Auslösung der Anfälle durch Ugo Cerletti und Lucio Bini hat das Verfahren ausreichend steuerbar und klinisch sicher einsetzbar gemacht. Diese erste Form der EKT hat die Beschwerden unzähliger Patienten gebessert und die Bedingungen des Fachs Psychiatrie grundlegend verändert. Durch andauernde Weiterentwicklung ist die Methode zu einem modernen medizinischen Therapieverfahren geworden. Nichtsdestoweniger haben kritische Stimmen über viele Jahre die öffentliche Meinung bestimmt. Trotz kontinuierlicher Anfeindung, enormen Fortschritten von Psychotherapie und Pharmakotherapie, begrenzten finanziellen Interessen der Industrie und trotz der aufwendigen Koordination mit der Anästhesie hat die EKT in den vergangenen 25 Jahren erneut an Bedeutung gewonnen. Alleiniger Grund hierfür ist ihre herausragende klinische Wirksamkeit. So ist es keine Seltenheit, dass Patienten nach jahrelangen frustranen Therapieversuchen durch EKT wieder mehr Lebensqualität gewinnen.

Trotz dieser unangefochtenen klinischen Bedeutung werden Patienten häufig erst nach langer Krankheitsdauer über EKT aufgeklärt. Eher selten werden sie auf dem professionellen Überweisungsmodus in ein EKT-Zentrum weitergeleitet und sind stattdessen auf persönliche Recherchen angewiesen. Zu sehr hängt der Zugang zur EKT davon ab, auf welchen Therapeuten und auf welche Klinik der Patient im Verlauf seiner Erkrankung trifft. Immer noch verbindet die Öffentlichkeit den Begriff Elektrokrampftherapie mit dem 1975 gezeigten Film »Einer flog übers Kuckucksnest«, der medienwirksam den krampfenden Jack Nicholson zeigt. Tatsächlich hat aber bereits 1953 die Zeitschrift *Der Nervenarzt* über mit dem Muskelrelaxans Suxamethonium-modifizierte EKT berichtet.

Mit diesem Buch wollen wir dazu beitragen, dass die EKT stärker als moderne medizinische Therapieoption wahrgenommen wird. Dieses Ziel können die Behandler in den EKT-Zentren naturgemäß nicht alleine erreichen. Deshalb haben wir dieses Buch von Anfang an auch für Zuweiser konzipiert. Diese haben die Aufgabe, diejenigen Patienten mit psychischen Störungen zu identifizieren, denen EKT helfen könnte. Das Fachwissen der Zuweiser und ihre emotionale Offenheit im Hinblick auf EKT entscheiden darüber, ob und wie der Patient über die Behandlungsmöglichkeit informiert wird. Da der vorbehandelnde Kollege den Patienten häufig bereits lange kennt und eine Vertrauensbasis existiert, kann er durch vorbereitende Gespräche grundlegende Informationen vermitteln, gezielt auf die jeweilige Situation eingehen, Stress und Ängste reduzieren und eine Therapieentscheidung bahnen. In diesem Sinne wäre es hilfreich, wenn die EKT in die theoretische und praktische Ausbildung aller Zuweiser Eingang finden würde. Wer erlebt hat, wie sich eine über Monate oder Jahre therapieresistente Depression unter dieser Therapie bessert, dem fällt es leicht, die Methode zu empfehlen. Wer um den unspektakulären, qualitätsgesicherten medizinischen Einsatz des Verfahrens nicht nur weiß, sondern ihn auch erfahren hat, dem fällt es ungemein leichter, eine evidenzbasierte Behandlungsmaßnahme zu indizieren.

Ebenso wie Kliniken für Psychiatrie, Psychotherapie und Psychosomatik sich heute zu recht nicht mehr als Heil- und Pflegeanstalten bezeichnen, sollte es auch der Elektrokonvulsionstherapie erlaubt sein, sich von überkommenen Assoziationen zu lösen. Begriffe wie Elektroschock und Elektrokrampftherapie werden von den Patienten, aber auch zum Teil von uns selbst, unwillkürlich mit Zwang, rüder Gewalt und Schädigung von Nervengewebe in Verbindung gebracht. Tatsächlich ist EKT genauso wenig mit Zwang und Gewalt in Verbindung zu bringen wie andere aufklärungspflichtige Eingriffe. Statt Hirngewebe zu schädigen, stimuliert sie im Gegenteil die Entstehung von Nervenzellen und den Aufbau von neuen Verbindungen zwischen ihnen.

Die Elektroschocktherapie von 1938 und die Elektrokrampftherapie der 1950er-Jahre gibt es nicht mehr. Die Muskelrelaxation in Kurznarkose, die Kurzpulstechnik, das EEG-Monitoring, die Ausdifferenzierung der Elektrodenlage, die Einführung von Erhaltungsbehandlungen, die Kombination mit Pharmako- und Psychotherapie, die bessere Abgrenzung des Indikationsgebiets und ein klares Prozedere zur Aufklärung und Einwilligung haben eine neue Therapie entstehen lassen, die sich im Terminus Elektrokonvulsionstherapie zusammenfassen lässt. Die Herausgeber haben sich deshalb entschieden, diesen Begriff zu verwenden. Nach unserer Auffassung eignet sich dieser Name, weil er international gebräuchlich ist, weil die Abkürzung EKT bestehen bleibt und weil er derzeit bereits eine gewisse Akzeptanz besitzt. Damit kann Elektrokonvulsionstherapie im Jahr 2013 und darüber hinaus für eine moderne Therapieform stehen.

Unser Buch versucht, praktische Handlungsanweisungen zu vermitteln. Diese sind durch die Integration von evidenzbasiertem Wissen und kollegialem Austausch entstanden. Zahlreiche klinische und experimentelle Untersuchungen zu den Themen dieses Buchs lagen vor. Zwischen diesen Inseln des Wissens klaffen Lücken, die es zu überbrücken gilt, wenn eine umfassende Praxis vermittelt werden soll. Im kollegialen Gespräch und im Konsensus mit EKT-Kollegen haben wir nach guten Hypothesen und kritisch reflektierter Erfahrung gesucht, um diese Lücken zu schließen.

Für die bereichernden, konstruktiven und manchmal auch kontroversen Diskussionen während der letzten 5 Jahre danken wir der EKT-Workshop Group und dem DGPPN Referat Klinisch angewandte Stimulationsverfahren in der Psychiatrie und ihren zahlreichen Unterstützern. Wir haben die Vielfalt der verschiedenen internationalen Klinikkulturen in dieser Zeit sehr schätzen gelernt. In der Fortsetzung dieser Tradition freuen wir uns über jeden Kommentar oder Verbesserungsvorschlag zu diesem Buch.

Michael Grözinger, Andreas Conca, Thomas Nickl-Jockschat, Jan Di Pauli
Aachen, Bozen und Rankweil im Herbst 2013

Inhaltsverzeichnis

II   Spezieller Teil

Sarah Kayser, Bettina H. Bewernick, Andreas Conca, Michael Grözinger,
Karsten Henkel, Michael Prapotnik, Thomas E. Schläpfer

Alexander Sartorius

Autorenverzeichnis

Berthold-Losleben, Mark, Dr.
Medizinisches Zentrum StädteRegion Aachen,
Klinik für Neurologie
Dr.-Hans-Böckler-Platz 1
52146 Würselen-Bardenberg
mark.berthold@losleben.eu

Bertram, Linda, Dr.
Dr. Horst Schmidt Kliniken, Abteilung Palliativ-
medizin
Ludwig-Erhard-Str. 100
65199 Wiesbaden
linda.bertram@hsk-wiesbaden.de

Bewernick, Bettina H., Dr.
Uniklinik Bonn, Klinik für Psychiatrie und
Psychotherapie
Sigmund-Freud-Str. 25
53105 Bonn
bettina.bewernick@ukb.uni-bonn.de

Böker, Heinz, Prof. Dr.
Psychiatrische Universitätsklinik Zürich, Klinik für
Psychiatrie, Psychotherapie und Psychosomatik
Lenggstr. 31
8032 Zürich, Schweiz
heinz.boeker@bli.uzh.ch

Chikere, Yvonne N., Dr.
Uniklinik RWTH Aachen, Klinik für Psychiatrie,
Psychotherapie und Psychosomatik
Pauwelsstr. 30
52074 Aachen
ychikere@ukaachen.de

Conca, Andreas, Prof. Dr.
Psychiatrischer Dienst, Gesundheitsbezirk Bozen
Böhlerstr. 5
39100 Bozen, Italien
andreas.conca@asbz.it

Di Pauli, Jan, Dr.
Landeskrankenhaus Rankweil, Abteilung für
Erwachsenenpsychiatrie
Valdunastr. 16
6830 Rankweil, Österreich
jan.dipauli@lkhr.at

Gillmann, Benjamin, Dr.
Uniklinik RWTH Aachen, Klinik für
Anästhesiologie
Pauwelsstr. 30
52074 Aachen
bgillmann@ukaachen.de

Grager, Bettina, Dr.
Landeskrankenhaus Rankweil,
Erwachsenenpsychiatrie
Valdunastr. 16
6830 Rankweil, Österreich
bettina.grager@lkhr.at

Grözinger, Michael, PD Dr.
Uniklinik RWTH Aachen, Klinik für Psychiatrie,
Psychotherapie und Psychosomatik
Pauwelsstr. 30
52074 Aachen
mgroezinger@ukaachen.de

Henkel, Karsten, Dr.
Uniklinik RWTH Aachen, Klinik für Psychiatrie,
Psychotherapie und Psychosomatik
Pauwelsstr. 30
52074 Aachen
khenkel@ukaachen.de

Janouschek, Hildegard, Dr.
Uniklinik RWTH Aachen, Klinik für Neurologie
Pauwelsstr. 30
52074 Aachen
hjanouschek@ukaachen.de

Kayser, Sarah, Dr.
Uniklinik Bonn, Klinik für Psychiatrie und
Psychotherapie
Sigmund-Freud-Str. 25
53105 Bonn
sarah.kayser@ukb.uni-bonn.de

Michael, Nikolaus, Prof. Dr.
Evangelische Stiftung Tannenhof
Fachkrankenhaus für Psychiatrie, Psychotherapie,
Psychosomatik und Neurologie
Remscheider Str. 76
42899 Remscheid
nikolaus.michael@stiftung-tannenhof.de

Nickl-Jockschat, Thomas, Prof. Dr.
Uniklinik RWTH Aachen, Klinik für Psychiatrie,
Psychotherapie und Psychosomatik
Pauwelsstr. 30
52074 Aachen
tnickl-jockschat@ukaachen.de

Olzen, Dirk, Prof. Dr.
Institut für Rechtsfragen der Medizin, Heinrich
Heine Universität Düsseldorf
Universitätsstr. 1
40225 Düsseldorf
dirk.olzen@uni-duesseldorf.de

Prapotnik, Michael, Dr.
Psychiatrische Dienste Graubünden
Loestr. 220
7000 Chur, Schweiz
michael.prapotnik@pdgr.ch

Pycha, Roger, Dr.
Psychiatrischer Dienst, Krankenhaus Bruneck
Spitalstr. 11
39031 Bruneck, Italien
roger.pycha@sb-bruneck.it

Ramseier, Fritz J., Dr.
Psychiatrische Praxengemeinschaft
Kaiserstr. 8
4310 Rheinfelden, Schweiz
dr.fritz.ramseier@hin.ch

Reinke, Vanessa
Uniklinik RWTH Aachen, Klinik für Psychiatrie,
Psychotherapie und Psychosomatik
Pauwelsstr. 30
52074 Aachen
vreinke@ukaachen.de

Salerno, Maria Cristina, Dr.
Rechtsmedizinischer Dienst, Gesundheitsbezirk
Bozen
Amba Alagi-Str. 33
39100 Bozen, Italien
mariacristina.salerno@asbz.it

Sartorius, Alexander, Prof. Dr.
Klinik für Psychiatrie und Psychotherapie, Zent-
ralinstitut für Seelische Gesundheit
J5
68159 Mannheim
alexander.sartorius@zi-mannheim.de

Schläpfer, Thomas E., Prof. Dr.
Universitätsklinikum Bonn, Klinik für Psychiatrie
und Psychotherapie
Sigmund-Freud-Str. 25
53105 Bonn
Thomas.Schlaepfer@ukb.uni-bonn.de

Schulz-Du Bois, Anna Christina, Dr.
imland Klinik Rendsburg, Klinik für Psychiatrie,
Psychotherapie und Psychosomatik
Lilienstr. 20–28
24768 Rendsburg
anna.schulz-dubois@imland.de

Vocke, Sebastian, Dr.
Uniklinik RWTH Aachen, Klinik für Psychiatrie,
Psychotherapie und Psychosomatik
Pauwelsstr. 30
52074 Aachen
svocke@ukaachen.de

Allgemeiner Teil

Geschichte der Elektrokonvulsionstherapie

Vanessa Reinke, Linda Bertram, Michael Grözinger

Die Geschichte der Elektrokonvulsionstherapie (EKT) spannt einen knapp 75 Jahre weiten Bogen von den Anfängen wissenschaftlich fundierter psychiatrischer Therapie bis zum derzeitigen Repertoire der Behandlungsmöglichkeiten. Die Medizin hat in dieser Zeit bedeutsame Fortschritte gemacht; zum Wirkmechanismus der EKT konnte allerdings bisher keine zusammenhängende Erklärung gefunden werden. Als gesichert gilt, dass der generalisierte Anfall das therapeutische Agens des Verfahrens bildet. Die therapeutische Wirksamkeit korreliert nämlich mit der Intensität des Anfalls und wurde sowohl bei der pharmakologischen als auch bei der elektrischen Auslösung beobachtet. Deshalb steht die EKT nicht in der Tradition heilbringender Anwendungen von elektrischem Strom, sondern beruht auf der Wirkung epileptischer Anfälle. Dies entspricht auch der historischen Entwicklung. Die EKT ist nämlich keine originäre Methode, sondern eine Weiterentwicklung der Konvulsionstherapie, die ab 1934 von Ladislas Meduna angewandt wurde. Die Entwickler der EKT, die italienischen Psychiater Ugo Cerletti und Lucio Bini, sahen sich selbst in der Tradition der Konvulsionstherapie.

Ein epileptischer Anfall ist ein angstmachendes, aversives Ereignis und ein stigmatisierendes Symptom verschiedener Erkrankungen. Andererseits gibt es bis in das 16. Jahrhundert zurückreichende Berichte über positive Auswirkungen epileptischer Anfälle auf psychische Beschwerden. Auch nach der Pionierleistung Medunas brauchte es noch zahlreiche Innovationen, bis die Transformation in eine moderne Therapiemethode vollzogen war. Bald wurde die ursprünglich pharmakologische Auslösung der Anfälle durch die elektrische Stimulation ersetzt, wodurch das Verfahren besser steuerbar und sicherer wurde. Die Einführung von Succinylcholin minimierte die Verletzungsgefahr als Begleiterscheinung des Anfalls, machte aber wegen der Lähmung der Atemmuskulatur zusätzlich eine Kurznarkose notwendig. Gleichzeitig kristallisierte sich der Indikationsschwerpunkt »schwere affektive Störungen« heraus. Aufklärung und Einwilligung des Patienten festigten die juristische Stellung der EKT als medizinischer Eingriff und legten ihre Durchführung in ärztliche Hände. Moderne Stimulations- und Überwachungstechniken, präktale Hyperoxygenierung und supportive anästhesiologische Maßnahmen haben das Sicherheitsprofil der EKT erheblich verbessert. Trotz dieser Fortschritte wird die EKT bei Patienten, in der öffentlichen Meinung und auch unter Ärzten oft für veraltet gehalten, und ihr Einsatz ist von Zurückhaltung begleitet. Einige Ursachen hierfür sind ohne Zweifel in ihrer Geschichte begründet.

1.1   Historischer Rahmen

Das 19. Jahrhundert war eine Ära, in der sich neue Erkenntnisse in den Wissenschaften und technologische Fortschritte rasant entwickelten. Auch in der Medizin etablierte sich das wissenschaftliche Denken, und es kam zu einheitlichen Standards in der Beschreibung und Diagnose von Krankheitsbildern. Bei der Behandlung schwerer psychiatrischer Erkrankungen konnten allerdings bis in die 20er-Jahre des 20. Jahrhunderts hinein nur wenige Fortschritte erzielt werden.

Bereits im 18. Jahrhundert hatte sich zunehmend die Auffassung durchgesetzt, dass es sich bei psychischen Störungen um Krankheiten handelt. Sinnbildlich dafür steht **Philippe Pinel** in Frankreich, der 1793 die Kranken »von den Ketten befreite« und damit den Beginn der Anstaltspsychiatrie einleitete. Patienten, die bis dahin einfach weggesperrt worden waren, wurden nun behandelt, allerdings z. T. mit barbarisch anmutenden Zwangsbehandlungen: Beispielsweise wurden Patienten bis zum Verlust des Bewusstseins auf einem Stuhl gedreht. Das Eintauchen in kaltes Wasser (»Sturzbad«) oder die Durchführung von Hungerkuren (Schott u. Tölle 2005) sind weitere Beispiele.

Konsequenterweise mussten psychisch Kranke in Krankenhäusern behandelt werden. Ende des 18. Jahrhunderts wurde deshalb mit dem Bau großer Anstalten begonnen, die allerdings rasch überfüllt waren, da es zwar einen erheblichen Zustrom an Patienten gab, wegen des Mangels an wirksamen Therapien aber keine Entlassungen. Die personelle und finanzielle Ausstattung vieler Anstalten war zu Beginn des 20. Jahrhunderts bei weitem nicht ausreichend. Die Möglichkeiten zur Behandlung der Schwerkranken, meist Patienten, die an »Dementia praecox« oder »manisch-depressivem Irresein«

nach Emil Kraepelin litten, bestanden in Ergo- und Arbeitstherapie. Die damals bekannten Formen von Psychotherapie (z. B. Hypnose) waren bei diesen Patienten meist wirkungslos. In der Praxis bedeutete dies, dass die Patienten über lange Zeit verwahrt werden mussten. Erste Versuche, psychische Krankheiten biologisch zu beeinflussen, ergaben sich zu Beginn des 20. Jahrhunderts.

1.2 Frühe somatische Therapien für psychische Erkrankungen

In der ersten Hälfte des 20. Jahrhunderts wurden verschiedene somatische Behandlungsformen für psychische Erkrankungen entwickelt. Aus heutiger Sicht bezeichnet man sie auch als »heroische Therapien«, weil die Patienten eine bis dahin unbekannte Hoffnung auf Besserung mit erheblichen Risiken und Nebenwirkungen erkaufen mussten. Im Gegensatz zur EKT haben die in diesem Abschnitt dargestellten Methoden heute ausschließlich historische Bedeutung. Sie konnten nicht zu modernen medizinischen Maßnahmen weiterentwickelt werden.

Schlafkur Die »Schlafkur«, die dem Schweizer Psychiater **Jakob Klaesi** (1883–1980) zugeschrieben wird, geht ursprünglich auf eine Fallbeschreibung des Turiner Psychiaters Giuseppe Epifanio zurück (Epifanio 1915). Der nur in italienischer Sprache publizierte Artikel wurde international nicht rezipiert. Bei der »Schlafkur« oder »Dauernarkose«, wie Klaesi sie bezeichnete, induzierte er ab 1920 mit dem Barbiturat Somnifen einen 2-wöchigen Dauerschlaf, um die Patienten für eine psychotherapeutische Therapie empfänglicher zu machen (Klaesi 1922). Die geringen Erfolge, die von anderen Psychiatern nicht reproduziert werden konnten, und die relativ häufigen Komplikationen – 3 der 26 Patienten aus der Erstbeschreibung Klaesis (1922) starben – hatten zur Folge, dass diese Behandlungsmethode schon in den 30er-Jahren wieder aufgegeben wurde (Windholz u. Witherspoon 1993).

Psychochirurgie Der Schweizer Psychiater **Gottlieb Burckhardt** (1836–1907) nahm 1888 erstmals moderne psychochirurgische Eingriffe vor, indem er Teile verschiedener Hirngebiete entfernte. Wegen der schweren Nebenwirkungen wurde er von der psychiatrischen Fachwelt sehr kritisiert. Der Portugiese Egas Moniz (1874–1955) entwickelte 1936 die Technik der präfrontalen Lobotomie als Behandlung für schizophrene Patienten. Dabei wurden Nervenbahnen im Frontalhirn durchtrennt, ohne die Läsionen genau zu lokalisieren. Er erhielt für diese Arbeiten 1949 zusammen mit Walter Rudolf Hess den Nobelpreis für Physiologie oder Medizin. Bis heute ist diese Preisverleihung umstritten.

»Schocktherapie« Die französische Psychiaterin **Constance Pascal** prägte in Paris den Begriff der »Schocktherapie«. Sie schlug vor, durch Injektion von kolloidalem Gold, Milch oder Vakzinen das Nervensystem zu »schocken« und dadurch wieder in ein neues Gleichgewicht zu versetzen. Epileptische Anfälle spielten dabei noch keine Rolle (Pascal u. Davesne 1926). Die »Schocktherapien« standen in der Tradition der »Erschütterungstherapien« des 19. Jahrhunderts wie z. B. die bereits erwähnte Drehstuhltherapie. Pascal war die Malariatherapie Wagner-Jaureggs bekannt.

Fiebertherapie Der österreichische Psychiater **Julius Wagner-Jauregg** (1857–1940; bis 1919 Julius Wagner Ritter von Jauregg), beschäftigte sich schon als junger Arzt mit den Wirkungen von Fieber auf die Psychopathologie seiner Patienten. 1887 veröffentlichte er die Abhandlung »Über die Einwirkung fieberhafter Erkrankungen auf Psychosen« (Wagner 1887). Nach jahrelangen Forschungen mit Tuberkulin, Typhus-Vakzine und Streptokokken infizierte er 1917 9 Patienten, die an progressiver Paralyse erkrankt waren, mit dem Blut eines an Malaria erkrankten Soldaten. Die Malaria behandelte er anschließend mit dem seit Jahrzehnten gegen die Erkrankung etablierten Chinin. In den folgenden Jahren entwickelte Wagner-Jauregg als Direktor der Niederösterreichischen Landesheil- und Pflegeanstalt für Nerven- und Geisteskranke in Wien seine Behandlungsmethode weiter (Wagner-Jauregg 1918[1], 1919). Immer kombinierte er sie mit Arsphenamin, einer organischen Arsenverbindung, die als Salvarsan 1910 von Hoechst in den Handel gebracht wurde und erstmals die Behandlung der

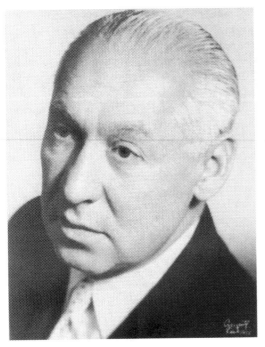

◻ Abb. 1.1   Ladislas J. Meduna. (Aus Fink 1999; photo courtesy of University of Illinois at Urbana-Champaign Archives, 0001167)

Lues ermöglichte. Bis zur Entdeckung der Antibiotika Anfang der 40er-Jahre war die Malariatherapie die wirksamste Behandlung der progressiven Paralyse, weshalb sie sich rasch weltweit durchsetzte. Wagner-Jauregg erhielt 1927 für seine Arbeiten den Nobelpreis für Medizin oder Physiologie.

Hypoglykämie   Der in Nadwirna in der heutigen Ukraine, damals Österreich, geborene **Manfred Sakel** (1900–1957) behandelte in einer Berliner Privatklinik morphiumabhängige Patienten. Hier beobachtete er, dass hypoglykämische Zustände bei Diabetikern, denen man akzidentell zu hohe Insulindosierungen verabreicht hatte, zu einem Nachlassen des Verlangens nach Opiaten und von Entzugssymptomen führten (Sakel 1930). Insulin war 1916 erstmals aus Pankreasgewebe isoliert worden. Nach der Machtübernahme durch die Nationalsozialisten verließ er Berlin und begann im Oktober 1933 in Wien schizophrene Patienten zu behandeln. Über die Erfahrungen mit seiner neuen »Insulin-Koma-Therapie« berichtete er 1935 in

seiner Monografie »Neue Behandlungsmethode der Schizophrenie« (Sakel 1935). 1937 hatte Sakel bereits Erfahrung mit 300 selbst behandelten Patienten gemacht (Sakel 1937). Bis zur Entdeckung der antipsychotischen Pharmakotherapie hatte die »Insulin-Koma-Therapie« ihren festen Stellenwert in der Behandlung schizophrener Psychosen. Sakel selbst bezeichnete seine Therapie als »Schock«-Therapie. Bei 10–30 % aller Patienten kam es im hypoglykämischen Koma auch zu Krampfanfällen. Dies warf später die Frage nach dem Agens der Insulinkomatherapie auf (Shorter u. Healy 2007).

1.3   Die pharmakologische Konvulsionstherapie Medunas

In der 2. Hälfte des 19. Jahrhunderts wurde bei Epilepsiepatienten beobachtet, dass Phasen mit Anfällen und psychotische Episoden manchmal als alternierende Zustände auftraten. Das 1953 von **Hans Heinrich Landolt** (1917–1971) als »forcierte Normalisierung« beschriebene Phänomen ließ einen Antagonismus zwischen Epilepsie und Schizophrenie vermuten. Bei histologischen Forschungsarbeiten am Hirnforschungszentrum in Budapest fand der ungarische Neuropsychiater **László Joseph Meduna** (1896–1964) in Präparaten von Patienten mit Epilepsie eine höhere Dichte von Gliazellen als bei Patienten mit einer schizophrenen Erkrankung (Fink 1999) (◻ Abb. 1.1). Er leitete die Hypothese ab, dass Anfällen die Symptome von schizophrenen Erkrankungen bessern könnten. In Tierversuchen der späten 1920er und frühen 1930er-Jahre setzte er Campher ein, um bei Meerschweinchen Krampfanfälle auszulösen. Campher findet sich v. a. in ätherischen Ölen verschiedener Pflanzen (z. B. Lorbeergewächse, Korb- und Lippenblütler). Seine psychotrope Wirkung war bereits lange bekannt. Schon 1785 hatte der britische Arzt William Oliver einen manischen Patienten mit einer hohen Dosis Campher behandelt, um ihn zu sedieren. Der Patient hatte daraufhin einen Anfall, in dessen Folge seine Manie remittierte (Oliver 1785). Der Bericht fand jedoch bis zu den Experimenten Medunas keine Rezeption.

Nach erfolgversprechenden Tierversuchen induzierte Meduna am 23. Januar 1934 bei einem

Patienten mit katatoner Schizophrenie einen »Heil-krampf« durch intramuskuläre Injektion einer öli-gen Campherlösung. In seiner Autobiografie be-richtet Meduna, dass er bei dem 33-jährigen Zol-tán L. nach bis dahin 4-jährigem Krankheitsverlauf mit einer Serie von campherinduzierten Anfällen eine vollständige Remission der Erkrankung und die Entlassung aus dem Krankenhaus erreicht habe (Meduna 1985). Nach dem Studium der Original-Krankenakten des Patienten berichten ungarische Psychiater jedoch, dass Zoltán L. zwischen 1934 und 1937 mehreren Serien der Konvulsionsbehand-lung – zunächst induziert mit Campher, später mit Pentylentetrazol – unterzogen wurde (Baran et al. 2008). Zunächst sei zwar eine Besserung der Er-krankung erzielt worden, nach wenigen Monaten sei es jedoch zu einem Rückfall gekommen. Zol-tán L. sei nie symptomfrei gewesen, er starb 1945 in der Klinik.

Anderen Aufzeichnungen zufolge behandelte Meduna initial 6 Patienten, 5 davon mit einer kata-tonen Symptomatik (Gazdag et al. 2009). Keiner von ihnen entwickelte offenbar nach der ersten In-jektion von Campher einen Krampfanfall, weshalb die Behandlung am folgenden Tag mit der doppel-ten Dosis wiederholt wurde. Zwei der Patienten er-litten daraufhin einen Anfall. Die Behandlung eines Patienten mit einer Oligophrenie wurde beendet, nachdem er 2 Anfälle hintereinander entwickelt hatte. Nur 2 der verbliebenen 5 Patienten zeigten in der Folge eine Besserung ihrer Erkrankung. Einer davon hatte bei 13 Behandlungen lediglich einen Anfall und remittierte 18 Tage nach diesem An-fall. Der zweite Patient hatte 4 Anfälle bei 19 Be-handlungen. Er begann 6 Wochen nach der letzten Behandlung zu sprechen. Keiner der Patienten aus der ersten Behandlungsserie war jedoch nach der Behandlung mehr auf Sondenernährung angewie-sen, was als großer Behandlungserfolg angesehen wurde (Gazdag et al. 2009).

Meduna behandelte in den nächsten 3 Jahren mehr als 100 schizophrene Patienten mit seiner neuen Methode, wobei er Campher durch das zu-verlässiger anfallsauslösende Pentylentetrazol er-setzte. Die intramuskuläre Injektion von Campher war schmerzhaft und verursachte häufig Abszesse an der Einstichstelle und Übelkeit. Zudem war die Latenz bis zum Anfall mit 30 min bis 3 Std sehr variabel. Während dieser Zeit waren die Patienten von zunehmender Angst gequält. Pentylentetrazol (Pentetrazol, Metrazol, PTZ, z. B. Cardiazol) wirk-te demgegenüber sehr viel zuverlässiger, der An-fall trat in der Regel innerhalb von 30 s nach der intravenösen Injektion ein. Pentylentetrazol ist ein Kreislaufstimulans, das in hohen Dosen anfallsaus-lösend wirkt. Der Wirkmechanismus ist bis heute nicht vollständig aufgeklärt, der Antagonismus am GABAA-Rezeptor hat jedoch wahrscheinlich maß-geblichen Anteil. Dieser Mechanismus erklärt auch die anxiogene Wirkung der Substanz; viele Patien-ten wurden unmittelbar nach der Injektion von starken Panikzuständen gequält. Als Folge der mit dem Anfall plötzlich auftretenden Rumpfbeugung waren Wirbelkörperfrakturen und Gelenkluxatio-nen nicht selten.

Die Behandlungserfolge waren auch nach dem Wechsel des Pharmakons durchaus nicht so zu-friedenstellend, wie Meduna sich dies wünschte. Von den ersten 11 mit der Konvulsionstherapie be-handelten Patienten konnten 2 aus dem Kranken-haus entlassen werden, ein dritter Patient konnte an der Arbeitstherapie teilnehmen (Gazdag et al. 2009a). Meduna selbst berichtete, dass von seinen ersten 26 Patienten sich 10 zumindest kurzfristig besserten (Meduna 1935). Später berichtete er, dass die Behandlung von 110 Patienten bei 54 zu einer »Remission« führte (Meduna 1937). Die Erfahrung zeigte schließlich, dass v. a. Patienten mit akuter Psychose und kurzer Behandlungsdauer profitier-ten. Auch sprachen psychotische Symptome we-sentlich schlechter auf die Konvulsionsbehandlung an als affektive. Eine spätere Analyse der Kranken-akten der ersten 26 von Meduna dokumentierten Fälle belegt, dass mehrere der Patienten, die gut auf die Therapie ansprachen, nach heutigen diagnosti-schen Kriterien eher an einer schizoaffektiven oder einer bipolaren Störung litten (Baran et al. 2012). Bei fehlenden Behandlungsalternativen führten die im Einzelfall deutlichen Erfolge dazu, dass sich die Behandlungsmethode rasch in Europa und Nord-amerika verbreitete. Nach der Erstbeschreibung seiner Methode (Meduna 1935) dokumentierten mehr als 1000 bis 1941 erschienene Publikationen das große Interesse der Fachwelt (Meduna 1954).

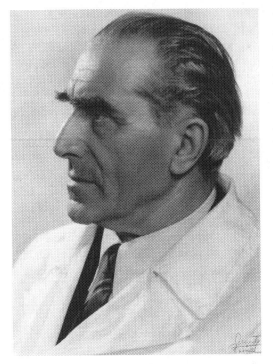

Abb. 1.2 Ugo Cerletti. (Aus Pallanti 1999; reprinted with permission from the American Psychiatric Association)

> Die unzuverlässigen Wirkungen, die erheblichen Nebenwirkungen und die Komplikationen der Konvulsionsbehandlung hatten zur Folge, dass beharrlich nach einem verträglicheren und zuverlässiger anfallsauslösenden Agens gesucht wurde. Das ebnete schließlich den Weg für die Elektrokonvulsionsbehandlung.

1.4 Die Entwicklung der EKT in Italien

Ugo Cerletti wurde 1877 in der norditalienischen Provinz Treviso geboren († 1963 in Rom) (**Abb. 1.2**). Nach dem Medizinstudium in Rom und Turin bildete er sich bei Marie und Dupré in Paris, bei Kraepelin und Alzheimer in München und bei Nissl in Heidelberg (Pallanti 1999) fort. Wissenschaftlich beschäftigte er sich zunächst mit histologischen und histopathologischen Arbeiten. Von 1919–1924

war er Direktor des Neurobiologischen Instituts der Psychiatrischen Klinik in Mailand. Nach Zwischenstationen in Bari und Genua wurde er 1935 Direktor der Abteilung für Psychische und Neurologische Erkrankungen der La Sapienza Universität Rom.

Cerletti hatte seit Beginn der 1930er-Jahre die Auslösung von Krampfanfällen durch elektrischen Strom bei Hunden und Schweinen untersucht. Als er von der Konvulsionsbehandlung Medunas und den Problemen bei der pharmakologischen Anfallsauslösung hörte, lag es für ihn nahe, elektrischen Strom einzusetzen. Zusammen mit seinem Assistenten **Lucio Bini** (1908–1964) begann er 1936, tierexperimentell eine sichere Stimulationstechnik zu entwickeln. Im Gegensatz zu anderen therapeutischen Verfahren (Conca et al. 2007) steht der elektrische Strom bei der EKT also weder historisch noch inhaltlich in einer primären Beziehung zur Wirkung. Bini berichtete bei der 89. Versammlung der Schweizerischen Gesellschaft für Psychiatrie über diese Experimente (Bini 1937). Die Veranstaltung fand vom 29.–31. Mai 1937 zum Thema »Neue Therapien der Schizophrenie« in Münsingen bei Bern statt. Max Müller (1894–1980), damals Oberarzt und später Direktor der Heilanstalt Münsingen, war ein Schüler von Eugen Bleuler und in der europäischen Psychiatrie gut vernetzt. Indem er innovative psychiatrische Therapien implementierte, entwickelte er Münsingen zu einer Drehscheibe der europäischen Psychiatrie in der 2. Hälfte der 1930er-Jahre.

Im April 1938 wendeten Cerletti und Bini das von ihnen entwickelte Verfahren erstmals in Rom am Menschen an. Ein psychotischer Patient wurde einer Serie von 11 Behandlungen unterzogen und konnte hiernach deutlich gebessert entlassen werden. Cerletti und Bini publizierten ihre Ergebnisse noch im gleichen Jahr, zunächst in italienischer Sprache (Cerletti u. Bini 1938). Offensichtlich stellte ihr Verfahren eine Weiterentwicklung der Konvulsionstherapie Medunas dar. Gleichzeitig waren die Vorteile der neuen Methode enorm. Die elektrische Krampfinduktion erfolgte wesentlich zuverlässiger als die pharmakologische. Außerdem entfiel die Latenz zwischen der Applikation des Pentylentetrazols und dem Beginn des Anfalls, die wegen der anxiogenen Wirkung der Substanz von vielen

Patienten als besonders quälend erlebt wurde. Dies führte dazu, dass die EKT die pharmakologische Konvulsionstherapie rasch ablöste und sich weltweit verbreitete. Manchen Berichten folgend, wurde die Insulinschocktherapie Sakels dagegen an einzelnen Zentren noch bis Ende der 1970er-Jahre fortgeführt. Teilweise wurde sie zusammen mit der EKT als »Kombinationsschock« angewendet.

Auch wenn die Behandlungserfolge bei schizophrenen Patienten unbestritten waren, wusste Cerletti bereits im Jahr 1940, dass sie bei affektiven Erkrankungen günstiger ausfielen (Cerletti 1940). Wegen des Wandels der diagnostischen Kategorien über die Jahrzehnte lassen sich die damaligen Indikationen allerdings heute nur noch unsicher zuordnen. In Italien verbreitete sich die EKT rasch. Von den 46 ersten EKT-Geräten, die die Mailänder Firma Arcioni herstellte, erhielten italienische Kliniken und Praxen 32. Der Mangel an Insulin während des Kriegs beschleunigte die Ausbreitung der Methode, da die Durchführung von Insulinschocks zunehmend schwerer wurde. Der Krieg führte jedoch auch dazu, dass Italien seine führende Position bei der Entwicklung der EKT einbüßte.

1.5 Weltweite Verbreitung der EKT

▪ Italien
Die erste EKT außerhalb Italiens wurde in Münsingen/Schweiz, der Klinik Max Müllers, durchgeführt. Ermuntert von den Schweizer Psychiatern Walter Morgenthaler und Oscar Forel, die in Rom Vorträge Cerlettis gehört hatten, begann Müller im Spätsommer 1939 mit eigenen Behandlungen. Von dort erreichte die Methode rasch auch andere Kliniken in der Schweiz (Shorter u. Healy 2007).

▪ Deutschland
Die erste EKT in Deutschland wurde am 1. Dezember 1939 an der Nervenklinik der Universität Erlangen durchgeführt. **Friedrich Meggendorfer** (1880–1953) war dort seit 1934 Professor für Psychiatrie und Direktor der Klinik. Er behandelte innerhalb weniger Monate 52 Patienten mit insgesamt 790 einzelnen Anwendungen. Verwendet wurde eines der seit 1939 von Siemens-Reiniger in Erlangen hergestellten EKT-Geräte, die erheblich stärkere

Ströme bereitstellen konnten als die Geräte von Arcioni. Meggendorfer war von der EKT als Therapie für Schizophrenien wegen der nur kurz anhaltenden Erfolge nicht vollständig überzeugt, hielt sie in Kombination mit der Insulinschocktherapie jedoch für das erfolgversprechendste Verfahren.

Nahezu zeitgleich mit Meggendorfer begann **Anton von Braunmühl** (1901–1957) an der Klinik in Eglfing-Haar (heute Isar-Amper-Klinikum München-Ost), seine Patienten mit EKT zu behandeln. Von Braunmühl hatte seit 1936 auf einer von ihm geleiteten Station sowohl Insulinkoma- als auch Cardiazol-Konvulsionstherapien durchgeführt. In Deutschland wurde die Insulinkomatherapie 1942 vorübergehend wegen des kriegsbedingten Insulinmangels verboten und vollständig durch die EKT ersetzt.

▪ Frankreich
Auch in französischen Kliniken wurde die EKT während des Kriegs eine gern eingesetzte Methode. **Jean Delay** (1907–1987), der später durch seine Entdeckung der antipsychotischen Wirkung von Chlorpromazin berühmt wurde, erlangte seine wissenschaftliche Reputation in den 40er-Jahren mit umfangreichen Arbeiten über die EKT. Er arbeitete die ursprünglich von Cerletti stammende Hypothese aus, dass Zwischenhirnstrukturen bei der Ausbreitung und Wirkung des Anfalls von besonderer Bedeutung sind.

▪ USA
Der deutsche Psychiater **Lothar Kalinowsky** (1899–1992) gilt als »graue Eminenz« bei der Einführung der EKT in den USA. Als Jude emigrierte er 1933 zunächst nach Italien. Zwei Jahre bevor Cerletti Direktor an der Psychiatrischen Universitätsklinik in Rom wurde, trat Kalinowsky dort eine Stelle an und war an den ersten EKT-Behandlungen beteiligt. Nachdem die italienische Regierung 1939 für »ausländische Nicht-Arier« verbot, Medizin zu praktizieren, reiste Kalinowsky wie mehrere seiner Fachkollegen (Sakel 1938 nach New York, Meduna 1939 nach Chicago) in die USA. Bei mehreren Zwischenaufenthalten in Europa unterstützte er die Verbreitung der EKT in Frankreich, den Niederlanden und Großbritannien. Daneben war er für die gesamte deutsche Psychiatrie nach 1945 von

Bedeutung, weil er in den Nachkriegsjahren Weiterbildungsaufenthalte in den USA vermittelte.

Wer die erste EKT in den USA durchführte, ist nicht mit Sicherheit geklärt. Häufig genannt werden die Namen Renato Almansi and David Impastato, die Anfang 1940 im Columbus Hospital in New York City eine Behandlung durchführten. Möglicherweise bereits im Januar 1940 hatte der Ungar Victor Gonda (1884–1974) in Chicago eine EKT-Behandlung durchgeführt (Endler 1988). Der Name Douglas Goldman aus Cincinnati wird sogar schon mit dem Ende des Jahres 1939 in Verbindung gebracht. Gonda und später auch Kalinowksy fixierten die Patienten auf starren konvexen Tischen in Hyperlordose oder beschwerten sie mit Sandsäcken, um die Wirbelsäule vor Frakturen durch die plötzliche Ventralbewegung des Rumpfes zu schützen.

1.6 EKT während des Nationalsozialismus in Deutschland

Nachkriegslegenden bringen Gräueltaten des nationalsozialistischen Regimes manchmal mit der EKT in Verbindung. Unter anderem wird diese Assoziation hervorgerufen und gefördert durch die Vieldeutigkeit des Begriffs Elektroschock, der früher synonym für die EKT verwendet wurde. Eine Reihe anderer Anwendungen von elektrischem Strom werden ebenso bezeichnet, haben aber mit der EKT inhaltlich nichts zu tun. Zu nennen ist z. B. das sogenannte »Pansen«, das während des 2. Weltkriegs zur Behandlung von Kriegsneurotikern eingesetzt wurde und das die Applikation von elektrisch generierten Schmerzreizen beim wachen Patienten beinhaltete (Forsbach 2012). Daneben wird berichtet, dass der Arzt Emil Gelny, zunächst im Landeskrankenhaus Maria Gugging/Klosterneuburg/Österreich, später in der Landesanstalt Mauer-Öhling/Österreich psychisch kranke Patienten mit elektrischem Strom getötet hat (Freidl u. Sauer 2004). Ob er dabei ein umgebautes EKT-Gerät verwendete oder ein anderes Elektroschockgerät, war nicht mit Sicherheit zu klären. Tatsächlich eignet sich EKT selbst weder als Folter- noch als Vernichtungsmethode, und es gibt keinen Hinweis für einen solchen Einsatz während des Nationalsozialismus.

Im nationalsozialistischen Deutschland wurde EKT, wie damals auch international, in breiter Indikation therapeutisch eingesetzt. Es entsprach dem politischen Willen, dass für die als heilbar eingeschätzten Patienten eine möglichst optimale Therapie zur Verfügung stand. Anfang der 1940er-Jahre wurde das Verfahren in zahlreichen Universitätskliniken in Deutschland eingeführt, aber auch in Heil- und Pflegeanstalten. Da Insulin kriegsbedingt nur noch in sehr begrenztem Ausmaß für Insulinkuren zur Verfügung stand, sollte die EKT die therapeutische Lücke schließen. Ab Anfang 1942 waren Insulinkuren nur noch auf Antrag möglich. 1943 wurden 95 EKT-Geräte an Heil- und Pflegeanstalten verteilt, die aber im allgemeinen Kriegschaos nicht mehr überall zum Einsatz kamen (Nowak 2000).

1.7 Frühe Weiterentwicklungen der EKT

Die wichtigen klinischen und wissenschaftlichen Impulse für die Weiterentwicklung der EKT kamen in den 1940er und 1950er-Jahren aus den USA. Ab Mitte der 1940er-Jahre nahm die Anzahl der Publikationen zur EKT kontinuierlich zu, ab Mitte der 1960er-Jahre auch die der Randomized Controlled Trials. Dass Europa nicht mithalten konnte, lag zum einen am kriegsbedingten Mangel an Ressourcen und der Isolation der Wissenschafter; zum anderen waren viele bedeutende Forscher in die USA ausgewandert.

Nicht die Erhöhung der Wirksamkeit, sondern die **Reduktion von Nebenwirkungen** und die **Sicherheit des Verfahrens** standen im Zentrum der kommenden Entwicklungen. Durch die plötzliche Kontraktur der Muskeln bei Anfällen können Frakturen, insbesondere der Wirbelsäule, auftreten. Studien aus den USA zeigten, dass die Cardiazol-Konvulsionstherapie bei 22–43 % der Patienten zu Kompressionsfrakturen der Wirbelsäule führte (Polatin et al. 1939; Smith et al. 1942). Entgegen ursprünglichen Hoffnungen war die Frakturrate auch bei der EKT nicht vernachlässigbar. Smith und Mitarbeiter aus Philadelphia fanden bei 5 % ihrer

Patienten EKT-bedingte Frakturen. Die von Gonda und Kalinowsky eingeführten mechanischen Fixierungen reduzierten zwar das Frakturrisiko, konnten sie aber nicht vollständig verhindern.

Dies änderte sich erst mit der **Einführung der Muskelrelaxation**. Der Wirkstoff Curare war in den 30er-Jahren in die Medizin eingeführt worden, um spastische Erkrankungen zu behandeln. Der britische Psychiater Palmer schlug schon 1939 vor, die cardiazolkrampfinduzierten Wirbelfrakturen durch den Einsatz von Curare zu verhindern (Palmer 1939). Das Vorgehen war tatsächlich erfolgreich. Allerdings war die Dosierung schwierig, und die durch Curare induzierte Atemlähmung führte zu einzelnen Todesfällen. Kalinowsky hielt Curare daher für gefährlicher als die Komplikationen, die man damit verhindern wolle, und viele Kliniken verzichteten darauf. Das änderte sich 1951 mit der Einführung von Succinylcholin, dessen Wirkung binnen einer Minute nach Injektion einsetzt und nur wenige Minuten dauert. Allerdings erforderte der Einsatz von Succinlycholin zusätzlich eine Kurznarkose, da die Patienten die dabei auftretende Atemlähmung als extrem beängstigend erlebten. Max Fink, einer der Pioniere der EKT in den USA, meinte: »So the anesthesia came in not because we wanted anesthesia for the ECT; it came in because we wanted amnesia for the succinylcholine« [wir wollten die Anästhesie nicht wegen der EKT selbst, sondern wegen der Succinylcholinwirkungen] (Shorter u. Healy 2007, S. 130). Durch die Einführung der Anästhesie wurde aus einer oftmals ambulant durchführbaren, weithin verfügbaren Methode eine vorwiegend stationär angewandte Behandlung, die ein Spezialistenteam erforderte.

Beobachtbare Nebenwirkungen der EKT waren **postiktale Verwirrtheitszustände** und **Gedächtnisstörungen**. Cerlettis Assistent Giovanni Flescher beschrieb 1941 z. T. sehr ausgeprägte, auch permanente, Gedächtnisstörungen, insbesondere retrograde Amnesien (Flescher 1941). Um diese Komplikationen zu reduzieren, wurde mit der Intensität und der Art des applizierten Stroms experimentiert. Bereits früh zeigte sich, dass auf die Auslösung eines Grand-mal-Anfalls nicht verzichtet werden konnte, ohne die Wirksamkeit der Methode zu gefährden (Kalinowsky et al. 1942). Jan-Otto Ottosson formulierte viele Jahre später etwas pointiert »… the therapeutic effect and the EEG changes are mainly determined by the seizure, whereas the memory impairment is to a large extent a direct effect of the electrical stimulus« [die Gedächtnisstörungen entstehen als Nebenwirkungen des Stroms, der therapeutische Effekt durch den Krampfanfall] (Ottosson 1960).

Cerletti und Bini hatten sinusförmigen Wechselstrom und eine **bitemporale Elektrodenplatzierung** verwendet. Sie applizierten eine feste Spannung von 125 Volt während 0,16 s, womit, je nach Widerstand, eine Stromstärke von 250–600 mA erreicht wurde (Bini 1940). Sie hatten zuvor in umfangreichen Tierversuchen die Platzierung der Elektroden sowie die Spannung und Dauer des angelegten Stroms variiert, um bei der Anwendung am Menschen mit größtmöglicher Sicherheit Anfälle auszulösen, ohne eine Schädigung des Gehirns zu provozieren. Emerick Friedman und Paul Wilcox vom Metropolitan State Hospital in Massachusetts reduzierten durch Applikation von gepulstem Gleichstrom die abgegebene Ladung. Diese Stimulationsform war für die Patienten unangenehm, da sie nicht wie bei der Cerletti-Methode sofort bewusstlos wurden. Daneben schlugen Friedman und Wilcox erstmals die **unilaterale Elektrodenplatzierung** vor, wobei eine Elektrode an der Schläfe des Patienten platziert wurde, die andere am Vertex (Friedman u. Wilcox 1942). Wladimir Liberson entwickelte 1944 eine Kurzpulsmethode, indem er die einzelnen Impulse von 1/60 s auf 1/20 ms verkürzte, die er in Form von unidirektionalen Rechteckpulsen applizierte.

Während sich die uni- gegenüber der bidirektionalen Stimulation nicht durchsetzen konnte, gilt die Verwendung kurzer Rechteckimpulse auch heute noch als Stimulation der Wahl. Details zur Platzierung der Elektroden und zur Form des stimulierenden Stroms sind bis heute Gegenstand der Forschung. Im Gegensatz zu der ursprünglich verwendeten Apparatur, die eine konstante Spannung an der Kopfhaut zur Verfügung stellte, variieren moderne EKT-Geräte die Spannung so, dass während der Stimulation ein konstanter Strom fließt.

Bereits um 1940 wurde das elektroenzephalografische Monitoring des Anfalls vorgeschlagen. Wie andere frühe Verbesserungen der EKT konnte sich das Verfahren in der Breite nur sehr langsam etablieren.

1.8 Stigmatisierung der EKT

Bis zum Ende der 1950er-Jahre war die EKT eine sehr anerkannte und wenig kritisierte Therapie. Erst in den 1960er-Jahren kam es zu einem relativ abrupten Wechsel in der öffentlichen Meinung. In vielen Staaten der USA ging die Zahl der Anwendungen drastisch zurück. Interessanterweise wurde die Methode dabei zu einer Domäne von Privatkliniken wie dies auch nach 1978 in Italien der Fall war. In anderen Ländern, mit Ausnahme z. B. von Skandinavien, nahm die Bedeutung der EKT bis Mitte der 1980er-Jahre immer weiter ab.

Aufschwung der Psychoanalyse Die ambulante psychiatrische Therapie war in den USA der 1940er-Jahre stark von der Psychoanalyse geprägt. Die neu entstandenen Somatotherapien riefen dementsprechend starke Widerstände hervor. Andererseits konnten mit den neuen Verfahren erstmals stationäre Patienten mit schweren psychischen Störungen wirksam behandelt werden, die bis dahin fast ausschließlich langfristig verwahrt worden waren. Deshalb war die Einführung der EKT mit heftigen Auseinandersetzungen zwischen Psychoanalytikern und biologisch geprägten Psychiatern verbunden (Shorter u. Healy 2007). Daneben stellten sich der EKT in den frühen 1960er-Jahren unvermittelt mehrere Hindernisse unterschiedlicher Herkunft in den Weg. Eines davon war ihr eigener Erfolg.

Unscharfe Indikationsstellung In den Anfangsjahren wurde die kostengünstig und einfach anzuwendende, sehr wirksame Methode unkritisch und breit angewandt. Die EKT wurde in der damaligen Unkenntnis der Indikationsgrenzen bei fast allen psychiatrischen Erkrankungen und auch bei Befindlichkeitsstörungen ohne eindeutigen Krankheitswert eingesetzt. Patienten mit Verhaltensauffälligkeiten, die den reibungslosen Ablauf in den Anstalten behinderten, wurden mit EKT ruhiggestellt. Die Grenzen zwischen Therapie und Strafe verwischten zunehmend: »The words ‚punish‘ and ‚shock treatment‘ were often synonymous to the disturbed. Which electric shocks were given for treatment, which for punishment, and which for both presented confusing problems to patients« [die Wörter Bestrafung und Schocktherapie waren für die Kranken häufig synonym. Welche Elektroschocks als Therapie und welche als Bestrafung verabreicht wurden, war verwirrend für die Patienten], so der amerikanische Psychologe Peter Cranford, der am Milledgeville State Hospital in Georgia tätig war. In der mit 7000 Betten damals zweitgrößten psychiatrischen Anstalt weltweit war die EKT 1942 eingeführt worden (Shorter u. Healy 2007). In manchen Kliniken erhielten mehr als die Hälfte der Insassen EKT. Die Indikationsstellung und Durchführung erfolgte oft durch nichtärztliches Personal. Wie damals auch bei anderen Therapien gängige Praxis, wurde häufig ohne explizites Einverständnis der Patienten behandelt. Gemessen an heutigen Maßstäben ging der Einsatz der EKT in dieser Zeit mit einem nicht unerheblichen Missbrauch einher.

Medienberichte Daneben breitete sich durch Berichte über unmodifizierte EKT-Behandlungen, die nicht selten halböffentlich erfolgten, eine abschreckende Wirkung aus. Auch routinierte Behandler waren von den iatrogen ausgelösten Krampfanfällen unangenehm berührt. Das medienwirksame Thema wurde von Presse, Film und Fernsehen bereitwillig aufgegriffen und unkritisch in Szene gesetzt. Der 1975 erschienene Film »Einer flog über das Kuckucksnest« ist hierfür ein sehr bekanntes Beispiel.

Entwicklungen in der Pharmakotherapie Mit der Ära der modernen Pharmakotherapie begann für die Psychiatrie in den 1950er-Jahren ein neues Zeitalter. Nach der Entdeckung und Einführung des ersten Antipsychotikums Chlorpromazin 1952 und des ersten trizyklischen Antidepressivums Imipramin 1958 hoffte man, den Kampf gegen psychische Erkrankungen gewonnen zu haben. Die Euphorie war enorm. Erstmals war es möglich, mit Medikamenten Erkrankungen zu behandeln, die noch wenige Jahre zuvor als unheilbar galten. Konnte sich die EKT zunächst gleichberechtigt halten, galt sie immer mehr als altmodisch und stark invasiv.

Einfluss der Antipsychiatriebewegung In den 1960er und 1970er-Jahren gewann die Antipsychiatriebewegung, gestützt durch den antiautoritären Zeitgeist, mehr und mehr an Bedeutung. Philosophen, Autoren und auch Psychiater hinterfragten geltende Krankheitsdefinitionen und Diagnosen in der Psychiatrie, das Verhältnis von Arzt und Patient, den Zustand und auch die Existenzberechtigung damals üblicher Heilanstalten und die Verabreichung von Psychopharmaka. Als besonders unmenschlich betrachtet und entsprechend bekämpft wurde die EKT. Sie wurde zum Kristallisationspunkt psychiatriefeindlicher Überzeugungen. Hierbei erwies sich die Kirche der Scientologen als besonders aggressiv. Auch innerhalb des Fachs distanzierte man sich von der EKT. Amerikanische Ärzte, die zwischen 1960 und 1980 ihre Ausbildung zum Psychiater machten, kamen mit der EKT praktisch nicht mehr in Berührung (Shorter u. Healy 2007).

1.9 Die Renaissance der EKT und die moderne Anwendung

Nach dem 2. Weltkrieg haben Psychotherapie und Psychopharmakologie bei der Behandlung schwerer psychischer Erkrankungen große Fortschritte gemacht. Dabei wurde deutlich, dass auch bei optimaler Anwendung eine beträchtliche Zahl von Patienten nicht ausreichend respondierte. Bei manchen erwies sich die EKT als eine wichtige Behandlungsoption. Das führte daher seit Mitte der 1980er-Jahre zu einer langsamen, aber kontinuierlichen Wiederbelebung der EKT.

Erste Stimmen, die die generelle Überlegenheit der Psychopharmakologie gegenüber der EKT bezweifelten, wurden schon in den 1950er und 1960er-Jahren laut. In den USA hat der aus Wien stammende Max Fink durch kontinuierliche Forschung und Anwendung, entgegen der zunehmenden Stigmatisierung, zur Rehabilitierung der EKT beigetragen (Shorter u. Healy 2007). Dabei hat sich die EKT enorm weiterentwickelt. Einerseits drückt sich dies in den bereits dargestellten technischen Verbesserungen aus. Noch mehr gilt es aber für den Kontext, in dem die EKT angewendet wird. So ist das Indikationsgebiet heute präziser abgegrenzt und die Durchführung der EKT ausschließlich Ärzten vorbehalten. Die juristische Stellung als medizinischer Eingriff beinhaltet obligat die Aufklärung und Einwilligung des Patienten oder seines gesetzlichen Vertreters. In den westlichen Industrieländern konnten sich diese Standards im Wesentlichen durchsetzen. In den Entwicklungsländern bestehen nach wie vor große Defizite, die von der World Health Organisation immer wieder angemahnt werden. Eine historische Aufgabe besteht heute darin, Länder mit niedrigen Standards in ihrer Weiterentwicklung zu unterstützen.

In Stellungnahmen und Empfehlungen haben psychiatrische Fachgesellschaften und andere Ärzteorganisationen inzwischen weltweit zur EKT Position bezogen. Eine führende Rolle haben die USA (American Psychiatric Association 2001) und Großbritannien (Scott 2005) eingenommen. Andere nationale Organisationen sind dem Beispiel gefolgt. In den deutschsprachigen Ländern haben die Bundesärztekammer (Hoppe u. Skriba 2003), die Österreichische Gesellschaft für Psychiatrie und Psychotherapie (Conca et al. 2004) und die Deutsche Gesellschaft für Psychiatrie, Psychotherapie und Psychosomatik (Grözinger et al. 2012) auf die wissenschaftliche Evidenz und die bestehenden Empfehlungen aufmerksam gemacht.

Danksagung Für die Durchsicht und Korrektur des Manuskripts bedanken wir uns bei Frau Dr. Lara Rzesnitzek.

Literatur

American Psychiatric Association (2001) Practice Guidelines for the Treatments of Psychiatric Disorders, 2. Aufl. Amer Psychiatric Pub Inc, Arlington VA

Baran B, Bitter I, Ungvari GS et al (2008) The beginnings of modern psychiatric treatment in Europe. Lessons from an early account of convulsive therapy. Eur Arch Psychiatry Clin Neurosci 258: 434–440

Baran B, Bitter I, Ungvari GS, Gazdag G (2012) The birth of convulsive therapy revisited: a reappraisal of László Meduna's first cohort of patients. J Affect Disord 136: 1179–1182

Bini L (1937) Richerche sperimentali nell'accesso epilettico da corrente elettrica. In: Die Therapie der Schizophrenie: Insulinschock, Cardiazol, Dauerschlaf. Bericht über die wissenschaftlichen Verhandlungen auf der 89.

Versammlung der Schweizerischen Gesellschaft für Psychiatrie in Münsingen b. Bern am 29.–31. Mai 1937. Schweiz Arch Neurol Psychiatr 39 (Suppl): 121–122

Bini L (1940) La tecnica e le manifestazioni dell'elettroshock. Rivi Sper Freniatr 64: 361–458

Cerletti U (1940) l'Elettroshock. Riv Sper Freniatr Med Leg Alein Ment 64: 209–310

Cerletti U, Bini L (1938) l'Elettroshock. Arch Gen Neurol Psichiatr Psicoanal 19: 266–268

Conca A, Hinterhuber H, Prapotnik M et al (2007) Die Elektrokrampftherapie: Theorie und Praxis. Neuropsychiatrie 18:1–17

Conca A, Hinterhuber H, DiPauli J, Hausmann A (2004) Die transkranielle Magnetstimulation in der Psychiatrie: tatsächlich ein innovatives verfahren. Nervenheilkunde 6:1–9

Endler NS (1988) The origins of electroconvulsive therapy (ECT). Convuls Ther 4(1): 5–23

Epifanio G (1915) L'ipnosi farmacologica prolungata e sua applicazione per la cura di alcune psicopatici. Riv Patol Nerv Mentale 20: 273–308

Fink M (1999) Images in Psychiatry: Ladislas J. Meduna, M.D., 1896–1964. Am J Psychiatry 156: 1807

Flescher G. (1941) L'amnesia retrograda dopo l'ettroshock. Schweiz Arch Neurol Psychiatr 48: 1–28

Forsbach R (2012) Friedrich Panse – etabliert in allen Systemen. Nervenarzt 83: 329–336

Freidl W, Sauer W (Hrsg) (2004) NS-Wissenschaft als Vernichtungsinstrument. Facultas Universitätsverlag Wien

Friedman E, Wilcox PH (1942) Electrostimulated convulsive doses in intact humans by means of unidirectional currents. J Nerv Mental Dis 96: 56–63

Gazdag G, Bitter I, Ungvari GS, Baran B (2009) Convulsive therapy turns 75. Br J Psychiatry 194: 387–388

Gazdag G, Bitter I, Ungvari GS et al (2009a) László Meduna's pilot studies with camphor inductions of seizures: the first 11 patients. J ECT 25: 3–11

Grözinger M, Conca A, DiPauli J, Ramseier F (2012) Elektrokonvulsionstherapie. Psychiatrische Fachgesellschaften aus vier Ländern empfehlen einen rechtzeitigen und adäquaten Einsatz. Nervenarzt 83: 919–921

Hoppe J, Scriba P (2003) Stellungnahme zur EKT als psychiatrische Behandlungsmaßnahme Bundesärztekammer. ▶ http://www.bundesaerztekammer.de (zugegriffen am 13. 8. 2013)

Kalinowsky LE, Barrera SE, Horwitz WA (1942) The »Petit Mal« response in Electric Shock Therapy. Am J Psychiatry 98: 708–711

Klaesi J (1922) Über die therapeutische Anwendung der »Dauernarkose« mittels Somnifens bei Schizophrenen. Z Ges Neurol Psychiat 74: 557–592

Liberson WT (1948) Brief Stimulus Therapy. Am J Psychiatry 105: 28–39

Meduna LJ (1935) Versuche über die biologische Beeinflussung des Ablaufes der Schizophrenie. Z Ges Neurol Psychiat 152: 235–262

Meduna LJ (1937) Die Konvulsionstherapie der Schizophrenie. Carl Marhold, Halle

Meduna LJ (1954) The convulsive treatment. J Clin Exp Psychopathol Quart Rev Psychiat Neurol 15: 219–233

Meduna LJ (1985) Autobiography. Convuls Ther 1: 43–57, 121–135

Motohashi N, Awata S, Higuchi T (2004) A questionnaire survey of ECT practice in university hospitals and national hospitals in Japan. J ECT 20: 21–23

Novak R (2000) Zur Frühgeschichte der Elektrokrampftherapie in der deutschen Psychiatrie, Dissertation an der Medizinischen Fakultät der Universität Leipzig

Oliver W (1785) Account of the effects of camphor in a case of insanity. Lond Med J 6: 120–130

Ottosson JO (1960) Experimental studies of the mode of action of electroconvulsive therapy. General discussion. Acta Psychiatr Scand 35(Suppl) 145: 135

Pallanti S (1999) Images in Psychiatry: Ugo Cerletti, 1877–1963. Am J Psychiatry 156: 630

Palmer HA (1939) Vertebral fractures complicating convulsion therapy. Lancet 2: 181–182

Pascal C, Davesne J (1926) Traitement des maladies mentales par les chocs. Masson, Paris

Polatin P, Friedman MM, Harris MM, Horwitz WA (1939) Vertebral fractures produced by metrazol-induced convulsions. JAMA 112: 1684–1687

Sakel M (1930) Neue Behandlung der Morphinsucht. D M W 56: 1777–1778

Sakel M (1935) Neue Behandlungsmethode der Schizophrenie. Perles, Wien

Sakel M (1937) The origin and nature of the hypoglycemic therapy of the psychoses. Bull N Y Acad Med 13: 97–109

Schott H, Tölle R (2005) Geschichte der Psychiatrie: Krankheitslehren, Irrwege, Behandlungsformen. Beck, München

Scott AIF (Hrsg) (2005) The ECT Handbook, 2. Aufl. Gaskell, London GB

Shorter E, Healy D (2007) Shock therapy. A history of electroconvulsive treatment in mental illness. University of Toronto Press, Toronto ON

Smith LH, Hughes J, Hastings DW (1942) Electroshock treatment in the psychoses. Am J Psychiatry 98: 558–561

Wagner-Jauregg J (1887) Über die Einwirkung fieberhafter Erkrankungen auf Psychosen. Jahrbuch für Psychologie und Neurologie 7: 94–130

Wagner-Jauregg J (1918) Über die Einwirkung der Malaria auf die progressive Paralyse. PNW 21/22: 132–134; (1919) 39/40: 251–255

Windholz G, Witherspoon LH (1993) Sleep as a cure for schizophrenia: a historical episode. Hist Psychiatry 4: 83–93

EKT im internationalen Vergleich

Karsten Henkel, Michael Grözinger

Nach der ersten Anwendung am Menschen 1938 durch Cerletti und Bini in Rom verbreitete sich die Elektrokonvulsionstherapie rasch über Italien, so dass es 1940 dort bereits 32 EKT-Zentren gab (Cerletti U 1938; Shorter 2009). Nahezu zeitgleich vollzog sich die Einführung des Verfahrens in manchen Ländern außerhalb Italiens. So wurde die EKT in Japan bereits 1939 angewendet (Chanpattana et al. 2005a). Ab Anfang der 1940er-Jahre wurde sie in den USA und seit Mitte des Jahrzehnts in Skandinavien durchgeführt, ab 1950 auch in Thailand (Chanpattana 2010; Huuhka et al. 2000; Leiknes et al. 2012; Shorter 2009). In Afrika ist der Einsatz seit den 1970er-Jahren in wenigen Ländern gesichert, allerdings liegen aus diesem Kontinent nur spärliche Informationen vor (Farrant 1977).

In den letzten Jahren wurde die Anwendung der EKT zunehmend auch in Ländern epidemiologisch untersucht, die nicht zum Kreis der westlichen Industrienationen gehören. Dabei hat sich gezeigt, dass die Methode weltweit breitflächig eingesetzt wird und insgesamt etwa eine Million Patienten pro Jahr mit EKT behandelt werden (Prudic et al. 2001). In einigen Ländern wie Luxemburg, Slowenien, Bhutan, Brunei, Kambodscha, Georgien, Laos und Libanon, Mikronesien und Palau ist EKT nicht verfügbar (Chanpattana 2010; Little 2003). Daneben finden sich erhebliche regionale Unterschiede hinsichtlich Häufigkeit und Art der Anwendung. Entsprechend den gesundheitsökonomischen, strukturellen, historischen und politischen Gegebenheiten lassen sich in den verschiedenen Regionen der Welt besondere Charakteristika der EKT feststellen, sowohl in Bezug auf die Auswahl der Patienten als auch auf die Durchführung der Therapie (Leiknes et al. 2012).

2.1 Unterschiede in der Anwendung

Die epidemiologischen Daten zur EKT wurden für 7 geografische Regionen der Welt zusammengefasst und einander gegenübergestellt. Es wurden ausschließlich Publikationen verwendet, die Rückschlüsse auf einen Staat als Ganzes zuließen und sich nicht nur auf bestimmte Kliniken oder Bezirke bezogen. Im Hinblick auf die zeitliche Vergleichbarkeit wurden bis auf einzelne Ausnahmen jeweils die jüngsten Veröffentlichungen berücksichtigt.

Betrachtet wurden, sofern die Angaben zur Verfügung standen:

- die Häufigkeit der mit EKT behandelten Patienten (**Patientenrate**) und der durchgeführten EKT-Behandlungen (**Behandlungsrate**) im Verhältnis zur Bevölkerung,
- der Anteil der EKT anwendenden Kliniken von allen psychiatrischen Krankenhäusern (**Verfügbarkeit**) und
- der **Anteil** der mit EKT behandelten Patienten am stationären Patientenkollektiv,
- die **Charakteristika der Patienten** (Alter, Geschlecht, Diagnose) und
- die **Charakteristika der Durchführung:**
  - modifizierte vs. unmodifizierte Behandlung,
  - unilaterale vs. bilaterale Stimulation,
  - Rechteck- vs. Sinuswellenstimulation.

Die quantitative Vergleichbarkeit der Untersuchungen war durch unterschiedliche Methoden und Bezugsgrößen häufig erschwert. In einigen Studien war die Anzahl der behandelten Patienten, in anderen die Anzahl der durchgeführten Behandlungen angegeben. Manchmal wurden sie in Relation zur Einwohnerzahl gesetzt, manchmal zu Altersgruppen der Bevölkerung oder zu Teilbereichen des Gesundheitssystems (staatlich Versicherte in den USA). Für die USA musste aus diesem Grund auf ältere Daten zurückgegriffen werden. An anderen Stellen wurde extrapoliert, wenn z. B. der Untersuchungszeitraum abwich oder die Daten sich auf einen inkompletten Rücklauf bezogen.

Viele Publikationen wurden in der Landessprache abgefasst und sind daher für Übersichtsarbeiten und internationale Vergleiche nur eingeschränkt zugänglich. So wurden in China zwischen 1979 und 2012 über 900 Journalartikel zur EKT in chinesischer Sprache publiziert (Tang et al. 2012).

2.2 Westeuropa

Behandlungsraten Die Behandlungsraten (EKT-Behandlungen pro 100.000 Einwohner) in Europa variieren erheblich (◻ Tab. 2.1). Während die EKT in Skandinavien, Großbritannien und den Niederlanden relativ häufig zur Anwendung kommt, wird

Tab. 2.1 Anzahl der EKT-Zentren und Behandlungen bezogen auf die Bevölkerung in einigen europäischen Ländern, geordnet nach der Behandlungsrate. Teilweise wurden Extrapolationen vorgenommen (abweichender Untersuchungszeitraum oder Rücklaufquote). Besondere Beachtung verdient die letzte Spalte, da die Häufigkeit einer Behandlung in einem Zentrum erfahrungsgemäß mit der Behandlungsqualität assoziiert ist

Land	EW (10^6)	Zentren	Zentren/10^6 EW	Behandlungen/Jahr	Behandlungen/ 10^5 EW × Jahr	Behandlungen/ Zentrum × Woche
Dänemark (Sundhetsstyrelsen 2010)	5,5	35	6,4	20.000	363,6	11,0
Niederlande (v. Waarde et al. 2009)	16,6	35	2,1	13.500	85,0	7,4
Spanien (Bertolin-G. et al. 2006)	40,0	108	2,7	22.000	55,0	3,9
England (Bickerton et al. 2009)	51,1	147	2,9	27.100	53,0	3,5
Belgien (Sinaert et al. 2006)	10,9	32	2,9	4.500	43,7	2,7
Deutschland (Loh et al. 2013)	81,7	183	2,1	30.000	36,7	3,2
Schweiz (pers. Kommunikation)	7,8	9	1,2	2.100	26,9	4,5
Österreich (pers. Kommunikation)	8,4	11	1,3	1.600	20,5	2,8
Griechenland (Kaliora et al. 2013)	11,2	22	2,0	1.550	13,8	1,4
Italien (Abbiati et al. 2010)	60,5	16	0,3	2800	4,6	3,3

das Verfahren gerade im »EKT-Mutterland« Italien selten verwendet. Aktuell ist die Anzahl der EKT-Kliniken dort halb so groß wie 1940. Es sind vornehmlich Privatkliniken (Abbiati et al. 2010). In Luxemburg und Slowenien findet die EKT bislang keine Anwendung (Gazdag et al. 2012). Im zeitlichen Verlauf der letzten Jahrzehnte scheint die Rate der EKT-Behandlungen in vielen Ländern Westeuropas zu steigen. In den Niederlanden haben sie sich innerhalb eines Jahrzehnts (1999–2008) mehr als vervierfacht (van Waarde et al. 2009). In Deutschland wird die Behandlungsrate aktuell mit 36,7 Behandlungen pro 100.000 Einwohner angegeben. Im Zeitraum von 1995–2008 hat sie sich mehr als verdoppelt (Loh et al. 2013). Derzeit liegt die Behandlungsrate in Deutschland etwa bei einem Zehntel im Vergleich zu Dänemark und bei der Hälfte im Vergleich zu den Niederlanden. In Österreich und der Schweiz ist sie mit 20,5 bzw. 26,9 Behandlungen pro 100.000 Einwohner etwas geringer, in England etwas höher als in Deutschland (Bickerton et al. 2009). Für Frankreich liegen keine nationalen Daten vor. In vielen Ländern gibt es deutliche regionale Unterschiede, so in Deutschland, Belgien und Norwegen (Loh et al. 2013; Schweder et al. 2011; Sinaert et al. 2006).

Diagnosen Fast immer stellen depressive Erkrankungen das Gros der behandelten Diagnosen dar (Leiknes et al. 2012). Seltener werden Schizophrenien, bipolare und manische Störungsbilder mit EKT behandelt. Eine Ausnahme ist Spanien, wo der Anteil der Depressionen etwa nur ein Drittel der behandelten Diagnosen ausmacht (Bertolin-Guillen et al. 2006). Typischerweise werden in Europa mehr weibliche und ältere Patienten (mittleres Alter 49–66 Jahre) behandelt (Leiknes et al. 2012). Der Anteil der mit EKT behandelten depressiven Patienten unter den stationären depressiven Patienten liegt in Deutschland bei 1 % (Loh et al. 2013).

Behandlungsverfahren In Westeuropa wurden Ergebnisse der EKT-Forschung sukzessive implementiert. In der Regel kommt heute die **Stimulation mit Rechteckimpulsen** zur Anwendung. Allerdings wurde bis in die jüngere Vergangenheit hinein z. B. in Spanien und Belgien auch noch die Stimulation mit Sinusstrom verwendet, obwohl für diese Stimulationsform eine erhöhte Rate von kognitiven Nebenwirkungen zu verzeichnen ist (Bertolin-Guillen et al. 2006; Sienaert et al. 2006; The UK ECT Review Group 2003). In Deutschland hatte diese Stimulationsform in den 1990er-Jahren noch einen Anteil von 39 % (Müller et al. 1998). Zu Beginn der Behandlung wird heute die **unilaterale Positionierung** der Stimulationselektroden favorisiert. **Anästhesie** und **Muskelrelaxation (modifizierte EKT)** sind in Deutschland heute obligatorisch. Aus Spanien wurden noch vor kurzem vereinzelt unmodifizierte Behandlungen berichtet (Bertolin-Guillen et al. 2006).

Verfügbarkeit Die Verfügbarkeit von EKT in den psychiatrischen Kliniken wurde für die Niederlande mit 23 % und Belgien mit 22–26 % angeben (Sienaert et al. 2005; van Waarde et al. 2009). Im Jahr 2008 stellten in Deutschland 43 % der psychiatrischen Kliniken EKT zur Verfügung (Loh et al. 2013). In Norwegen (72 %) und Dänemark (100 %) (Andersson u. Bolwig 2002) ist die Ausstattung der psychiatrischen Kliniken mit EKT die Regel (Andersson u. Bolwig 2002; Schweder et al. 2011).

deten Geräte Sinuswellenstimulatoren. Es wurden überwiegend bitemporale Stimulationen vorgenommen. In Ungarn wurden 0,6 % der stationären psychiatrischen Patienten mit EKT behandelt. Hier boten 34 von 76 (45 %) psychiatrischen Einrichtungen EKT an. In Bulgarien waren es 4 von 33 (12 %), in der Slowakei 33 von 36 (92 %). In Ungarn kam die EKT, im Gegensatz zu Polen, Bulgarien und der Slowakei, häufiger bei Schizophrenien und schizoaffektiven Psychosen (64 %) als bei Depressionen zum Einsatz (Gazdag et al. 2004).

In **Russland** wurden 0,5–0,8 Patienten pro 10.000 Einwohner mit EKT behandelt (Golenkov et al. 2010; Nelson 2005). Bei 26 % der Anwendungen kamen Sinusstimulatoren zum Einsatz. Es wurden mit 80 % überwiegend unmodifizierte Stimulationen durchgeführt (Nelson 2005). Die EKT war in 46 % der psychiatrischen Einrichtungen verfügbar. Zu den Indikationsbereichen gehörte dort auch der Substanzentzug.

In der **Türkei** wurden v. a. Patienten mit Schizophrenie und bipolarer Störung mit EKT behandelt (Saatcioglu u. Tomruk 2008). Das mittlere Patientenalter lag bei 33–35 Jahren, der Anteil an weiblichen Patienten bei 44–52 % (Canbek et al. 2013; Saatcioglu u. Tomruk 2008; Zeren et al. 2003).

Aus **Griechenland** wurden EKT-Behandlungen in 33 % der Zentren berichtet, darunter in 2 von 10 Universitätskliniken (20 %). Knapp 90 % der Behandlungen wurden mit bilateraler Stimulation durchgeführt. Es kam ausschließlich die modifizierte EKT zur Anwendung. Erhaltungsbehandlungen wurden in einem Drittel der Einrichtungen durchgeführt. Die Schizophrenie war mit 40 % die am häufigsten mit EKT behandelte Diagnose, knapp 30 % der Behandelten waren an Depression erkrankt (Kaliora et al. 2013).

2.3 Ost- und Südosteuropa

Aus **Osteuropa** liegen erst seit einigen Jahren Daten vor. Gazdag et al. berichten eine Rate von 0,3 EKT-behandelten Patienten pro 10.000 Einwohner für Ungarn, 0,2 für Bulgarien, 0,1 für Polen und 2,9 für die Slowakei (Dragasek 2012; Gazdag et al. 2004; Gazdag et al. 2009; Hranov et al. 2012). In Ungarn und der Slowakei war etwa die Hälfte der verwen-

2.4 Nordamerika

Die Anwendung von EKT in Nordamerika unterscheidet sich nur in Details von der in Westeuropa. Ältere Daten gaben für die **USA** eine landesweite Patientenrate von ca. 15 EKT-Patienten pro 100.000 Einwohner an (Thompson et al. 1994). Der typische EKT-Patient wurde als ältere weiße Frau mit privater Krankenversicherung oder Vermögen beschrieben (Kramer 1999). Als Diagnose der EKT-Behandelten wurde hauptsächlich Depression angegeben (Scarano et al. 2000). Die Stimulation mit Rechteckimpulsen war die Regel, Sinusstrom wurde nur noch in 2 % der Fälle benutzt (Prudic et al. 2001). In den USA wurde im Gegensatz zu Europa, Australien und Neuseeland bereits zu Behandlungsbeginn die bilaterale Elektrodenposition (73–79 %) bevorzugt (Prudic et al. 2001; Reid et al. 1998; Scarano et al. 2000). Der Anteil von psychiatrischen Patienten, bei denen während der stationären Behandlung die EKT zum Einsatz kam, war in den USA mit 0,4 % im internationalen Vergleich niedrig (Sylvester et al. 2000). Es fanden sich auch in den USA deutliche Unterschiede zwischen einzelnen Regionen, insbesondere zwischen ländlichen und großstädtischen Gebieten. In urbanen wurden etwa doppelt so viele EKT-Behandlungen im Vergleich zu ruralen Regionen durchgeführt (Rosenbach et al. 1997). In der Region New York City war EKT in 55 % der psychiatrischen Abteilungen verfügbar, im ländlich geprägten Texas nur in einem Drittel (Prudic et al. 2001; Reid et al. 1998).

Die Anwendung der EKT in den USA sank von 1993–2009 deutlich. Der Prozentsatz der Allgemeinkrankenhäuser, die EKT anboten, fiel von 14,8 auf 10,6 %. In den Kliniken, die EKT vorhielten, waren die Behandlungsraten hingegen konstant. Die Wahrscheinlichkeit, mit einer Depression in einer Einrichtung behandelt zu werden, die EKT anbietet, sank um 34 %. Die Anzahl der stationären Aufenthalte, bei denen EKT zur Anwendung kam, reduzierte sich von 12,6 auf 7,2 pro 100.000 erwachsene Einwohner (Case et al. 2013).

Aus **Kanada** liegen aktuelle Zahlen vor. Sinuswellenstimulatoren fanden sich nicht mehr (Gosselin et al. 2013). Der Anästhesiestandard wurde als hoch beschrieben, eine Oxymetrie sowie ein EKG- und Blutdruckmonitoring wurden in 105 von 107 Zentren verwendet. Eine Kapnografie wurde in 60 % durchgeführt (Gilron et al. 2012). EKT wurde in 175 Zentren angeboten (Gosselin et al. 2013). Trotz der Weitläufigkeit des Landes haben 84 % der Bevölkerung Zugang zu einem EKT-Behandlungszentrum innerhalb von einer Stunde, doch wurden Schwierigkeiten mit der Verfügbarkeit von Fachpersonal und Anästhesisten angegeben (Delva et al. 2011).

2.5 Australien und Neuseeland

Die Bedingungen ähneln denen in Nord- und Westeuropa. Die Patientenraten variierten zwischen 10 in Neuseeland und 37,9/100.000 Einwohnern in Australien (Ministry of Health 2005; Wood u. Burgess 2003). Durchgehend wurden modifizierte Behandlungen durchgeführt. Zu Behandlungsbeginn wurde die unilaterale Stimulation präferiert (Chanpattana 2007; Lamont et al. 2011). EKT war in zwei Drittel aller psychiatrischen Einrichtungen verfügbar (Chanpattana 2007). Die Rate der EKT-Behandelten unter den stationären Patienten lag zwischen 1 und 8 % (Teh et al. 2005; Wood u. Burgess 2003). Es wurden vornehmlich affektive Störungen behandelt. Die Quote weiblicher Patienten lag bei ca. 70 % (Lamont et al. 2011). Ein relevanter Anteil, nämlich etwa ein Drittel der Patienten, war über 65 Jahre alt (Chanpattana 2007; Lamont et al. 2011). In Neuseeland kam die EKT vornehmlich (80 %) bei Patienten mit europäischen Vorfahren zur Anwendung, die etwa zwei Drittel der Bevölkerung ausmachten (Ministry of Health 2006).

2.6 Asien

Die EKT unterscheidet sich hinsichtlich Patientenkollektiv, Indikation und Behandlungsmodalitäten hier meist deutlich von den westlichen Industrienationen. In einer Übersichtsarbeit, die 23 asiatische Länder einschloss, fanden Chanpattana und Kollegen (2010), dass die unmodifizierte EKT in 14 Ländern, in 55 % der Institutionen und bei 56 % der mit EKT behandelten Patienten angewandt wurde. In Thailand wurden 94 % der EKTs unmodifiziert durchgeführt (Chanpattana u. Kramer 2004).

In **Japan** wurden Ende der 1990er-Jahre in jeder fünften Einrichtung ausschließlich unmodifizierte EKTs mit Stimulation durch Sinusstrom angeboten (Motohashi et al. 2004). Im Zeitraum von 2001–2003 wurden noch 57 % aller EKTs in Japan unmodifiziert durchgeführt (Chanpattana et al. 2005a). Diese Praxis reicht noch bis in die Gegenwart (Motohashi 2012).

In **Indien** führte die Hälfte der EKT-Zentren in den Jahren 2001 und 2002 die Behandlung ohne Anästhesie durch, das entsprach 52 % der behandelten Patienten bzw. 46 % der Anwendungen. Ca. 8 % der stationär behandelten psychiatrischen Patienten erhielt eine EKT. Die überwiegende Anzahl der EKT-Behandelten litt unter einer Schizophrenie (Chanpattana et al. 2005b).

Aktuelle Untersuchungen aus **China** erwähnen einen vollzogenen Wandel von unmodifizierter zu modifizierter EKT. Es werden ambulante und stationäre Behandlungen angeboten. Die Hauptindikation ist die Schizophrenie, daneben aber auch affektive Störungen (Tang et al. 2012).

In **Pakistan, Hong Kong** und **Saudi-Arabien** werden depressive Störungen als Hauptindikation für EKT angegeben (Alhamad u. al-Haidar 1999; Chung 2003; Naqvi and Khan 2005). Hier fand sich auch eine Majorität von Frauen unter den Behandelten.

Als Besonderheit fand sich in Asien ein relevanter Anteil von Minderjährigen (unter 18 Jahren) unter den Behandelten, der bei etwa 6 % anzunehmen ist (Chanpattana et al. 2010; Grover et al. 2013).

Die Anwendung der EKT wurde außerdem aus Uganda, Ägypten und Tunesien berichtet (Abbas et al. 2007; Farrant 1977; Thabet et al. 2011). Die Behandlungen waren überwiegend unmodifiziert. In Malawi wurden nach 2007 modifizierte Behandlungen beschrieben (Selis et al. 2008). In Nigeria wurde die modifizierte EKT in den 1970er-Jahren erprobt, aber bei meist fehlender Krankenversicherung als zu kostenintensiv für die Nutzer erachtet und auch aufgrund der mangelnden Verfügbarkeit von Anästhesisten vorübergehend wieder eingestellt (Odejide et al. 1987). Inzwischen werden wieder modifizierte EKTs in wenigen Zentren Nigerias angeboten (James et al. 2009). Wie auch in vielen Regionen Asiens war in den untersuchten afrikanischen Ländern die Schizophrenie mit bis zu einem Anteil von 83 % die am häufigsten mit EKT behandelte Diagnose. Es wurden vornehmlich Männer (71 %) bei einem mittleren Alter von 30,7 Jahren therapiert (Mugisha u. Ovuga 1991).

2.7 Lateinamerika

In einer älteren lateinamerikanischen Studie wurde die EKT in 26 % der Länder durchgehend modifiziert angewendet. Etwa die Hälfte der Patienten war an einer Schizophrenie erkrankt (Levav u. Gonzalez 1996). Zwischen 2005 und 2007 wurden in Rio de Janeiro ausschließlich modifizierte Behandlungen angegeben. Ribeiro et al. beschrieben, dass lediglich in 14 psychiatrischen Einrichtungen Brasiliens EKT angeboten wird. In dem 18-monatigen Untersuchungszeitraum von 2009–2010 wurden 7352 EKT-Einzelbehandlungen durchgeführt. Der Anteil von affektiven Störungen unter den EKT-Behandelten wurde mit 86,4 %, der der Schizophrenien mit 7,3 % angegeben (Ribeiro et al. 2012). Im Gegensatz zu den meisten afrikanischen und asiatischen Ländern lag die Frauenquote in Lateinamerika über 70 % und das Durchschnittsalter mit 41 Jahren höher (Leiknes et al. 2012; Pastore et al. 2008).

2.8 Afrika

Für den afrikanischen Kontinent fanden sich unter den international veröffentlichten Studien nur aus Südafrika, Malawi und Nigeria genauere Angaben.

2.9 Internationaler Vergleich

Die Patientenraten variieren weltweit und europaweit mindestens um einen Faktor 20 (◘ Abb. 2.1). Wie die Variation innerhalb Europas zeigt, können hierfür nicht allein ökonomische, ethnische oder medizinische Faktoren verantwortlich sein. Die große Bedeutung historischer Entwicklungen kommt am Gegensatz zwischen Dänemark und Italien deutlich zum Ausdruck. Während die antipsychiatrische Bewegung in Dänemark eine geringe Rolle spielte, hat sie sich in Italien mit Vehemenz gegen die EKT gewandt. Es liegt nahe, dies mit Behandlungszahlen in Verbindung zu bringen.

Der Median der Häufigkeiten in ◘ Abb. 2.1 beträgt 5,15 behandelte Patienten pro 10^5 Einwohner. Dieser Wert entspricht $3,7 \times 10^6$ Behandlungen weltweit pro Jahr, wenn man 10 Einzelbehandlungen pro Patient und eine Weltbevölkerung von $7,13 \times 10^9$ zugrunde legt. Da die bevölkerungsreichen Staaten unterhalb der Medianlinie zu finden sind, kann man annehmen, dass der wahre Wert in einer Größenordnung von 2–3 Mio. Behandlungen pro Jahr liegt.

In Westeuropa, Nordamerika, Australien und Neuseeland sowie einigen Schwellenländern wie Brasilien oder Pakistan ist die EKT überwiegend

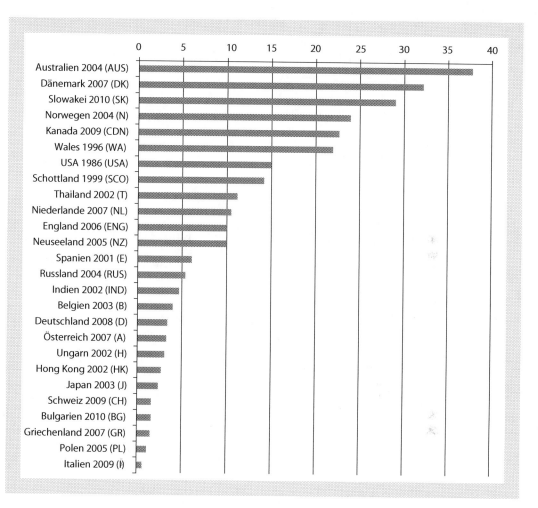

❏ Abb. 2.1 Patientenrate (Anzahl der mit EKT behandelten Patienten pro 100.000 Einwohner) dargestellt für die Länder weltweit, für die relativ aktuelle nationale Daten vorliegen (nach 1990, Ausnahme USA). Die angegebenen Jahreszahlen beziehen sich auf den Datenerhebungszeitraum, nicht das Publikationsjahr. Teilweise wurden Extrapolationen vorgenommen (abweichender Untersuchungszeitraum oder Rücklaufquote. (*AUS* Chanpattana 2007; *DK* Sundhedsstyrelsen 2011; *SK* Dragasek 2012; *N* Schweder et al. 2011; *CDN* Gosselin et al. 2013; *WA* Duffett et al. 1999; *USA* Thompson et al. 1994; *SCO* Fergusson et al. 2004; *T* Chanpattana u. Kramer 2004; *NL* van Waarde et al. 2009; *ENG* Bickerton et al. 2009; *NZ* Ministry of Health 2006; *E* Bertolin-Guillen et al. 2006; *RUS* Nelson 2005; *IND* Chanpattana et al. 2005b; *B* Sienaert et al. 2006; *D* Loh et al. 2013; *A, CH* persönliche Kommunikation; *H* Gazdag et al. 2004; *HK* Chung 2003; *J* Chanpattana et al. 2005a; *BG* Hranov et al. 2012; *GR* Kaliora et al. 2013; *PL* Gazdag et al. 2009; *I* Abbiati et al. 2010)

eine Therapieoption bei der Behandlung therapie-refraktärer Depressionen und, in geringerem Maß, therapierefraktärer Schizophrenien. Dies findet seinen Ausdruck in einem höheren Behandlungsalter, im Überwiegen des weiblichen Geschlechts und in einer relativ niedrigen Behandlungsrate unter den stationären Patienten. Die modifizierte EKT, meist mit Rechteckimpulsstimulation, EEG-Monitoring sowie standardisierter Aufklärung und Einwilligung (informed consent) ist in diesen Ländern allgemeiner Standard.

In den Entwicklungsländern stellt die EKT dagegen ein häufig eingesetztes Behandlungsinstrument in der Akuttherapie der Schizophrenie dar. Möglicherweise spielt die mangelnde Verfügbarkeit moderner Antipsychotika dabei eine wichtige

Rolle. In diesen Ländern finden sich für die EKT-Patienten ein niedrigeres Behandlungsalter, eine höhere Rate männlicher Patienten und ein größerer Anteil an allen stationären psychiatrischen Patienten verglichen mit Ländern, in denen die EKT vornehmlich bei affektiven Störungen angewendet wird. Aufgrund geringer finanzieller und personeller Ressourcen, aber auch mangelnder Kenntnis und Umsetzung internationaler Standards wird die EKT oft unmodifiziert durchgeführt. Es kommen stattdessen z. B. Benzodiazepine zum Einsatz. Oft werden Behandlungen mit Sinuswellenstimulation und ohne EEG-Monitoring durchgeführt. In manchen dieser Länder ist die Behandlungspraxis heterogen, d. h. modifizierte und unmodifizierte Therapie existiert nebeneinander, z. B. an Universitäten und in ruralen Gegenden.

Nicht alle Länder lassen sich eindeutig einer dieser beiden Kategorien zuordnen. Sie nehmen eine Zwischenstellung ein oder es verzögern traditionelle Gründe eine Anpassung an die aktuelle evidenzbasierte Medizin, wie es z. B. in Japan der Fall zu sein scheint. Die geringe Datenlage und Verbreitung in Afrika spiegelt eine Stagnation der medizinischen und wirtschaftlichen Entwicklung des Kontinents wider.

Literatur

Abba M, Mashrai N, Mohanna M (2007) Knowledge of and attitudes toward electroconvulsive therapy of medical students in the United kingdom, Egypt, and Iraq: a transcultural perspective. J ECT 23: 260–264

Abbiati V, Broglia D, De Micheli A et al (2010) La terapia elettroconvulsiva: revisione critica del suo utilizzo in Italia. Boll Soc Med Chir Pavia 123: 725–732

Alhamad AM, al-Haidar F (1999) A retrospective audit of electroconvulsive therapy at King Khalid University Hospital, Saudi Arabia. East Mediterr Health J 5: 255–261

Andersson JE, Bolwig TG (2002) Electroconvulsive therapy in Denmark 1999. A nation-wide questionnaire study. Ugeskr Laeger 164: 3449–3452

Bertolin-Guillen JM, Peiro-Moreno S, Hernandez-de-Pablo ME (2006) Patterns of electroconvulsive therapy use in Spain. Eur Psychiatry 21: 463–470

Bickerton D, Worrall A, Chaplin R (2009) Trends in the administration of electroconvulsive therapy in England. Psychiatric Bulletin 33: 61–63

Canbek O, Menges OO, Atagun MI et al (2013) Report on 3 years' experience in electroconvulsive therapy in bakirkoy research and training hospital for psychiatric and neurological diseases: 2008–2010. J ECT 29: 51–57

Case BG, Bertollo DN, Laska EM et al (2013) Declining use of electroconvulsive therapy in United States general hospitals. Biol Psychiatry 73: 119–126

Cerletti UBL (1938) Un nuovo metodo di shockterapia: »L'elettroshock«. (Riassunto). Boll R Accad Med Roma 64: 136–138

Chanpattana W (2007) A questionnaire survey of ECT practice in Australia. J ECT 23. 89–92

Chanpattana W, Kramer BA (2004) Electroconvulsive therapy practice in Thailand. J ECT 20: 94–98

Chanpattana W, Kojima K, Kramer BA et al (2005a) ECT practice in Japan. J ECT 21: 139–144

Chanpattana W, Kunigiri G, Kramer BA, Gangadhar BN (2005b) Survey of the practice of electroconvulsive therapy in teaching hospitals in India. J ECT 21: 100–104

Chanpattana W, Kramer BA, Kunigiri G et al (2010) A survey of the practice of electroconvulsive therapy in Asia. J ECT 26: 5–10

Chung KF (2003) Electroconvulsive therapy in Hong Kong: rates of use, indications, and outcome. J ECT 19: 98–102

Delva NJ, Graf P, Patry S et al (2011) Access to electroconvulsive therapy services in Canada. J ECT 27: 300–309

Dragasek J (2012) Electroconvulsive therapy in Slovakia. J ECT 28: e7–8

Duffett R, Siegert DR, Lelliott P (1999) Electroconvulsive therapy in Wales. Psychiatr Bull 23: 597–601

Farrant W (1977) ECT in underdeveloped countries. Br Med J 2: 895

Fergusson GM, Cullen LA, Freeman CP, Hendry JD (2004) Electroconvulsive therapy in Scottish clinical practice: a national audit of demographics, standards, and outcome. J ECT 20: 166–173

Gazdag G, Kocsis N, Lipcsey A (2004) Rates of electroconvulsive therapy use in Hungary in 2002. J ECT 20: 42–44

Gazdag G, Palinska D, Kloszewska I, Sobow T (2009) Electroconvulsive therapy practice in Poland. J ECT 25: 34–38

Gazdag G, Takacs R, Ungvari GS, Sienaert P (2012) The practice of consenting to electroconvulsive therapy in the European Union. J ECT 28: 4–6

Gilron I, Delva N, Graf P et al (2012) Canadian survey of perianesthetic care for patients receiving electroconvulsive therapy. J ECT 28: 219–224

Golenkov A, Ungvari GS, Gazdag G (2010) ECT practice and psychiatrists' attitudes towards ECT in the Chuvash Republic of the Russian Federation. Eur Psychiatry 25: 126–128

Gosselin C, Graf P, Milev R et al (2013) Delivery of electroconvulsive therapy in Canada: A first national survey report on devices and technique. J ECT, im Druck, doi: 10.1097/YCT.0b013e31827f135b

Grover S, Malhotra S, Varma S et al (2013) Electroconvulsive therapy in adolescents: A retrospective study

from North India. J ECT, im Druck, doi: 10.1097/
YCT.0b013e31827e0d22

Hranov LG, Hranov G, Ungvari GS, Gazdag G (2012) Electro-convulsive therapy in Bulgaria: a snapshot of past and present. J ECT 28: 108–110

Huuhka MJ, Korpisammal LA, Leinonen EVJ (2000) Historical perspective on electroconvulsive therapy in Pitkaniemi Hospital: a comparison of practise in 1940s, 1960s, and 1990s. Psychiatria Fennica 31: 55–64

James BO, Omoaregba JO, Olotu OS (2009) Nigerian medical students attitudes to unmodified electroconvulsive therapy. J ECT 25: 186–189

Kaliora SC, Braga RJ, Petrides G et al (2013) The practice of electroconvulsive therapy in Greece. J ECT, im Druck, doi: 10.1097/YCT.0b013e31827e0d49

Kramer BA (1999) Use of ECT in California, revisited: 1984–1994. J ECT 15: 245–251

Lamont S, Brunero S, Barclay C, Wijeratne C (2011) Evaluation of an electroconvulsive therapy service in a general hospital. Int J Ment Health Nurs 20: 223–229

Leiknes KA, Jarosh-von Schweder L, Hoie B (2012) Contemporary use and practice of electroconvulsive therapy worldwide. Brain Behav 2: 283–344

Levav L, Gonzalez UR (1996) The use of electroconvulsive therapy in Latin America and the Caribbean. Acta Psiquiatr Psicol Am Lat 42: 137–141

Little JD (2003) ECT in the Asia Pacific region: what do we know? J ECT 19: 93–97

Loh N, Nickl-Jockschat T, Sheldrick AJ, Grozinger M (2013) Accessibility, standards and challenges of electroconvulsive therapy in Western industrialized countries: A German example. World J Biol Psychiatry 14(6): 432–440

Ministry of Health (2005). Electroconvulsive Therapy Audit Report

Ministry of Health (2006) Electroconvulsive Therapy Annual Statistics For the period 1 July 2003 to 30 June 2005

Motohashi N (2012) Will electroconvulsive therapy disappear in the near future? Seishin Shinkeigaku Zasshi 114: 1208–1215

Motohashi N, Awata S, Higuchi T (2004) A questionnaire survey of ECT practice in university hospitals and national hospitals in Japan. J ECT 20: 21–23

Müller U, Klimke A, Janner M, Gaebel W (1998) Electroconvulsive therapy in psychiatric clinics in Germany in 1995. Nervenarzt 69: 15–26

Mugisha RX, Ovuga EB (1991) The use of electroconvulsive therapy in the treatment of psychiatric illness at Umzimkulu Hospital in Transkei. A retrospective study. S Afr Med J 79: 391–393

Naqvi H, Khan MM (2005) Use of electroconvulsive therapy at a university hospital in Karachi, Pakistan: a 13-year naturalistic review. J ECT 21: 158–161

Nelson AI (2005) A national survey of electroconvulsive therapy use in the Russian Federation. J ECT 21: 151–157

Odejide AO, Ohaeri JU, Ikuesan BA (1987) Electroconvulsive Therapy in Nigeria. Convuls Ther 3: 31–39

Pastore DL, Bruno LM, Nardi AE, Dias AG (2008) Use of electroconvulsive therapy at Instituto de Psiquiatria, Universidade Federal do Rio de Janeiro, from 2005 to 2007. Revista de Psiquiatria do Rio Grande do Sul 30: 175–181

Prudic J, Olfson M, Sackeim HA (2001) Electro-convulsive therapy practices in the community. Psychol Med 31: 929–934

Reid WH, Keller S, Leatherman M, Mason M (1998) ECT in Texas: 19 months of mandatory reporting. J Clin Psychiatry 59: 8–13

Ribeiro RB, Melzer-Ribeiro DL, Rigonatti SP, Cordeiro Q (2012) Electroconvulsive therapy in Brazil after the »psychiatric reform«: a public health problem – example from a university service. J ECT 28: 170–173

Rosenbach ML, Hermann RC, Dorwart RA (1997) Use of electroconvulsive therapy in the Medicare population between 1987 and 1992. Psychiatr Serv 48: 1537–1542

Saatcioglu O, Tomruk NB (2008) Practice of electroconvulsive therapy at the research and training hospital in Turkey. Soc Psychiatry Psychiatr Epidemiol 43: 673–677

Scarano VR, Felthous AR, Early TS (2000) The state of electroconvulsive therapy in Texas. Part I: reported data on 41,660 ECT treatments in 5971 patients. J Forensic Sci 45: 1197–1202

Schweder LJ, Lydersen S, Wahlund B et al (2011) Electroconvulsive therapy in Norway: rates of use, clinical characteristics, diagnoses, and attitude. J ECT 27: 292–295

Selis MA, Kauye F, Leentjens AF (2008) The practice of electroconvulsive therapy in Malawi. J ECT 24: 137–140

Shorter E (2009) History of electroconvulsive therapy. In: Swartz TZ (Hrsg) Electroconvulsive and neuromodulaton therapies. Cambridge Univ Press, New York, S 167–179

Sienaert P, Bouckaert F, Milo W, Peuskens J (2005) The practice of electroconvulsive therapy in Flanders and the Brussels Capital region. A survey. Tijdschr Psychiatr 47: 279–287

Sienaert P, Dierick M, Degraeve G, Peuskens J (2006) Electroconvulsive therapy in Belgium: a nationwide survey on the practice of electroconvulsive therapy. J Affect Disord 90: 67–71

Sundhedsstyrelsen (2010) Elektrokonvulsiv terapi (ECT-behandling) og dødsfald – en udredning. ▶ www.sst.dk/publ/Publ2010/TILSYN/ECT/ECTbehl_doed_udredn.pdf, zugegriffen am 4. 8. 2013

Sylvester AP, Mulsant BH, Chengappa KN et al (2000) Use of electroconvulsive therapy in a state hospital: a 10-year review. J Clin Psychiatry 61: 534–539

Tang YL, Jiang W, Ren YP et al (2012) Electroconvulsive therapy in China: clinical practice and research on efficacy. J ECT 28: 206–212

Teh SP, Xiao AJ, Helmes E, Drake DG (2005) Electroconvulsive therapy practice in Western Australia. J ECT 21: 145–150

Thabet JB, Charfeddine F, Abid I et al (2011) Reticence towards electroconvulsive therapy: a study of 120 caregivers in a teaching hospital in Tunisia. Encephale 37: 466–472

The UK ECT Review Group (2003) Efficacy and safety of
    electroconvulsive therapy in depressive disorders: a sys-
    tematic review and meta-analysis. Lancet 361: 799–808
Thompson JW, Weiner RD, Myers CP (1994) Use of ECT in the
    United States in 1975, 1980, and 1986. Am J Psychiatry
    151: 1657–1661
Waarde JA van, Verwey B, van den Broek WW, van der Mast
    RC (2009) Electroconvulsive therapy in the Netherlands:
    a questionnaire survey on contemporary practice. J ECT
    25: 190–194
Wood DA, Burgess PM (2003) Epidemiological analysis of
    electroconvulsive therapy in Victoria, Australia. Aust N Z
    J Psychiatry 37: 307–311
Zeren T, Tamam L, Evlice YE (2003) Electroconvulsive therapy:
    assessment of practise of 12 years` period. Yeni Sympo-
    sium: psikiyatri, noroloji ve davranis bilimleri dergisi 41:
    54–63

EKT in Deutschland, Österreich, der Schweiz und Italien

Thomas Nickl-Jockschat, Jan Di Pauli, Michael Grözinger, Fritz Ramseier, Heinz Böker, Andreas Conca

In den letzten Jahrzehnten wurden weltweit zahlreiche Untersuchungen veröffentlicht, die die Anwendung der EKT auf nationaler Ebene epidemiologisch beschreiben. Für viele Länder konnten so die Häufigkeiten und die Art der Therapie dokumentiert werden. Dabei schwankt die Anzahl der Behandlungen bezogen auf die Bevölkerungszahl weltweit um mindestens einen Faktor 10. Hinsichtlich der Art der Therapie zeichnet sich für die westlichen Industrieländer zunehmend ein **gemeinsamer Standard** ab, der die folgenden Punkte einschließt:

* Narkose,
* Relaxierung,
* Rechteckimpuls,
* EEG-Monitoring,
* bevorzugte Indikationsstellung bei affektiven Störungen.

Dagegen wird die EKT in den Entwicklungsländern anders angewendet.

3.1 Die Situation der Elektrokonvulsionstherapie (EKT) in Deutschland

Thomas Nickl-Jockschat

3.1.1 Historische Entwicklung

Bereits anderthalb Jahre nach der ersten Durchführung einer Elektrokonvulsionstherapie (EKT) durch Cerletti und Bini erfolgte am 1. Dezember 1939 an der Psychiatrischen und Nervenklinik der Universität Erlangen die erste Behandlung in Deutschland unter der Leitung von Friedrich Meggendorfer. Damit zählte Deutschland international zu den ersten Ländern, in denen EKT-Behandlungen etabliert wurden. Noch im selben Monat folgte die Heil- und Pflegeanstalt Eglfing-Haar unter der Leitung von Anton von Braunmühl. Bis Ende des Jahres 1942 breitete sich die neue Behandlungsmethode rasch in Deutschland aus: So wurde sie in diesem Zeitraum etwa an der Universitäts-Nervenklinik Würzburg (1941), der Universitäts-Nervenklinik München (1941), der

Universitäts-Nervenklinik Tübingen (1942), der Psychiatrischen und Neurologischen Universitätsklinik Heidelberg (1942) und den Heil- und Pflegeanstalten Kaufbeuren (1941) eingeführt.

Diese rasche Verbreitung war der Tatsache geschuldet, dass mit der EKT ein neues Behandlungsverfahren für bislang unheilbare psychische Erkrankungen existierte. Allerdings standen einer weitergehenden Etablierung der EKT erhebliche Schwierigkeiten entgegen. Mit der zunehmenden Ressourcenknappheit im Verlauf des 2. Weltkriegs wurde die medizinische Therapie – darunter auch die EKT – immer stärker eingeschränkt. An die Stelle einer zielgerichteten Behandlung trat der Missbrauch der psychisch Kranken im Arbeitseinsatz. Zudem behinderte die zunehmende Isolation Deutschlands im Kriegsverlauf den wissenschaftlichen Austausch der EKT-Anwender. Schließlich brach die psychiatrische Versorgung praktisch vollständig zusammen (Nowak 2000).

Das Ende des 2. Weltkriegs markierte eine Zäsur für die deutsche Psychiatrie und damit auch für die Anwendung der EKT. Mit dem Beginn des Wiederaufbaus war wieder ein wissenschaftlicher Austausch mit dem Ausland möglich. Ab etwa 1947/48 erschien in den deutschen Fachzeitschriften eine große Anzahl von Artikeln, die sich mit Neuerungen der EKT befassten. Insbesondere der Einsatz von Muskelrelaxanzien zur Vermeidung von Verletzungen im Rahmen der motorischen Entäußerungen stellte eine entscheidende Innovation dar. Der Einsatz von Curare wurde in diesem Zusammenhang erstmalig 1939 von dem britischen Psychiater Palmer vorgeschlagen. 1947 wurde in Deutschland der erste Erfahrungsbericht über den Einsatz von Intocostrin, einem Curare-Präparat, durch Meyer-Mickelin veröffentlicht. Diese Substanzen beinhalteten allerdings ein erhebliches Risiko. Erst der Einsatz von Succinylcholin – 1951 durch Homberg und Theslaff berichtet – erhöhte die Sicherheit der Patienten.

Mit der Entdeckung der trizyklischen Antidepressiva und der typischen Antipsychotika in den 1950er-Jahren standen erstmals spezifische medikamentöse Therapieoptionen für psychische Erkrankungen zur Verfügung, die im Vergleich zur EKT als deutlich weniger invasiv wahrgenommen wurden. Damit nahm die Anwendung der EKT ab.

Erst mit dem fortschreitenden Einfluss der Anti-psychiatrie-Bewegung im Rahmen des antiautoritären Zeitgeistes erfuhr die EKT eine zunehmende Tabuisierung. So wurde sie etwa in zeitgenössischen Publikationen als »Radiergummieffekt« (Klee 1978, zitiert nach Reimer u. Lorenzen 1981) oder als »Strafschock« (Süddeutsche Zeitung vom 1.2.1978, zitiert nach Reimer u. Lorenzen 1981) verunglimpft. Diese verzerrte Wahrnehmung in der fachlichen und allgemeinen Öffentlichkeit ging so weit, dass sich die Träger der psychiatrischen Großkrankenhäuser dazu veranlasst sahen, auf einer Pressekonferenz zu erklären, dass in den psychiatrischen Fachkrankenhäusern die Elektrokonvulsionstherapie nicht mehr durchgeführt werde (Münchner Merkur vom 22.9.1977, zitiert nach Reimer u. Lorenzen 1981).

Erst in den 1980er-Jahren kam es wieder zu einem zunehmenden Anstieg der Behandlungszahlen in Deutschland. Auch erfolgten nun epidemiologische Untersuchungen, die Informationen zu Anzahl und Art der Behandlungen sowie zur Indikationsstellung erhoben.

3.1.2   Epidemiologische Daten

Seit Anfang der 1980er-Jahre wurden 4 Arbeiten publiziert, in denen Daten für Deutschland in den Jahren 1981 (Reimer u. Lorenzen 1981), 1985 (Lauter u. Sauer 1987), 1994 (Müller et al. 1998) und 2008 (Loh et al. 2013) erhoben wurden.

Ausgehend von der zuletzt genannten Untersuchung wird die Praxis der EKT in Deutschland beschrieben, hinsichtlich

- Behandlungszahlen,
- Indikationsstellung,
- Durchführungsstandards und
- Behandlungsparametern.

Dabei sei darauf hingewiesen, dass es sich um eine epidemiologische Darstellung handelt –Empfehlungen hinsichtlich evidenzbasierter Therapiegestaltung finden sich in anderen Kapiteln dieses Buches.

3.1.3   Behandlungszahlen und EKT-Zentren in Deutschland

Im Jahr 2008 wurden hochgerechnet 2800 Patienten mit EKT behandelt. Dies entspricht einer Behandlungshäufigkeit von 3,4/100000 Einwohner. Dabei waren 57 % der behandelten Patienten weiblich und das Durchschnittsalter betrug 51 Jahre (41 % der EKT-Patienten hatten zum Zeitpunkt der Behandlung ein Lebensalter unter 50). Insgesamt wurden ca. 30000 EKT-Behandlungen in Deutschland durchgeführt. 5 berichtete Patientinnen (hochgerechnet 0,5 % aller weiblichen Patienten) erhielten EKT während einer Schwangerschaft (Loh et al. 2013).

Insgesamt ist in Deutschland ein kontinuierlicher Anstieg der EKT-Behandlungen seit den 1980er-Jahren zu verzeichnen: Hatte die EKT im Jahr 1985 noch eine Anwendungshäufigkeit von nur 0,8/100000 Einwohner (Lauter u. Sauer 1987), stieg sie im Jahr 1994 auf 1,3 (Müller et al. 1998). Mit den im Jahr 2008 erhobenen Daten positioniert sich Deutschland im unteren Häufigkeitsdrittel der westlichen Industrieländer.

2008 wurde an 43 % (183 von 423) der psychiatrischen Kliniken in Deutschland eine EKT-Behandlung durchgeführt. Dabei zeigte sich ein deutliches Ungleichgewicht je nach Art der Einrichtung: So war der Anteil der Krankenhäuser mit einem EKT-Behandlungsangebot bei den Universitätskliniken (86 %) am höchsten, während nur an 32 % der psychiatrischen Fachkrankenhäuser EKT durchgeführt wurde. Die in Allgemeinkrankenhäuser integrierten psychiatrischen Kliniken nahmen mit 46 % eine Mittelstellung ein.

Hinsichtlich der Häufigkeit der EKT-Behandlungen zeigten sich deutliche Abweichungen zwischen den einzelnen Bundesländern. Allerdings war kein regionales Verteilungsmuster – etwa im Sinne eines Nord-Süd- oder West-Ost-Gefälles – eruierbar (Abb. 3.1). Dennoch bleibt zu konstatieren, dass je nach Bundesland ein Patient mit entsprechender Indikationsstellung eine deutlich unterschiedliche Chance hat, eine EKT-Behandlung zu erhalten.

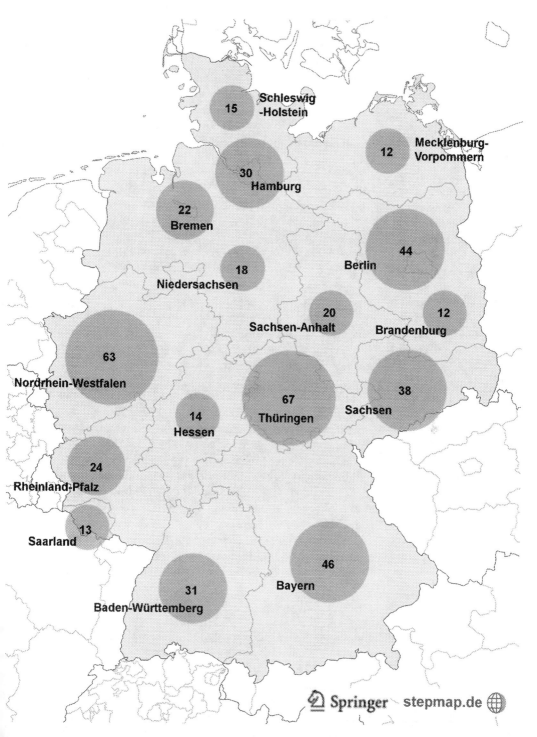

◘ Abb. 3.1   Regionale Verteilung der EKT-Behandlungen pro 100.000 Einwohner in der Bundesrepublik Deutschland. (Adaptiert nach Loh et al. 2013)

Im Gegensatz zur ansteigenden Zahl der EKT-Behandlungen blieb der Anteil der Kliniken mit EKT-Angebot seit der Erhebung des Jahres 1994 nahezu konstant (42 % 1994 vs. 43 % 2008) (Muller et al. 1998; Loh et al. 2013).

3.1.4   Indikationsstellung für die EKT

In der Praxis der EKT stellen affektive Störungen, v. a. **depressive Episoden**, mit 80 % der Behandlungen das klassische Krankheitsbild dar. **Psychotische Erkrankungen** waren mit 19 % die zweithäufigste Ursache für eine EKT-Behandlung. Andere Störungsbilder (z. B. Zwangsstörungen, neurologische Störungen) spielten mit einem Anteil von 1 % praktisch keine Rolle.

Die Mehrzahl der Patienten erhielt also eine EKT aufgrund einer depressiven Störung. Legt man die Ein-Jahres-Prävalenzraten für depressive Störungen zugrunde (DGPPN S3-Leitlinie Unipolare Depression 2009), so erhielten 2008 etwa 0,4 ‰ aller depressiven Patienten (einschließlich aller Schweregrade) eine EKT-Behandlung.

Die Mehrzahl der Kliniker (68 %) sah in der Elektrokonvulsionstherapie keine First-Line-Therapie. Wenn EKT als First-Line-Therapie angewendet wurde, waren folgende klinische Konstellationen ausschlaggebend (in absteigender Reihenfolge der Häufigkeiten):
- perniziöse Katatonie,
- erfolgreiche EKT in der Anamnese,
- Suizidalität,
- schwere depressive Episode mit psychotischen Symptomen.

Interessanterweise beeinflusste der Wunsch des Patienten nach einer EKT-Behandlung – bei vorliegender medizinischer Indikation – nach eigenen Angaben nur 45 % der Behandler, während die Mehrzahl von 55 % angab, ein entsprechender Patientenwunsch würde ihre Indikationsstellung nicht oder nur sehr selten beeinflussen.

Die meisten mit EKT behandelten Patienten rekrutierten sich aus der die Behandlung durchführenden Institution, nur 14 % wurden mit diesem Therapieauftrag einem EKT-Zentrum zuverlegt.

3.1.5   Standards für die Durchführung der EKT

Analog zu anderen westlichen Industrieländern hat sich in Deutschland die **modifizierte EKT** mit **EEG-Monitoring** und der Verwendung der **Kurzpulstechnik** als selbstverständlicher Standard etabliert (Bundesärztekammer 2003). Entsprechend stellt die Hinzuziehung eines **Anästhesisten**, bzw. einer anästhesiologischen Fachklinik eine Notwendigkeit dar. Als unumstritten gilt auch, dass die Behandlung in Anwesenheit eines **Psychiaters**, bzw. eines psychiatrischen Assistenzarztes unter fachärztlicher Supervision, erfolgen muss (Bundesärztekammer 2003; Folkerts 2011).

Tatsächlich verwendeten 2008 nahezu alle Kliniken ein EEG-Monitoring mit mindestens einer Ableitung sowie eine EKG-Ableitung. Bei der Mehrzahl der Behandler zählt eine EMG-Ableitung nicht zum Standard – etwas mehr als ein Drittel der EKT-Zentren berichtete einen entsprechenden Einsatz.

Angeboten wird die EKT in Deutschland v. a. stationären Patienten. 79 % aller Krankenhäuser gaben 2008 an, dass sie keine EKT-Behandlungen bei ambulanten Patienten durchführen würden. 7 % der Kliniken gaben an, die EKT »häufig«, also in mehr als 10 % der Fälle, ambulant durchzuführen.

7 % aller EKT-Behandlungen des Jahres 2008 wurden im Rahmen einer **Erhaltungs-EKT-Behandlung** durchgeführt. Mehr als 70 % der Standorte berichteten, sie würden Erhaltungs-EKT-Behandlungen durchführen. Die durchschnittliche **stationäre Verweildauer** eines Patienten mit Erhaltungs-EKT-Behandlung betrug 1,7 Tage.

Bei den **Narkotika** sind in Deutschland derzeit Etomidat und Propofol die am meisten verwendeten Präparate. Sie werden etwa gleich häufig eingesetzt. An 3. Stelle rangieren Barbiturate. Eine Klinik berichtete den Einsatz von S-Ketamin. Larynxmasken sind etwa bei der Hälfte der Kliniken in Verwendung.

Eine häufig diskutierte Fragestellung ist die der **Begleitmedikation**. Ein relativ einheitliches Bild ergibt sich für eine Medikation mit Benzodiazepinen. Die Mehrheit der Behandler gibt an, die Dosis zu reduzieren oder gänzlich abzusetzen. Identisch wird meist mit Antikonvulsiva verfahren. Auch bei

Tranylcypromin geben die meisten Behandler an, die Dosis zu reduzieren bzw. das Präparat abzusetzen. Bei Lithium nehmen die meisten Behandler eine Dosisreduktion vor, ein komplettes Absetzen befürwortet nur eine Minderheit. Antidepressiva und Antipsychotika werden meist in der Ausgangsdosis fortgeführt.

Analog zu allen anderen medizinischen Interventionen stellen **Häufigkeit** der Durchführung und **Dauer** der Anwendung in einer bestimmten Institution einen wichtigen Parameter der Qualitätssicherung dar. 72 % der Krankenhäuser mit EKT-Angebot berichteten, sie würden die EKT-Behandlungen seit mehr als 10 Jahren durchführen, davon 12 % länger als 5 Jahre.

3.1.6 Behandlungsparameter

Weitgehender Konsens herrscht bei den Klinikern in Deutschland, dass bei Beginn einer Behandlungsserie mit einer **unilateralen Elektrodenplatzierung** begonnen wird. Sie stellt auch die insgesamt am häufigsten genutzte Positionierung der Elektroden dar. Bei fehlender Wirksamkeit wird dann meist auf eine bitemporale Platzierung der Elektroden gewechselt.

Hinsichtlich der Bestimmung der **initialen Stimulusintensität** zeichnet sich ein heterogenes Bild ab:

- Es bevorzugen ca. zwei Drittel der Kliniker in Deutschland die **Altersmethode**,
- etwa ein Drittel nutzt die **Titrationsmethode** (▶ Kap. 9).

Hinsichtlich der Steigerung der Stimulusintensität im Verlauf einer EKT-Behandlung orientieren sich nahezu alle Anwender an der Mindestdauer des Anfalls im EEG. Für etwa die Hälfte der Behandler sind postiktale Suppression sowie die Art der während des Anfalls auftretenden Grafoelemente ein Kriterium. Eine Minderzahl der Behandler gab an, dass die Synchronizität der Hemisphären oder die Steigerung der Herzfrequenz als Kriterium herangezogen werden würde.

Beendet wurde eine Behandlungsserie nach durchschnittlich 9,7 Behandlungen. Mehr als zwei Drittel der Anwender berichteten, nach klinisch feststellbarer Besserung noch einige EKT-Behandlungen durchzuführen und dann die Serie zu beenden. Andere Kriterien für ein Ende der EKT-Serie, wie etwa die Anwendung einer standardisierten Rating-Skala oder die Durchführung einer festen Anzahl von EKT-Behandlungen ohne primäre Berücksichtigung der klinischen Besserung, wurden von einer Minderzahl der Behandler in Deutschland berichtet.

3.1.7 Komplikationen und Nebenwirkungen

Todesfälle unter EKT wurden im fraglichen Zeitraum nicht berichtet. Bei insgesamt 7 Patienten kam es im Gefolge der Behandlung zu schweren Zwischenfällen, die mit intensivpflichtigen Zustandsbildern einhergingen. Von diesen Patienten mussten 2 infolge einer Asystolie reanimiert werden. Ein Patient litt unter pectanginösen Beschwerden infolge einer Kardiomyopathie, bei einem weiteren Patienten wurde eine ventrikuläre Autonomie beschrieben. Zwei Patienten erlitten im Gefolge der EKT-Behandlung einen konvulsiven Status epilepticus, bei einem Patienten wurde ein non-konvulsiver Status berichtet. Dies entspricht einem Risiko von 0,036 % für schwere Komplikationen im erfassten Zeitraum.

Bei den nicht vital bedrohlichen Zwischenfällen wurden am häufigsten hypertensive Krisen berichtet. Seltener wurden behandlungsbedürftige kardiale Arrhythmien festgestellt. Daneben wurden Verletzungen von Zunge, Lippen oder Zähnen genannt. Kognitiv-mnestische Nebenwirkungen waren bei etwa 9 % der EKT-Serien so schwerwiegend, dass die Behandlung abgebrochen werden musste.

Leichte Nebenwirkungen waren (in absteigender Reihenfolge der Nennung): Kopfschmerzen, vorübergehende Gedächtnisstörungen, Übelkeit und Schwindel, Muskelschmerzen und postiktale Verwirrtheit.

3.1.8 Stellungnahme der Bundesärztekammer 2003

Im Jahr 2003 veröffentlichte die Bundesärztekammer (BÄK) eine Stellungnahme zur Elektrokonvulsionstherapie. Damit positionierte sich die Spitzenorganisation der ärztlichen Selbstverwaltung in Deutschland angesichts einer anhaltenden Debatte über die EKT v. a. in der Laienöffentlichkeit, aber teilweise auch in Fachkreisen. Die Stellungnahme nennt Indikationen, Kontraindikationen sowie Risiken und Nebenwirkungen und formuliert Standards zur Durchführung der EKT bzw. zur Aufklärung. Zudem werden potenzielle Wirkmechanismen der Behandlung diskutiert.

Explizit wird darin festgestellt, dass die EKT »wissenschaftlich begründet ist, für bestimmte psychiatrische Erkrankungen die bestmögliche Behandlung darstellt und im Verhältnis zum angestrebten Therapieerfolg mit einem geringen Risiko verbunden ist« (Stellungnahme der Bundesärztekammer 2003). Zudem wird hervorgehoben, dass ein Verzicht auf die EKT eine ethisch nicht vertretbare Einschränkung des Rechtes von Patienten auf bestmögliche Behandlung bedeuten würde, zumal die EKT von den Patienten retrospektiv gut bis sehr gut beurteilt werde.

3.1.9 Länderübergreifende Stellungnahme der Fachgesellschaften Deutschlands, Österreichs, der Schweiz und Italiens zur EKT 2012

2012 veröffentlichten die Deutsche Gesellschaft für Psychiatrie, Psychotherapie, Psychosomatik und Nervenheilkunde (DGPPN), die Österreichische Gesellschaft für Psychiatrie und Psychotherapie (ÖGPP), die Schweizerische Gesellschaft für Psychiatrie und Psychotherapie (SGPP) sowie die Südtiroler Società Italiana di Psichiatria, Trentino Alto Adige (SIP) eine Stellungnahme zum rechtzeitigen und adäquaten Einsatz der EKT (Länderübergreifende Stellungnahme zur EKT 2012). Federführend war das im Jahr 2010 gegründete Referat »Klinisch angewandte Stimulationsverfahren«, an welchem die oben genannten nationalen Fachgesellschaften beteiligt sind und welches das erste länderübergreifende Referat der DGPPN darstellt.

Thematisiert wird dabei insbesondere, dass die EKT – entgegen vielen Empfehlungen wie etwa jener der Bundesärztekammer – in den 4 Ländern

weithin als Ultima Ratio eingesetzt wird. Demzufolge erhalten Patienten oft nur dann eine EKT, wenn sie mit allen anderen Behandlungsformen als nicht mehr therapierbar gelten. Entsprechend kann sich der Einsatz der EKT teils monate- bzw. jahrelang verzögern. Da Episodendauer und Anzahl der erfolglosen Therapieversuche als negative Prädiktoren gelten, die EKT aber eine sehr erfolgversprechende Behandlungsmethode darstellt, plädieren die Autoren für einen frühzeitigen und konsequenten Einsatz der EKT bei entsprechender Indikation (»EKT als Optima Ratio, nicht Ultima Ratio«). Zudem weist die Stellungnahme auf Defizite in den Facharztausbildungen der jeweiligen Länder hin, welche die EKT nicht in strukturierter und umfassender Form abhandeln.

3.1.10 Zusammenfassung und Ausblick

Zusammenfassend bleibt festzuhalten, dass sich Deutschland trotz einer seit Mitte der 1980er-Jahre steigenden EKT-Behandlungshäufigkeit im unteren Häufigkeitsdrittel der westlichen Industrieländer befindet. V. a. die affektiven Erkrankungen sind die Domäne der EKT. Mit den in Deutschland praktizierten Standards kann von einer sicheren und komplikationsarmen Therapie gesprochen werden.

> ❯❯ Im Vergleich mit anderen westlichen Industrieländern wird die EKT in Deutschland trotz hoher Standards auch heute noch eher selten angewendet; eine wesentliche Indikation stellen affektive Erkrankungen dar.

Kritisch anzumerken bleibt eine deutliche **Chancenungleichheit** für Patienten, Zugang zu dieser Therapiemethode zu erhalten. Insbesondere ist auffällig, dass Patienten, die zur EKT-Behandlung an EKT-Zentren weiter verwiesen wurden, die Ausnahme darstellen. Dies bedeutet, dass für einen schwer kranken Patienten auch bei gegebener Indikation erheblich niedrigere Chancen bestehen, mit EKT behandelt zu werden, wenn er in einer Klinik aufgenommen wurde, die diese Methode nicht anwendet.

Eine verstärkte Sensibilisierung der fachärztlichen Behandler, insbesondere an Standorten ohne eigene EKT-Abteilung, ist zur Bekämpfung dieses

Ungleichgewichts wichtig. Insbesondere die Tatsache, dass theoretische Kenntnisse über Indikation und Durchführung der EKT – anders als etwa in Österreich – hierzulande nicht fester Bestandteil des Gegenstandskatalogs der Facharztprüfung für Psychiatrie und Psychotherapie sind, kommt als eine der Ursachen für das erwähnte Ungleichgewicht in Frage.

Ein wichtiger Schritt hinsichtlich der Qualitätssicherung ist die Neugründung des länderübergreifenden Referats »Klinisch angewandte Stimulationsverfahren in der Psychiatrie« der Deutschen Gesellschaft für Psychiatrie, Psychotherapie, Psychosomatik und Nervenheilkunde (DGPPN) im Jahre 2010. Von dem daraus resultierenden Erfahrungsaustausch zwischen den beteiligten Ländern – neben Deutschland sind Österreich, die Schweiz und Italien vertreten – sind Impulse für eine Optimierung der Behandlungsqualität zu erwarten.

3.2 Die Situation der Elektrokonvulsionstherapie (EKT) in Österreich

Jan Di Pauli

Erste Berichte über Elektrokonvulsionstherapie in Österreich stammen aus Wien von Holzer und Pötzl im Jahre 1941 (Heintz 2004). Von Holzer ist bekannt, dass er selber Elektrokonvulsionsgeräte entwickelte. 1942 kam er zu dem Schluss, dass die Elektrokonvulsionstherapie gleichwertig ist mit anderen biologischen Verfahren wie Infusionstherapie und Insulinkomatherapie.

Ende der 1980er-Jahre intensivierte sich die Publikationstätigkeit in Österreich. So beschäftigten sich König et al. (1992) mit den Standards in der Behandlung der EKT, Lingg et al (1987) mit dem Langzeitverlauf nach EKT-Behandlung, Geretsegger u. Rochowanski (1987) mit dem Einsatz der EKT bei Katatonie. Auch gab es schon früh eine Studie zu EKT und Bildgebung (Felber et al. 1993).

Im Jahre 1998 wurde von Conca und Hausmann die Arbeitsgruppe (AG) für elektromagnetische Stimulationsmethoden in der Psychiatrie gegründet, die 2001 in die AG für spezielle biologische Methoden überführt wurde. Die AG entwickelte vielfältige Aktivitäten. So erfolgten regelmäßig Vortragstätigkeiten beim Treffen der Österreichischen Gesellschaft für Psychiatrie und Psychotherapie (ÖGPP) und seit 2003 beim Kongress der Deutschen Gesellschaft für Psychiatrie, Psychotherapie, Psychosomatik und Nervenheilkunde (DGPPN). Auch gab es eine rege Vortragstätigkeit im benachbarten Ausland wie der Schweiz und Italien.

Die AG stimulierte zwischen den Jahren 2001 und 2009 die Publikationstätigkeit. So erschienen in internationalen Journalen u. a. Arbeiten zur Erhaltungs-Elektrokonvulsionstherapie (Swoboda et al. 2001; Di Pauli u. Conca 2009), Neuroimaging und EKT (Conca et al. 2003; Schmidt et al. 2007), zur Stimulus-Intensität (Frey et al. 2001) und zu EKT und Narkose (Conca et al. 2003; Geretsegger et al. 1998, 2007). Das Landeskrankenhaus Rankweil war an einer Multicenterstudie zur Elektrodenposition (unilateral vs. bifrontal) beteiligt (Eschweiler et al. 2007).

2008 fand an der Universität Innsbruck die 10-jährige Jubilarfeier der AG für spezielle biologische Methoden in der Psychiatrie statt.

Auch erschien unter österreichischer Beteiligung ein Lehrbuch zur Elektrokonvulsionstherapie (Baghai et al. 2004).

3.2.1 Konsensuspapiere in Österreich

Im Jahr 2004 veröffentlichte die Österreichische Gesellschaft für Psychiatrie und Psychotherapie ein Konsensuspapier, das die Grundlagen, Indikationen und Durchführung der EKT beinhaltet (Conca et al. 2004). Dadurch erfolgte eine Qualitätssicherung in der Durchführung, aber auch in der Ausbildung. Die Elektrokonvulsionstherapie wurde Teil der Facharztprüfung. Dies ist zumindest im deutschsprachigen Raum einzigartig, und Österreich nimmt hier eine Vorreiterrolle für Europa ein.

Es ist zwar weiterhin möglich, die Ausbildung zum Facharzt zu absolvieren, ohne je eine Elektrokonvulsionstherapie gesehen zu haben. Dies ist ein großes Manko, aber zumindest theoretisch muss man sich mit der Elektrokonvulsionstherapie auseinandergesetzt haben. Es gibt einen Musterfall für die Prüfung, der sich ausschließlich mit der EKT auseinandersetzt. Die EKT wird aber auch begleitend bei anderen Fallbeispielen abgefragt und zumindest bzgl. der Indikationen in den Vorbereitungskursen gelehrt.

> ⟫ **Bislang ist Österreich das einzige deutschsprachige Land, in dem EKT Bestandteil der psychiatrischen Facharztweiterbildung ist.**

Es gab mehrere Konsensuspapiere der Österreichischen Gesellschaft für Neuropharmakologie und Biologische Psychiatrie, bei der die EKT Erwähnung fand. In den Konsensuspapieren zur **Suizidalität** und zur **Schizophrenie** wird die EKT bei Therapieresistenz empfohlen, im Konsensuspapier zur medikamentösen Therapie der depressiven Störung ist die EKT als Alternative beschrieben. Hervorzuheben ist, dass in diesem Konsensuspapier die EKT nicht nur als Methode bei Therapieresistenz empfohlen wird, sondern auch dann, wenn der Patient »einen möglichst wahrscheinlichen Therapieerfolg anstrebt«. Die EKT ist also ausdrücklich nicht Ultima ratio.

Ein größerer Abschnitt zur EKT findet sich im Konsensuspapier zur **therapieresistenten Depression**.

Die EKT wird an 10 österreichischen Zentren (Medizinische Universität Wien, Medizinische Universität Graz, Medizinische Universität Innsbruck, LNK Wagner Jauregg Linz, LKH Salzburg, LKH Rankweil, Privatklinik Villach, KH Waidhofen an der Thaya, LKH Steyr, LKH Vöklabruck) durchgeführt. Auffallend ist ein Land-/Stadtgefälle. Die EKT wird im ländlichen Raum deutlich häufiger angeboten als im städtischen Raum.

Die Anwendung erfolgt vorwiegend bei depressiven Patienten, wie in Westeuropa üblich. Es wurden im Jahr 2009 ca. 1.500 Behandlungen bei einer Gesamtpopulation von ca. 8,4 Mio Einwohnern durchgeführt.

3.2.2 Ausblick

Im Jahr 2010 wurde unter italienischem und deutschem Vorsitz das länderübergreifende Referat »Klinisch angewandte Stimulationsverfahren in der Psychiatrie« der Deutschen Gesellschaft für Psychiatrie, Psychotherapie und Nervenheilkunde gegründet. In diesem Referat sind Österreich und die Schweiz entscheidend mitbeteiligt. Die Aktivitäten des Referats umfassen alle Bereiche der EKT, insbesondere Lehre, Forschung, Publikationen und Stellungnahmen.

3.3 Die Situation der Elektrokonvulsionstherapie (EKT) in der Schweiz

Fritz Ramseier, Heinz Böker

3.3.1 Einleitung

Die Schweiz – das sind 41300 km^2, 60 % davon Alpen und Gletscher und rund 7,8 Mio Einwohnerinnen und Einwohner.

Schweiz heißt aber auch 4 verschiedene Sprachgebiete und -kulturen und 26 Kantone mit kantonaler Hoheit über Schul- und Polizeiwesen, Planungs- und Baurecht, Notariatswesen, Steuerrecht und eben auch Gesundheitswesen. Daraus ergeben sich natürlich auch mindestens 26 verschiedene Haltungen zur EKT.

3.3.2 Historisches

1937 fand in der Klinik Münsingen im Kanton Bern ein internationaler Kongress über moderne Schizophreniebehandlung statt. Dort berichtete Lucio Bini aus Rom erstmals über die Möglichkeit, elektrischen Strom zur Auslösung von Krampfanfällen einzusetzen (Kalinowsky u. Hoch 1952).

Da sich der damalige Direktor der Klinik, Max Müller (1894–1980), in den Jahren 1939–1945 sehr intensiv für verfolgte jüdische Kollegen einsetzte und auch viele bei sich beherbergte, ist anzunehmen, dass das Wissen um die Elektrokonvulsionstherapie sich über Münsingen nach dem 2. Weltkrieg auch in andere Länder verbreitete (Hubschmid et al. 2000).

In der Folge wurden in verschiedenen Schweizer Kliniken EKTs durchgeführt. Allerdings haben nur die Universitätsklinik Lausanne und die Universitätsklinik Zürich ab Ende der 1930er-Jahre bis heute durchgehend EKT durchgeführt. Bei allen

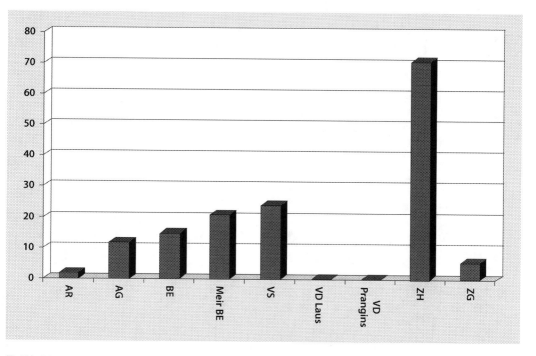

■ **Abb. 3.2**   Dauer der Anwendung (Anzahl Jahre) von EKT in psychiatrischen Kliniken in der Schweiz

anderen Kliniken gab es zwischenzeitlich Unterbrechungen von 10–20 Jahren (■ Abb. 3.2).

In den Zeiten der antipsychiatrischen Bewegung war es auch Prof. Jules Angst, der sich für den Erhalt der Elektrokonvulsionstherapie vehement einsetzte. Nach der Rolle der EKT in der heutigen Depressionsbehandlung gefragt, äußerte er sich mit einem eindeutigen Votum (Böker 2013):

》 Sie ist immer noch nötig. Ich habe mich immer dafür eingesetzt und habe auch immer wieder mit Konsequenzen gedroht, für den Fall, dass man sie nicht mehr anwendet. Ich habe einen Patienten in der Klinik Schlössli gesehen. Er war stuporös über zwei Monate, sprach nicht mehr, konnte sich kaum bewegen. Die Kollegen – das war in der antipsychiatrischen Welle – haben den Eltern gesagt, da könne man jetzt nichts mehr machen, das wäre jetzt halt einfach so, man müsse jetzt mit dem leben, usw. […] Ich empfahl, man müsse Elektrokrampftherapie machen […] Der Patient konnte nach zwei Wochen geheilt entlassen werden. Das ist so ein Beispiel. Und wenn man das gesehen hat, dann vergisst man es nicht mehr. 《

3.3.3 EKT in den verschiedenen Regionen

Aktuell führen in der deutschen Schweiz 2 Universitätskliniken und 4 kantonale Klinken EKT durch. Eine weitere kantonale Klinik und 2 Privatkliniken gedenken die EKT in der nächsten Zeit einzuführen. In der französischen Schweiz sind es eine Universitätsklinik und eine kantonale Klinik, die EKT durchführen. Eine Privatklinik wird wohl demnächst die Behandlung aufnehmen.

Im Jahr 2010 erfolgten in der Schweiz insgesamt 2103 Behandlungen in den verschiedenen Kliniken. Dabei führten die Universitätsklinik Zürich und die Aargauische Psychiatrische Klinik in Königsfelden über 400 Behandlungen durch, die Universitätsklinik Bern, die Appenzellische Psychiatrische Klinik in Herisau und die Privatklinik Meiringen führten nahezu ebenso viele Behandlungen durch. Die Kliniken in der Welschschweiz (Wallis und Waadt) haben deutlich geringere Zahlen.

Die Anzahl der Behandlungen hat über die letzten Jahre deutlich zugenommen (■ Abb. 3.3).

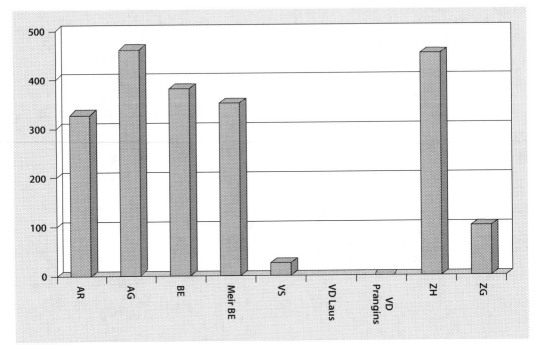

◩ Abb. 3.3   Anzahl der Behandlungen pro Jahr mit EKT in psychiatrischen Kliniken in der Schweiz (2010)

3.3.4   Geografische Unterschiede

Wie sich bereits aus den oben geschilderten Zahlen ergibt, werden in der Deutschschweiz mehr Behandlungen als in der Welschschweiz durchgeführt. Dies hat wohl damit zu tun, dass in Genf das politische Klima gegen EKT eingestellt ist, im Kanton Jura die EKT zwar nicht verboten, aber »unerwünscht« ist und dass in der Waadt eine Privatklinik bei den Gesundheitsbehörden länger dafür kämpfen musste, um überhaupt ambulant EKT durchführen zu können. Auf der anderen Seite hat die Universitätsklinik Basel ab Mitte der 1970er-Jahre keine EKT mehr durchgeführt. Paul Kielholz setzte auf die »Schlafkur« und Infusionen mit Antidepressiva, so dass die Klinik keine Ausbildung und keine Tradition hat. Es wurde erklärt, dass die Etablierung der EKT als Behandlungsangebot angesichts der geringen Fallzahlen zu aufwändig sei. Mehrere Privatkliniken sind derzeit damit beschäftigt, ein entsprechendes Behandlungsangebot einzurichten. Einen Überblick über die regionalen Unterschiede gibt ◩ Abb. 3.4.

3.3.5   Praktische Durchführung

Als Hauptindikationen in der Schweiz gelten die **therapieresistente Depression** und die **maligne Katatonie**. Therapieresistente Schizophrenie, Manien, Zwangserkrankungen und das maligne neuroleptische Syndrom sind weitere Indikationen. Etwa die Hälfte der Anbieter führt EKT ausschließlich stationär durch, etwas weniger wenden die Behandlung ambulant oder stationär an. Ambulante und stationäre Durchführung halten sich in der Schweiz mehr oder weniger die Waage.

Die Behandlung wird in der Schweiz **bitemporal**, **rechts unilateral**, **bifrontal** und **links anterior rechts temporal** (**LART**) durchgeführt.

3.3.6   Verfügbarkeit der EKT und Überweisungspraxis

▪   **Verfügbarkeit**

Leider ist es so, dass die EKT nicht für alle Patienten gleich verfügbar und zugänglich ist. Eine aktuelle

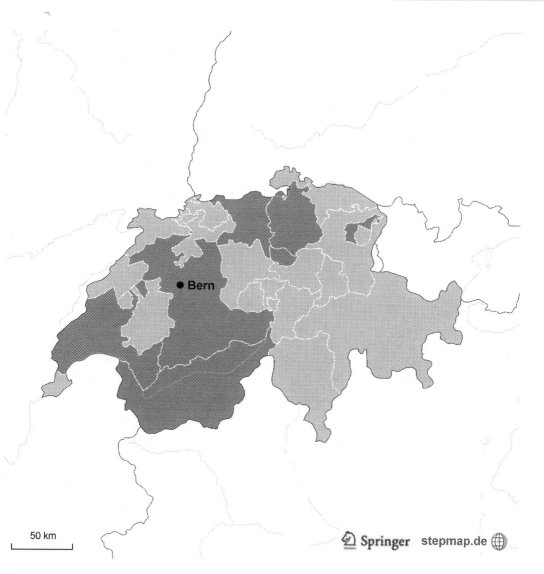

□ Abb. 3.4   EKT in der Schweiz: Kantone mit Durchführung (*dunkelgrau*) und ohne Durchführung von EKT (*hellgrau*)

Untersuchung zur Überweisungspraxis zeigte, dass manche Patienten erst nach 15 Jahren Krankheitsdauer über die Möglichkeit einer EKT informiert werden (Böker 2010; Ramseier et al. 2011). Die aktuelle Episode dauert bei Behandlungsbeginn im Mittel bereits mehr als 2 Jahre an.

■ Überweisungspraxis

Eine Studie zur Überweisungspraxis hinsichtlich der Abklärung der Indikation zur Elektrokonvulsionstherapie (EKT) im Zeitraum vom August 2008 bis Februar 2011 an der Psychiatrischen Universitätsklinik Zürich und der Psychiatrischen Klinik Königsfelden zeigte, dass es sich bei den überwiegend von Fachärzten für Psychiatrie und Psychotherapie überwiesenen Patienten um solche mit schweren, **therapieresistenten Depressionen** und teilweise jahrzehntelangem chronischem Krankheitsverlauf handelte. Über 80 % der Patienten (Gesamtstichprobe: n = 104) wurden erstmals zu einer EKT-Behandlung zugewiesen. Die mittlere Dauer der Indexepisode betrug bei unipolar depressiven Patienten 123 Wochen! Im Hinblick auf die Vorgeschichte der Erkrankung waren die

Patienten im Durchschnitt bereits seit 176 Monaten (Verteilung: 12–676 Monate, Median: 156 Monate) erkrankt und hatten im Mittel über 4 Episoden (bis zu 12 Episoden) erlitten. Ärztlich behandelt wurde diese Untergruppe von Patienten mit rezidivierenden depressiven Störungen seit durchschnittlich 9,3 Jahren (in Einzelfällen bis zu 30 Jahren!).

- **Vorausgehende medikamentöse Behandlung**

Es wurden ferner die Daten zur durchgeführten medikamentösen Behandlung analysiert: Eine Kombinationsbehandlung von mindestens 2 Antidepressiva war in etwa 80 % der Fälle durchgeführt worden, eine **Augmentationsbehandlung** bei etwa 74 % (davon bei 55 % Lithium). Die Augmentation mit Schilddrüsenhormon erfolgte bei 13,5 % der depressiv Erkrankten. Die Maximaldosis der Medikation gemäß Herstellerangabe war in 44 % der Fälle erreicht. Serumspiegelkontrollen waren im Vorfeld der Anmeldung zur EKT lediglich bei etwa 38 % der Fälle durchgeführt worden.

- **Vorausgehende Psychotherapie**

Etwa 90 % der Patienten waren in den vorangegangenen Jahren neben der Psychopharmakotherapie auch mittels Psychotherapie behandelt worden (etwa 60 % mit integrativ-stützender Therapie, 15 % mit kognitiv-behavioraler Therapie und etwa 13 % mit psychodynamisch orientierter Psychotherapie).

> **Die Dauer der Indexepisoden, der Krankheitsvorgeschichte und die Anzahl der verordneten Medikamente im Verlauf der Erkrankung demonstrierten bei der untersuchten Stichprobe, dass die EKT in der Schweiz weiterhin eine Behandlungsoption im Sinne der »letzten Wiese« darstellt.**

Die Gründe für die dargestellte Zuweisungspraxis sind bisher noch wenig systematisch erfasst. Zu vermuten ist, dass das fehlende Fachwissen der behandelnden Ärzte und die negative Einstellung der Ärzte und Patienten zu der Behandlungsmethode – wie Studien aus dem angloamerikanischen Raum zeigen – einen Haupthinderungsgrund für eine zeitige Zuweisung darstellen. Die über Jahrzehnte medial präsente Anti-EKT-Kampagne wurde bisher selten von einer öffentlichen Informationsoffensive

relativiert. Hinzu kommt, dass auch in der Schweiz Medizinstudierende bisher in ihrer Ausbildung nur ausnahmsweise die Chance erhielten, direkte Erfahrungen mit EKT zu sammeln. Dies trifft auch auf die anschließende Facharztausbildung zu. Das Wissen vieler Fachärzte und Psychotherapeuten spiegelt somit häufig das stigmatisierte Image der allgemeinen Medienlandschaft wider. Allmählich deutet sich eine Änderung der klischeebehafteten Einstellung in der Öffentlichkeit an (Ramseier et al. 2011). Die Indikation und Durchführung der EKT wird im Rahmen des Unterrichts im Medizinstudium an der Universität Zürich inzwischen regelmäßig vermittelt.

3.4   Die Situation der Elektrokonvulsionstherapie (EKT) in Italien

Andreas Conca

> Lunedi 11 Aprile 1938-ore 11.¼ Il p. viene disteso supino sul letto … 1 a volta: 80 volt per ¼ di s´´ … Il p. durante il passaggio della corrente immediatamente presenta spasmo tonico di tutta la muscolatura del tronco e degli arti, impallidisce lievemente … Dopo circa 10 mi si ripete l´esperimento con corr. a 80 V per ½ s´´ … dopo 15 mi si ripete con 80 V per ¾ di s´´ Il p. viene liberato, si alza immediatamente e torna tranquillo in corsia. Lucio Bini 1938 «

> Montag, 11. April 1938 – 11 Uhr 15. Der Patient wird auf das Bett gelegt … Erstes Mal: 80 Volt für eine ¼ s … Der P. zeigt während des Stromdurchflusses sofort einen tonischen Anfall der gesamten Rumpfmuskulatur und der Extremitäten, erblasst leicht. Nach circa 10 min wird das Experiment wiederholt mit 80 V für eine ½ s … ebenso nach 15 min wiederholt man es mit 80 V für eine ¾ s. Der Pat. wird anschließend befreit, steht unmittelbar auf und kehrt entspannt auf die Station zurück. Lucio Bini 1938 (Übersetzung A. C.) «

Die Elektrokonvulsionstherapie (EKT) hat sich nach ihrer Einführung 1938 durch Ugo Cerletti (1877–1963) und Lucio Bini (1908–1964) rasch national und international verbreitet (Conca et al. 2007). EKT wurde bis Anfang der 1970er-Jahre in ganz Italien in den sog. Neuropsychiatrischen Krankenhäusern angewandt. Wie viele Zentren es genau waren, wie häufig und in welcher Indikation EKT praktiziert wurde, ist nicht objektivierbar. Man ist auf Augenzeugenberichte und Erzählungen angewiesen.

■ **Folgen der Psychiatriereform**

Diese Tatsache der **mangelnden Historie** hängt möglicherweise mit der sehr ideologisch gefärbten Psychiatriereform 1978 zusammen und/oder auch mit der möglicherweise missbräuchlichen Anwendung der EKT (Asioli u. Fioritti 2000). Mit dieser Reform und dem sog. Basaglia-Gesetz 180 wurden nämlich die Anwendung der EKT und ihre Anwender unmittelbar mit der zu überwindenden institutionellen Psychiatrie gleichgesetzt; ihre Abschaffung, ihre Negation, wurde zum Reformsymbol. Es galt aber nicht »nur« dem Schlagwort, der negierten Institution, gerecht zu werden. Vielmehr galt es den viel komplexeren Reformgedanken, der v. a. die gemeindenahe Psychiatrie, die Reglementierung der Zwangseinweisung und die Errichtung von psychiatrischen Kleinabteilungen in Allgemeinen Krankenhäusern mit maximal 15 Betten als oberstes Ziel hatte, schrittweise umzusetzen. Somit waren es vielschichtige Prozesse, die zur Auflösung der psychiatrischen Anstalten führten. Gleichzeitig blieb die Forderung, die EKT nicht mehr anzuwenden, Sinnbild dieser Reform (Pycha u. Conca 2006). Könnte man nun annehmen, dass in Italien der Gedanke von Youssef und Youssef (2001), dass nur »der Tod der EKT helfen werde, geistige Gesundheit zu fördern und die Behandlungsform dorthin zu verweisen, wo sie hingehöre – in die Altertumskunde der Wissenschaft« (»... the death of ECT will help promote mental health and put the treatment where it belongs – in the archaeology of science ...«), weiterhin vorherrscht?

■ **Neue Ansätze**

Seit nun knapp 15 Jahren hat die Postreform-Periode begonnen; neue Erkenntnisse aus Neurobiologie, Psychologie und Soziologie, bio-psycho-soziale Modelle und internationaler Austausch prägen die klinisch-akademische Landschaft Italiens. In diesem Lichte und der eigenen jungen Vergangenheit gerecht werdend, setzt sich nun Italiens Psychiatrie auch zunehmend mit der klinisch-wissenschaftlichen Bedeutung der EKT auseinander. Aktuell ist

es so, dass das Gesundheitsministerium den Umgang mit EKT zentral geregelt hat. Asioli und Fioritti (2000) meinen sogar, dass diese Art von Umgang mit einer in diesem Land doch umstrittenen Therapiemethode unter Miteinbeziehen politischer und juristischer Instanzen vorbildhaft für andere Länder sein könnte.

3.4.1 Regionale Verfügbarkeit der EKT

Die aktuellsten Erkenntnisse über den Einsatz der EKT und ihre Anwendungshäufigkeit in Italien liefert eine Promotionsarbeit aus dem Jahre 2010 von der Universität von Pavia (Abbiati et al. 2010). In Italien gibt es nach dieser Arbeit 14 offizielle Institutionen, die ein Gerät zur Durchführung der EKT haben: Einen Überblick über die regionale Verteilung geben ◘ Abb. 3.5. und die folgende Übersicht.

EKT in Italien (offizielle Institutionen)
Öffentlicher Dienst
- Universitätsklinik Pisa (Region Toskana)
- Psychiatrische Dienste von
  - Montechiari in Brescia (Region Lombardei)
  - Oristano
  - Cagliari Ospedale Santa Trinità (Region Sardinien)
  - Bruneck (Region Südtirol)

Private Kliniken(Abkommen mit der öffentlichen Hand)
- Clinica Maiorana in Catania (Region Sizilien)
- Villa Chiarugi in Salerno (Region Kampanien)
- Clinica San Valentino in Rom
- Villa Maria Pia in Rom
- Villa Rosa in Viterbo (Region Latium)
- Villa Baruzziana in Bologna (Region Emilia Romagna)
- Villa Serena in Pescara (Region Marken)
- Clinica Santa Chiara in Verona (Region Venetien)
- Turro San Raffaele in Mailand (Region Lombardei)

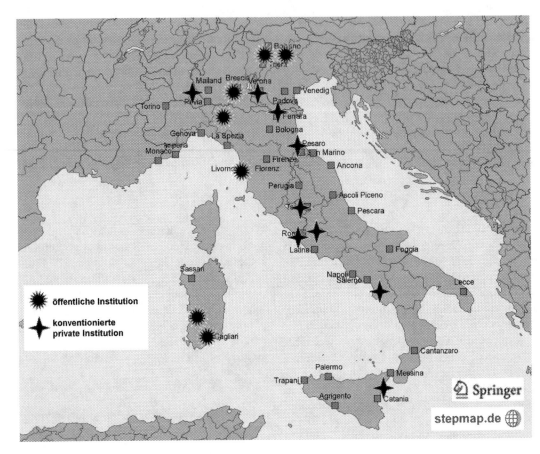

öffentliche Institution

konventionierte
private Institution

◘ Abb. 3.5   Regionale Verteilung der EKT-Zentren in Italien

3.4.2   Anwendungshäufigkeit

Nicht von all diesen Zentren gibt es Zahlen zu Patienten und zur Anwendungshäufigkeit; zur Verfügung gestellt und zur Publikation freigegeben wurden folgende Informationen:

Clinica Santa Chiara di Verona: Im Jahre 2007 erhielten 67 Patienten EKT mit einem Durchschnitt von 8 Behandlungen, im Jahre 2008 waren es 74, und 2009 stieg die Zahl auf 77 Patienten. Im Jahr 2011 waren es 95 Patienten. Mit einer Gesamtaufnahmezahl von 1400 Patienten in der Zeit von 2007–2009 ergeben diese Zahlen, dass von 5 aufgenommenen Patienten einer mit EKT behandelt wurde.

Die **Universitätsklinik von Pisa** teilte mit, dass im Durchschnitt zwischen 80 und 90 Patienten/Jahr mit EKT behandelt werden, genauere Angaben waren nicht verfügbar.

In der **Casa di Cura Villa Chiarugi di Nocera Inferiore** wurden im Jahre 2009 46 Patienten mit insgesamt 66 Sitzungen behandelt, was im Durchschnitt 1,5 Sitzungen pro Patient bedeutet.

In der **Casa di Cura Villa Baruzziana di Bologna** waren es in den Jahren 2004–2008 insgesamt 154 Patienten. Davon litten

- 90 % an einer pharmakoresistenten Depression,
- 6 % an einer post-partum Depression und
- 4 % an einem malignen neuroleptischen Syndrom.

Aus diesem Haus stammen auch genaue Aufschlüsselungen über die Zuweisungen anderer Regionen Italiens, die eine deutliche Zunahme im Zeitraum von 2004–2009 belegen.

An der **Abteilung San Martino d'Oristano** wurden in den Jahren 1999–2009 insgesamt 199 Patienten der EKT zugeführt, davon 132 Frauen und 67 Männer mit einem durchschnittlichen Alter von 46,3 Jahren; alle litten sie an einer bipolaren Störung. Sie erhielten im Durchschnitt 6 Behandlungen.

Die **Abteilung von Montechiari in Brescia** hat im Jahre 2009 bei 51 Patienten 557 EKT Sitzungen durchgeführt. Im Durchschnitt erhielt ein Patient 8 Sitzungen. 16 Patienten erhielten auch eine Erhaltungs-EKT. Über 50 % der zugewiesenen Patienten stammten nicht aus dem Einzugsgebiet des Krankenhauses.

Die **Abteilung von Bruneck** hat 83 Patienten von 2005–2011 behandelt:

- 61 waren depressiv,
- 9 schizophren und
- 13 schizoaffektiv erkrankt.

Es fanden insgesamt 844 Einzelsitzungen mit einem Durchschnitt von knapp 10 Sitzungen pro Patient statt.

In der **Casa di Cura San Valentino** in Rom wurde die folgende Anzahl von EKT-Behandlungen durchgeführt

- **2006**: 567 an 71 Patienten,
- **2007**: 558 an 72 Patienten,
- **2008**: 571 an 68 Patienten,
- **2009**: 450 an 63 Patienten.

Im Durchschnitt erhielten die Patienten 8 Einzelbehandlungen.

Die nicht-konventionierte **Casa di Cura le Betulle di Appiano Gentile** in der Nähe von Mailand hat im Jahre 2009 bei insgesamt 6 Patienten EKT-Behandlungen durchgeführt mit einer durchschnittlichen Sitzungsanzahl von 6 (bei nicht-konventionierten Kliniken handelt es sich um private Institutionen, die keine öffentlichen Subventionen erhalten). Bei einer Gesamtaufnahmezahl von 97 Patienten mit depressiven Störungen im selben Jahr bedeutet dies, dass 6 % von ihnen mit EKT behandelt wurden.

Abbiati et al. (2010) erwähnen abschließend, dass die Universität Pavia zwar ein Elektrokonvulsionsgerät besitzt, in den letzten 20 Jahren aber nur 4 Patienten mit EKT behandelt worden sind, weshalb die Institution nicht zu den EKT-Zentren gezählt wurde.

Die Autoren dieser Umfrage kommen zum Schluss, dass in Italien insgesamt durchschnittlich 350 Patienten/Jahr der Elektrokonvulsionstherapie zugeführt werden. Wenn Abbiati et al. (2010) die Anzahl der EKT-Zentren zur Einwohnerzahl in Millionen angibt, so ergibt dies für Italien einen Koeffizienten von 0,23 – im Vergleich dazu hat Dänemark einen Index von 7, Schweden von 6,78, Großbritannien von 2,91, Deutschland von 1,93, Österreich von 1,25, Belgien von 3,2, Holland von 2,26

Aus der Sicht des Verfassers sind es aber insgesamt 18 und nicht, wie in diese Rechnung eingeflossen, 14 Zentren, die eine Elektrokonvulsionstherapie anbieten; der Psychiatrische Dienst von Brixen und die Universität Pavia sind aufgrund der äußerst geringen Zahl von Behandlungen nicht in die Gesamtzählung aufgenommen. Ebenso wurden die beiden bekannten privaten Institute nicht mitgezählt.

3.4.3 Politische Kontroverse

Die heterogene und unvollständige Darstellung der EKT-Zahlen spiegelt wohl z. T. das soziopolitische Klima wider, in dem diese Behandlung angeboten werden muss. Und das passt ja gut mit der Aussage von Asioli und Fioritti, zusammen, dass Politik und Rechtsprechung den Umgang mit EKT reglementieren sollen.

So waren es »grüne« Gemeinderäte der Stadt Rom, die das **nationale Komitee für Bioethik** mit der Frage beschäftigten, wie ethisch die Elektrokonvulsionstherapie denn sei. Dieses gab am 22.9.1995 folgende Stellungnahme ab (▶ http://www.governo.it/bioetica/testi/220995.html) (Übersetzung A. C.):

>> Das Komitee [...] hat die vielfältigen komplexen sowie häufig widersprüchlichen Sichtweisen, welche sich in dieser Materie wiederfinden, in Betracht gezogen. Es unterstützt die Forderung nach Forschung und Entwicklung alternativer Behandlungen zu einer »sogenannten historischen« Therapie, wie es eben die Elektrokonvulsionstherapie ist ... es sei aber auch die Tatsache betont, dass die Psychopharmakotherapie und die Psychotherapie deutlich in ihrer Wirksamkeit begrenzt sind [...] und es kommt zum Schluss, dass es keine

bioethischen Argumente und Überlegungen gibt, die in irgendeiner Art und Weise Zweifel an der Validität der Elektrokonvulsionstherapie in ihren wissenschaftlich dokumentierten Indikationsfeldern aufkommen lässt. **«**

1996 war das **Gesundheitsministerium** gefragt. Das **Rundschreiben** der damaligen Gesundheitsministerin Bindi zur Elektrokonvulsionstherapie vom 2.12.1996 lautete wie folgt:

» […] Der oberste Sanitätsrat hat sich mit Datum des 17.04.1996 unter den Voraussetzungen, dass
- es grundsätzlich oberstes Gebot ist, jede und auch diese Behandlungsmethode nur dann zum Einsatz kommen zu lassen, wenn dieser von der unabdingbaren Pflicht der berufsethischen Haltung des Arztes begleitet wird und von der unerschütterlichen Notwendigkeit, das Leben eines Patienten oder dessen Gesundheit zu schützen, motiviert ist und
- dass die Elektrokonvulsionstherapie eine klare evidenzbasierte Wirksamkeit hat, der Frage gestellt:

[…] ob es zulässig sei, diese Behandlungsform als letzte Wahl zu sehen und damit Patienten langen Perioden verschiedenster medikamentöser Versuche und der damit verbundenen verlängerten Leidensdauer auszusetzen?

Der oberste Sanitätsrat hat deshalb beschlossen, dass in einigen Krankheitsfällen wie der Depression, der Manie, den schizophreniformen Störungen, der Schizophrenie, bei Katatonien sowie dem malignen neuroleptischen Syndrom, bei seelischen Störungen im Rahmen der Schwangerschaft und post-partalen Psychose, die Elektrokonvulsionstherapie eine evidenzbasierte Behandlungsmethode mit hoher Wirksamkeit sei, deren Verzicht das Risiko einer klinischen Verschlechterung bis hin zum Tod des Patienten bedeuten würde […] **«**

Wegen der heftigen Kritik auch aus den Fachkreisen und des politischen Drucks wurden neue Meinungen vom Osservatorio per la Tutela della Salute Mentale und vom Consiglio Superiore eingeholt. Dies führte zu einer **Überarbeitung der Stellungnahme**, die nun, in einem anderen Geist, mit dem **neuen rechtlich verbindlichen Rundschreiben**

vom 15.2.1999 der gleichen Ministerin Bindi verändert wurde.

In diesem Dokument wird als erstes hervorgehoben, dass sich EKT von anderen Therapiemethoden im Bereich der seelischen Gesundheit deutlich unterscheidet und deshalb ihre Anwendung »[…] unter besondere Kontrolle, Beobachtung und Bewertung […]« zu stellen ist; d. h. die jeweiligen Gesundheitsbezirke (**administrative Ebene**) sind verpflichtet, eigene Standards, wie z. B. die Implementierung von peer reviews, zu entwickeln, um die jeweilige Indikation zur EKT zu beurteilen und die Qualität der Durchführung zu sichern. Als Alternative kann eine externe Fachkommission, die vom jeweiligen regionalen Gesundheitsassessorat (**politische Ebene**) eingesetzt wird, diese Funktion übernehmen. Auch wird betont, dass der Wirkmechanismus noch nicht genau geklärt sei. Zudem fordert das ministeriale Rundschreiben, dass bald »[…] alle jene noch häufig wilden Einsätze mit einer breiten Indikation aber ohne wissenschaftliches Fundament […]« untersagt werden. Es wird außerdem hervorgehoben, dass die Anwendung der EKT auf wissenschaftlicher Evidenz und insbesondere auf streng geführten kontrollierten Studien basieren muss.

Es wird auch in Aussicht gestellt, dass das Gesundheitsministerium gemeinsam mit den Regionen und den Autonomen Provinzen noch genaue Anweisung erteilen wird, wie die Kontrolle, die Beobachtung und die Bewertung erfolgen sollen. Dann wiederum folgt eine Liste der Indikationen, diesmal mit deutlichen Einschränkungen; so wird die Indikation bei Schizophrenie als ungerechtfertigt beschrieben und die Indikation nur auf psychotische und psychomotorisch verlangsamte Depressionen eingeschränkt. Es werden in diesem Rundschreiben Kontraindikationen und Nebenwirkungen eigens aufgezählt. Zudem werden die Voraussetzungen für ein EKT-Zentrum beschrieben, die technischen Merkmale der Geräte (sowohl mit Rechteckimpulsen wie auch mit Sinuswellen) definiert, inkl. der Notwendigkeit der EKG- und EEG-Ableitungen; auch die Anwendung von Ausführungsprotokollen wird verlangt. Es handelt sich um das letzte offizielle Rundschreiben zum Thema EKT, weshalb u. a. auch keine Durchführungsbestimmungen zur Kontrolle, Beobachtung und Beurteilung erfolgten (▶ Kap. 16).

Kurze Zeit später **ließen 2 Urteile des Verfassungsgerichtes** Nr. 282 vom 26.6.2002 und Nr. 338 vom 14.11.2003 bzgl. der Anwendung bzw. dem geforderten Verbot der EKT aufhorchen (Übersetzung A. C.):

» […] Die therapeutische Praxis trifft immer auf eine Wegkreuzung: Dabei handelt es sich um zwei grundsätzliche Rechte der erkrankten Person; das eine Recht ist, nach wirksamen, evidenzbasierten und auch neuesten Erkenntnissen behandelt zu werden, und das andere ist, dass die Person und ihre Würde maximal respektiert werden, insbesondere in der Beachtung der psychischen und physischen Integrität, ein Recht, welches im Artikel 32, Komma 2, 2 festgehalten ist. Behandlungsinterventionen, welche von Seiten des Gesetzes zwangsweise eingeleitet werden können, um die öffentliche Gesundheit zu schützen, sind diesen Rechten unterzuordnen. Diese Grundrechte sowie deren Einschränkungen müssen stets beachtet werden. Außer im Falle anderer Rechtsprechungen bzw. verfassungsgerichtlicher Notwendigkeiten ist es nicht die Regel, dass der Gesetzgeber direkt spezifisch-therapeutische Maßnahmen mit ihren Einschränkungen und Bedingungen zu beurteilen hat. Nachdem die medizinische Kunst und medizinische Praxis auf wissenschaftlichen und experimentellen Ergebnissen aufbauen, welche sich in steter Entwicklung befinden müssen, gelten als Grundregel in dieser Materie, dass die Autonomie und die Verantwortlichkeit des Arztes im Vordergrund steht … dieser entscheidet immer in Absprache und mit Einverständnis des Patienten auf der Basis des eigenen Wissens, der gegebenen Voraussetzungen und der Vorgaben die Therapieform. «

Was führte aber dazu, dass das nationale bioethische Komitee sowie das Ministerium für Gesundheit und letztes Endes sogar das Verfassungsgericht sich mit der EKT auseinandersetzten? Auslöser für diesen Prozess war der Sachverhalt, dass die Regionen Piemont, Toskana und Marken die EKT gemeinsam mit dem Insulinschock und der Lobektomie als Behandlungsoption streichen wollten. Dies wurde letztes Endes durch das Verfassungsgericht als verfassungswidrig bewertet. Der Sachverhalt des Verbots einer evidenzbasierten Behand-

lungsform entspringt der sog. antipsychiatrischen Bewegung, die in Italien 1978 mit dem Basagliagesetz (Nr. 180) die »Irrenhäuser« schließen konnte; dabei wurden sämtliche EKT-Geräte symbolisch einer Zerstörung zugeführt, so dass die EKT und ihre Verteufelung als Zeichen der Befreiung für die Patienten galt (Pycha u. Conca 2006). Diese immer noch stark verbreitete Haltung ganz im Sinne der negierten Institution und damit auch der negierten Behandlungsform führte in den Jahren 2006 und 2008 zu einer erneuten öffentlichen Diskussion, diesmal allerdings ohne Miteinbeziehung der rechtlichen und politischen Instanzen.

Die Kontroverse wurde durch die Gründung der Gesellschaft für Elektrokonvulsionstherapie (AITEC - Associazione Italiana per la Terapia Elettroconvulsivante) und ihre Stellungnahme an das Gesundheitsministerium ausgelöst, wonach die allgemein geächtete EKT als eine evidenzbasierte Therapie zu sehen wäre. Von Seiten des Gesundheitsministeriums wurden aber neben den schon in den Jahren 1996 und 1999 eingeleiteten Maßnahmen keine weiteren Schritte ergriffen. Die Auseinandersetzung wurde v. a. über die Medien geführt. Erwähnenswert ist aber, dass ab 2007 sich insgesamt das Bild der italienischen Psychiatrie veränderte und zwar mit der **Öffnung für den neurobiologischen Bereich**. Ganz offensichtlich parallel dazu, ließ sich langsam auch wiederum der Boden bereiten, die EKT »salonfähig« zu machen. Dies führte auch dazu, dass ein Artikel zu Richtlinien zur Elektrokonvulsionsbehandlung in der italienischen Fachzeitschrift *Giornale di Psicopatologia*, dem Publikationsorgan der italienischen Gesellschaft für Psychiatrie, publiziert wurde (Conca et al. 2007). Auch konnten bei Jahrestagungen der italienischen Gesellschaft ab 2008 einzelne Symposien zum Thema EKT organisiert werden. Im Jahre 2011 konnten sogar 3 aus Italien stammende Beiträge zur EKT bei der Jahrestagung der Deutschen Gesellschaft für Psychiatrie, Psychotherapie, Psychosomatik und Nervenheilkunde (DGPPN) vorgestellt werden.

Ein weiterer Hinweis für die vorsichtige »Rehabilitation« der EKT ist die internationale Publikationsliste aus Italien. Zwischen 1990 und März 2012 erschienen in Pubmed 18 Artikel zur EKT. Es handelt sich um

- 4 Übersichtsartikel, einer davon auch zur Indikationsstellung Schizophrenie,
- 1 Artikel zur Beeinflussung der kognitiven Nebenwirkungen,
- 1 Beitrag zur Bedeutung der Anfallsdauer,
- 7 Artikel zur Untersuchung neurobiologischer Marker (besonders erwähnenswert sind die neuesten Originalarbeiten zum Wirkungsmechanismus aus dem genetischen Forschungslabor in Brescia von Massimo Generelli und seiner Mitarbeiterin Alessandra Minelli (2011, 2013),
- 2 Fallberichte,
- 3 klinische Studien zum Wirksamkeitsvergleich bei unipolaren und bipolaren Patienten.

Während es zwischen 1990 und 2007, also 18 Jahre lang, nur 6 Publikationen waren, verdoppelte sich diese Anzahl auf 12 in den folgenden knapp 4 Jahren!

Auch wurden Mitglieder der Gesellschaft für Elektrokonvulsionstherapie (AITEC) innerhalb der letzten 4 Jahre regelmäßig zu verschiedensten Veranstaltungen eingeladen, um zum Thema Elektrokonvulsionstherapie vorzutragen. Von 2010–2011 konnten alleine Dr. Fazzari aus Brescia, Dr. Pycha aus Bruneck sowie Dr. Conca aus Bozen in Norditalien mehr als 10 Vortragseinladungen Folge leisten.

In 3 EKT-Zentren Norditaliens wurde eine regelmäßige (3 pro Jahr) externe Qualitätskontrolle in der Durchführung mittels Supervision begonnen.

3.4.4 Wissensstand und Stellenwert der EKT bei italienischen Psychiatern

Als Indikator für Wissensstand und Stellenwert der EKT möge dafür eine deskriptive Analyse aus dem Jahre 2011 dienen (unveröffentlichte Daten des Autors). Im Rahmen von Workshops der Pharmaindustrie zum Thema Therapieresistenz bei affektiven Störungen wurden anhand von konkreten Fallberichten klinisch relevante und personalisierte Algorithmen in Abhängigkeit von evidenzbasierten Daten erarbeitet. Es handelte sich dabei insgesamt um 11 Workshops mit einer durchschnittlichen Beteiligung von 18 Psychiatern und Psychiaterinnen im Durchschnittsalter von 50

(26–64) Jahren; sämtliche Teilnehmer hatten ihre Ausbildung in Italien abgeschlossen und waren im öffentlichen Dienst tätig. Die Geschlechterverteilung lag bei 1 : 1. Keiner der Fachleute hatte jemals eine EKT gesehen. Ausgehend von dieser Sachlage wurde die Hypothese erstellt, dass die EKT im therapieresistenten Bereich als Behandlungsmethode nicht vorkommen würde. Dem wurde aber durch die Tatsache widersprochen, dass von den knapp 210 Teilnehmern bei jedem der Workshops immerhin 15 % die EKT erwähnten; es waren überwiegend männliche Kollegen im Alter von 55– 60 Jahren.

3.4.5 Ausblick

Das im November 2010 gegründete DGPPN-Referat »Klinisch angewandte Stimulationsverfahren in der Psychiatrie« ist als erstes DGPPN-Referat länderübergreifend organisiert. Italien ist hier aktiv daran beteiligt und stellt den stellvertretenden Leiter.

Weiter sind alle 18 bekannten EKT-Zentren Italiens erstmalig zu einem gemeinsamen Treffen eingeladen worden.

AITEC und das DGPPN-Referat führen gerade Vorgespräche mit dem Präsidenten der italienischen Vereinigung der Psychiater (SIP), Prof. Dr. Mencacci, um innerhalb der Vereinigung eine eigene Arbeitsgemeinschaft für die Elektrokonvulsionstherapie zu gründen oder die AITEC in die SIP zu überführen.

All dies scheint, unterstützt durch den Generationenwechsel und durch die Gesamtmodernisierung der Psychiatrie in Italien, dazu beizutragen, das Bewusstsein um die evidenzbasierte Behandlungsmethode Elektrokonvulsionstherapie neu zu wecken respektive zu schärfen.

Nicht verhehlen darf man dabei auch reaktionäre Haltungen, die sich in Aussagen eines Chefarztes der Psychiatrie in Norditalien Ende Februar 2012 im Rahmen einer parlamentarischen Anhörung wie folgt widerspiegeln:»… die Anwendung des Elektroschocks, wie EKT in Italien immer noch weitverbreitet unter Fachleuten genannt wird, entspringt dem nationalsozialistischen Geiste der Repression …«

Es gibt nun aber berechtigte Gründe zur Hoffnung, dass solche rein ideologischen Haltungen der Ethik, dem Aufklärungsgedanken, der Rechtsordnung und der evidenzbasierten Medizin Platz lassen.

Literatur

Deutschland

Bundesärztekammer (2003) Stellungnahme zur Elektrokrampftherapie (EKT) als psychiatrische Behandlungsmaßnahme. ► http://www.bundesaerztekammer.de/page.asp?his=0.7.47.3203 (zugegriffen am 7.2.2013)

DGPPN S3-Leitlinie/Nationale Versorgungsleitlinie Unipolare Depression (2009) ► http://www.dgppn.de/publikationen/leitlinien/leitlinien1.html (zugegriffen am 7.2.2013)

Hoffmann-Richter U, Alder B, Finzen A (1998) Die Elektrokrampftherapie und die Defibrillation in der Zeitung. Eine Medienanalyse. Nervenarzt 69: 622–628

Länderübergreifende Stellungnahme zur EKT (2012) ► http://www.dgppn.de/publikationen/stellungnahmen/detailansicht/article/141/laenderueber.html (zugegriffen am 7.2.2013)

Lauter H, Sauer H (1987) Electroconvulsive therapy: A German perspective. Convuls Ther:3: 204–209

Loh N, Nickl-Jockschat T, Sheldrick AJ, Grözinger M (2013) Accessibility, standards and challenges of electroconvulsive therapy in Western industrialized countries: A German example. World J Biol Psychiatry 14(6): 432–440

Müller U, Klimke A, Jänner M, Gaebel W (1998) Die Elektrokrampftherapie in psychiatrischen Kliniken der Bundesrepublik Deutschland 1995. Nervenarzt 69: 15–26

Nowak R (2000) Zur Frühgeschichte der Elektrokrampftherapie in der deutschen Psychiatrie (1937 bis Anfang der fünfziger Jahre des 20. Jahrhunderts). Dissertation zum Erwerb des Doktorgrades der Medizin

Reimer F, Lorenzen D (1981) Die Elektrokonvulsionsbehandlung in psychiatrischen Kliniken der Bundesrepublik Deutschland und West-Berlin. Nervenarzt 52: 554–556

Österreich

Baghai TC, Frey R, Kasper S, Möller HJ (2004) Elektrokonvulsionstherapie, klinische und wissenschaftliche Aspekte. Springer, Wien

Conca A, German R, König P (2003) Etomidate vs. thiopentone in electroconvulsive therapy: A inerdisciplinary challenge for aenesthesiology and psychiatry. Phamacopsychiatry 36: 94–97

Conca A, Prapotnik M, Peschina W, König P (2003) Simultaneous pattern of rCBF and rCMRglu in continuation ECT: case reports. Psychiatry Res 124: 191–198

Conca A, Hinterhuber H, Prapotnik M et al (2004) Die Elektrokrampftherapie: Theorie und Praxis. Anwendungsempfehlung der EKR. Offizielles EKT Konsensusupapier der ÖGPP. Neuropsychiatrie 18: 1–17

Di Pauli J, Conca A (2009) Impact of seizure duration in maintenance electroconvulsive therapy. Psychiatry Clin Neurosci 63: 769–771

Eschweiler GW, Vonthein R, Bode R et al (2007) Clinical efficacy and cognitive side effects of bifrontal versus right unilateral electroconvulsive therapy (ECT): a short-term randomised controlled trial in pharmaco-resistant major depression. J Affect Disord 10: 149–157

Felber SR, Pycha R, Hummer M et al (1993) Localized proton and phosphorus magnetic resonance spectroscopy following electroconvulsive therapy. Biol Psychiatry 33(8–9): 651–654

Frey R, Heiden A, Scharfetter J et al (2001) Inverse relation between stimulus intensity and seizure durations: implications for ECT procedure. J ECT 17: 102–108

Geretsegger C, Nickel M, Judendorfer B et al (2007) Propofol and methohexital as anesthetic agents for electroconvulsive therapy: a randomized, double-blind comparison of electroconvulsive therapy seizure quality, therapeutic efficacy, and cognitive performance. J ECT 23: 239–243

Geretsegger C, Rochowanski E, Kartnig C, Unterrainer AF (1998) Propofol and methohexital as anesthetic agents for electroconvulsive therapy (ECT): a comparison of seizure-quality measures and vital signs. J ECT 14: 28–35

Geretsegger C, Rochowanski E (1987) Electroconvulsive therapy in acute life-threatening catatonia with associated cardiac and respiratory decompensation. Convuls Ther 3: 291–295

Heintz ER (2004) Die Einführung der Elektrokrampftherapie an der Psychiatrischen und Nervenklinik der Universität München 1941 bis 1945. Dissertation zum Erwerb des Doktorgrades der Medizin

König P, Angelberger-Spitaler H, Conca A, Hartl G (1992) ECT in Austria: is it still a valid treatment? Appraisal of present day standards in a psychiatric hospital. Convuls Ther 8: 25–32

Lingg A, Haller R (1987) Follow-up of schizophrenic patients hospitalized for the first time in 1954 and treated with electroconvulsive therapy. Psychiatr Prax 14: 207–211

Schmidt EZ, Reininghaus B, Enzinger C et al (2007) Changes in brain metabolism after ECT-positron emission tomography in the assessment of changes in glucose metabolism subsequent to electroconvulsive- lessons, limitations and future applications J Affect Disord 106: 203–208

Swoboda E, Conca A, König P et al (2001) Maintenance electroconvulsive electroconvulsive therapy in affective and schizoaffectiv disorder. Neuropsychobiology 43: 23–28

Schweiz

Böker H (2010) EKT – Elektrokrampftherapie im Aufschwung? Zur Geschichte und zum aktuellen Stellenwert der Elektrokrampftherapie in der Depressionsbehandlung.

Kantonal-Bernischer Hilfsverein für psychisch Kranke, Jahresbericht Nr. 130

Böker H (2013) Interview mit Prof. Dr. med Jules Angst, Zürich, 14.3.2012. Z Psychiatr Psychol Psychother 61(2): 1–6

Hubschmid T, Müller C, Küchenhoff B (2000) Stellungnahmen zum Buch »History of Psychiatry« von Eduard Shorter. Schweizer Archiv für Neurologie und Psychiatrie 151: 123–124

Kalinowsky LB, Hoch P (1952) Schockbehandlung, Psychochirurgie und andere somatische Behandlungsverfahren in der Psychiatrie. Hans Huber, Bern

Ramseier F, Pfaff M, Böker H (2011) Elektrostimulationsverfahren in der Psychiatrie. Vortrag anlässlich des SGPP Jahreskongresses

Italien

Abbiati V, Broglia D, De Micheli A et al (2010) La terapia elettroconvulsiva: revisione critica del suo utilizzo in Italia. Boll Soc Med Chir Pavia 123: 725–732

Asioli F, Fioritti A (2000) Elettroshock (ESK) e terapia elettroconvulsivante (ECT). Epidemiol Psichiatr Soc 9: 99–102

Conca A, Hinterhuber H, Di Pauli J, Hausmann A (2007) Die Transkranielle Magnetstimulation in der Psychiatrie: Tatsächlich ein innovatives Therapeutikum? Nervenheilkunde 26: 492–500

Conca A, Pycha R, Gipponi G et al (2007) La Terapia Elettroconvulsivante Razionale per lo sviluppo di future linee guida da parte dell'Associazione Italiana per la Terapia Elettroconvulsivante (AITEC). Giorn Ita Psicopat 13: 504–522

Minelli A, Zanardini R, Abate M et al (2011) Vascular Endothelial Growth Factor (VEGF) serum concentration during electroconvulsive therapy (ECT) in treatment resistant depressed patients. Prog Neuropsychopharmacol Biol Psychiatry 35(5): 1322–1325

Minelli A, Maffioletti E, Bortolomasi M et al (2013) Association between baseline serum vascular endothelial growth factor levels and response to electroconvulsive therapy. Acta Psychiatr Scand, im Druck

Ministero della Sanità, Dipartimento della Prevenzione, Ufficio VI (1999) La terapia elettroconvulsivante (TEC). Circolare del 15 febbraio 1999

Pycha R, Conca A (2006) Psychiatrische Versorgung aus einer Hand: Das Beispiel Südtirol. Wien Medizin Wochenschr 156: 111–117

Youssef H, Youssef F (2001) The death of electroconvulsive therapy. Adv Ther 18: 83–89

Informationen für Patienten und Angehörige

Mark Berthold-Losleben, Michael Grözinger

Ziel dieses Kapitels ist es, Zuweiser und Behandler auf Besonderheiten aufmerksam zu machen, die in Kontakten mit Patienten und deren Bezugspersonen zum Thema Elektrokonvulsionstherapie (EKT) wichtig sind. Es soll beispielhaft dargestellt werden, wie bei einem ersten Gespräch über EKT vorgegangen werden kann und welche Informationen bei einer ausführlichen Aufklärung vermittelt werden sollten. Das Vorwissen und die emotionale Einstellung der Zuweiser sind von entscheidender Bedeutung für eine adäquate Darstellung der Therapieoptionen.

4.1 Auf welchem Weg erfahren Patienten von EKT?

Alle Patienten, bei denen EKT eine Behandlungsoption darstellt, sollten aus medizinischer und juristischer Sicht frühzeitig und adäquat über die Therapie informiert werden. Da EKT an spezialisierten Zentren durchgeführt wird, ist der große Teil der Patienten darauf angewiesen, von niedergelassenen Kollegen oder von einer Klinik ohne eigene EKT-Abteilung auf die Behandlung aufmerksam gemacht und überwiesen zu werden. Nicht wenige Patienten wenden sich auch aus eigener Initiative aufgrund von Erfahrungen aus dem Bekanntenkreis oder Internet-Recherchen direkt an EKT-Zentren und lassen sich dort beraten. Bei einem ersten Gespräch ist es sinnvoll, die Therapie in Grundzügen vorzustellen, Details sind zunächst verzichtbar. Ein solches Gespräch hat den Charakter einer **Weichenstellung** und erfordert deshalb Fachwissen, aber auch emotionale Offenheit der EKT gegenüber.

4.2 Bedeutung der Zuweiser

Zuweiser aus dem ambulanten Bereich und aus Krankenhäusern ohne eigene EKT-Abteilung haben die Aufgabe, diejenigen Patienten mit psychischen Störungen zu identifizieren, denen EKT helfen könnte. Sie können den Kontakt zu EKT-Zentren vermitteln, Termine vereinbaren und ängstliche Patienten ermutigen. Das Fachwissen der Zuweiser und ihre Unvoreingenommenheit im Hinblick auf die EKT entscheiden darüber, ob und wie der Patient über die Behandlungsmöglichkeiten informiert wird.

Vor der rechtsgültigen Zustimmung zur EKT muss der Patient und bei fehlender Einwilligungsfähigkeit auch sein gesetzlicher Vertreter über Wirkungen, Nebenwirkungen und Behandlungsalternativen detailliert aufgeklärt werden. Er muss schriftlich sein Einverständnis zur Behandlung und zur Kurznarkose erklären. Diese Aufklärung im juristischen Sinn muss selbstverständlich durch die Behandler in einem EKT-Zentrum erfolgen. Zuweiser können aber durch vorbereitende Gespräche grundlegende Informationen vermitteln, Stress abbauen und eine Therapieentscheidung bahnen. Da der vorbehandelnde Kollege den Patienten häufig bereits lange kennt und eine Vertrauensbasis existiert, kann er gezielt auf die jeweilige Situation eingehen und Ängste reduzieren.

4.3 EKT in der Ausbildung

Da die Therapie in vielen weiterbildenden Kliniken nicht durchgeführt wird und sie in der theoretischen Ausbildung eine eher untergeordnete Rolle spielt, fehlen selbst den psychiatrisch tätigen Fachärzten oft die theoretischen Kenntnisse und die praktischen Erfahrungen, um wichtige Informationen vermitteln und die Fragen der Patienten beantworten zu können. Aus medizinischer Sicht ist dies bedauerlich, weil eine ärztliche Empfehlung die Behandlungsbedingungen positiv beeinflusst (Kerr et al. 1982). Diese Situation kann nur verbessert werden, wenn die EKT konsequent in die Fort- und Weiterbildung aller potenziellen Zuweiser integriert wird. Andere beteiligte Berufsgruppen wie beispielsweise Hausärzte, Anästhesisten, Psychologen, Sozialarbeiter oder Pflegepersonal verfügen mit wenigen Ausnahmen über gar keine Ausbildung auf diesem Gebiet. Nicht selten wird Patienten deshalb aus Unwissenheit oder Scheu eine entsprechende Aufklärung vorenthalten, und eine potenziell hilfreiche Therapie kann erst spät oder gar nicht erfolgen.

4.4 Welche Bedeutung haben Angehörige und Bezugspersonen?

Enge Bezugspersonen können den Patienten ein Gefühl der Sicherheit vermitteln und so im Sinn eines Gesamtbehandlungsplans unterstützend wirken. Ganz im Geiste des Trialogs ist es deshalb günstig, Angehörige, enge Bezugspersonen und Betreuer von Anfang an in die Planung einzubeziehen. Dies ist insbesondere dann wichtig, wenn für eine EKT eine Verlegung in ein anderes Krankenhaus notwendig ist. Allerdings können Dritte nur mit Zustimmung des einwilligungsfähigen Patienten informiert werden. Bei Einwilligungsunfähigkeit entscheidet der gesetzliche Betreuer.

Die Haltung von Bezugspersonen kann auch in späteren Phasen der Behandlung wichtig sein und zu Erfolg oder Misserfolg der Therapie, insbesondere aber auch zur Compliance des Patienten beitragen. Es sollte deshalb während des Behandlungsverlaufs ein kontinuierlicher Kontakt gepflegt werden.

Hat ein Patient bei einem niedergelassenen Kollegen oder in einer Klinik ohne eigene EKT-Abteilung ein prinzipielles Interesse an der Behandlung signalisiert, kann ein ambulantes Vorgespräch in dem entsprechenden EKT-Zentrum helfen, verbleibende Unsicherheiten zu klären. Auch dabei sollten enge Bezugspersonen teilnehmen, um eine möglichst breite Basis für die Behandlung herzustellen.

4.5 Allgemeine Richtlinien für Aufklärungsgespräche

Der Medizinethiker Jan Schildmann und die Onkologin Eva Hermann haben einen 6 Schritte umfassenden **Leitfaden für medizinische Aufklärungsgespräche** zusammengestellt (Schildmann u. Hermann 2009). Was eigentlich als Hilfe zum Überbringen schlechter Nachrichten verfasst wurde, lässt sich großenteils auch auf Aufklärungsgespräche im Allgemeinen und die EKT im Besonderen anwenden.

Leitfaden für das Aufklärungsgespräch (Schildmann u. Hermann 2009)

1. **Die Vorbereitung und der Gesprächsbeginn** sind in der Regel ärztliche Aufgaben. Befunde sollten nicht während des Gesprächs herausgesucht werde. Ein ruhiger Raum und eine übersichtliche Anordnung der Gesprächspartner sind hilfreich. Es sollte vorher klar sein, wer bei dem Gespräch anwesend sein wird und der Arzt sollte Kenntnis haben, in welcher Beziehung seine Gesprächspartner zueinander stehen.

2. Das **Vorwissen** und die **Einstellung** des Patienten zu eruieren hilft, an vorherige Gespräche anzuknüpfen. Dies vermittelt dem Patienten, dass der Informationsfluss funktioniert und bereits Gesagtes zur Kenntnis genommen wurde. Dabei ist das Wissen über die Einstellung des Patienten zum Aufklärungsinhalt wichtig, aber auch über seine Einschätzung der Erkrankungsschwere und seine aktuelle Situation.

3. Den **Informationsbedarf** des Patienten zu **klären** hilft, das Gespräch erfolgreich zu gestalten. Es gilt mit Einfühlungsvermögen herauszufinden, wie detailliert die Aufklärung erfolgen muss, ohne wichtige Informationen wegzulassen. Medizinische Einzelheiten können manche Patienten emotional oder intellektuell überfordern, bei anderen können sie unterstützend sein. Die Darstellung von Alternativen zum empfohlenen Vorgehen muss obligatorisch erfolgen.

4. Beim **Mitteilen von Informationen** ist es hilfreich, die Begriffswelt des Patienten zu verwenden und so ein hohes Maß an Verständlichkeit zu garantieren.

5. **Raum für emotionale Reaktionen und Fragen** des Patienten zu lassen, ist ein wichtiger Bestandteil des Gesprächs. Pausen geben allen Beteiligten Gelegenheit einzuhaken. Ggf. kann ermuntert werden, Fragen zu stellen.

6. Die **Entscheidung über das weitere Vorgehen** bildet den Abschluss des Aufklä-

4

rungsgesprächs. Dies sollte ergebnisoffen erfolgen. Entscheidend ist nicht, ob der Patient der Empfehlung des Arztes folgt, sondern ob er ausreichende Informationen erhalten hat, um eine Entscheidung zu treffen. Wichtig ist auch ausreichend Bedenkzeit und ggf. das Angebot eines weiteren Gesprächstermins. Eine zusätzliche Beratung mit professionellen oder nichtprofessionellen Dritten kann unterstützend wirken. Eine Zusammenfassung der Informationen trägt dazu bei, die Inhalte des Gesprächs zu ordnen und Missverständnisse aufzuklären.

4.6   Das erste Gespräch über EKT

Häufig haben Zuweiser im Lauf ihrer Ausbildung nie eine EKT gesehen oder selbst durchgeführt, da dies in den Weiterbildungsrichtlinien nicht vorgesehen ist. Über eine EKT zu informieren, ist für sie ein seltenes Ereignis und keine Routinetätigkeit. Sie fühlen sich verständlicherweise unwohl, ihren Patienten und deren Angehörigen eine Therapie zu empfehlen, die ihnen nicht vertraut ist und über die sie sich nicht ausreichend informiert fühlen. Ein Beispiel aus unserer Praxis soll dies illustrieren.

Fallbeispiel: Unzureichende EKT-Beratung bei depressiver Störung
Ein 62-jähriger Patient mit einer seit über 10 Jahren bestehenden rezidivierenden depressiven Störung suchte unsere Ambulanz auf, um sich über Elektrokonvulsionstherapie informieren zu lassen. Bis dahin waren 5 depressive Episoden aufgetreten, die medikamentös und psychotherapeutisch behandelt wurden. Anfangs habe dies gut und schnell geholfen. Die 3. Episode sei sehr hartnäckig gewesen und musste erstmalig auch über mehrere Wochen stationär in einer Klinik behandelt werden. Die aktuelle Phase habe vor etwa einem Jahr begonnen. Es wurden mehrere Medikamente gegeben, eine gewisse Besserung sei auch eingetreten, aber er sei noch weit von seiner früheren Lebensqualität entfernt.

Nach seiner Entlassung war er in regelmäßigen Abständen in der Ambulanz dieser Klinik gesehen worden. In letzter Zeit fühlte er sich im Vorfeld dieser Termine zunehmend ängstlich, weil der Arzt dort auf die Schilderung seiner gleichbleibenden Beschwerden immer nervöser, ungeduldiger und ratloser reagiert habe. Mehr und mehr spürte er, dass der Kollege ihn nicht mehr behandeln wollte. Vor 2 Wochen hatte dieser ihm eröffnet, dass Medikamente in seinem Fall nicht mehr ausreichend helfen würden. Auf die Frage, wie es weitergehen solle, habe der Arzt gesagt, dass es noch eine allerletzte Therapiemöglichkeit gäbe, zu der er aber wegen der Gefährlichkeit und der Nebenwirkungen normalerweise nicht raten würde. Bei ihm sehe er aber keine andere Option mehr, und die Erfolgsaussichten der Behandlung seien durchaus nicht schlecht. Ein benachbartes Krankenhaus würde diese Therapie durchführen. Dabei würde elektrischer Strom durch das Gehirn geleitet, bis ein epileptischer Anfall auftrete. Wenn er mehr wissen wolle, müsse er sich dort beraten lassen.

Leider sind solche Schilderungen nicht selten. Auch wenn der Patient das tatsächliche Geschehen hier möglicherweise überzeichnet wiedergegeben hat, ist das subjektive Bild der Interaktionen aus seiner Sicht eine sehr relevante Information. Zunächst hat der Patient den unbestimmten Eindruck, nicht mehr wie vorher angenommen und erwünscht zu sein. Außerdem macht ihm die Ratlosigkeit seines Arztes Angst, und er entwickelt Schuldgefühle, weil der Therapieerfolg bei ihm ausbleibt. In seiner Depression übersteigert er dieses Gefühl bis zu der Überzeugung, von seinem Arzt im Stich gelassen zu werden.

Der Arzt auf der anderen Seite ist durch die fehlenden Fortschritte der Therapie wahrscheinlich verunsichert und fühlt sich durch die kontinuierlichen Klagen seines Patienten in die Enge getrieben. Er rettet sich überstürzt und planlos in die Empfehlung der EKT. In dieser Situation entgleitet ihm die therapeutische Distanz. Ohne Not entwertet er seine bisherige medikamentöse Therapie und überträgt seine ambivalente Haltung gegenüber der EKT auf den Patienten.

Das Angebot einer allerletzten Möglichkeit weckt in diesem neue Hoffnung, es wirft aber auch die unangenehme Frage auf, wie es im Falle eines Fehlschlags weitergehen würde. Möglicherweise würden ihn dann auch seine Freunde und seine Familie aufgeben. Ein Gefühl der Ausweglosigkeit erfasst ihn. Die ungeschickte Wortwahl bei der Darstellung der EKT, die angedeuteten Nebenwirkungen und die mutmaßliche Gefährlichkeit wirken abschreckend auf den Patienten. Mit Unbehagen denkt er an den Wechsel der Behandlungssituation, an die neuen Therapeuten und das ihm unbekannte Krankenhaus.

Die beschriebenen Interaktionen haben mit der EKT inhaltlich wenig zu tun, zeigen aber, wie die Therapieresistenz der Erkrankung zunehmend Stress erzeugt und die Arzt-Patienten-Kommunikation mehr und mehr belastet. Ungünstige Kontextfaktoren verstärken das Problem, wie z. B. das fehlende Fachwissen des Arztes über die EKT, dessen mangelndes Zutrauen in die Methode und der notwendige Therapeutenwechsel. Eine Analyse der krisenhaft zugespitzten Situation aus psychotherapeutischer Sicht hätte hilfreich sein können. Stattdessen besteht durch die schlecht geplante Therapieempfehlung die Gefahr, dass der Patient die EKT mit dem Gefühl der Hoffnungslosigkeit verbindet, der letzten Chance und der Angst vor unübersehbaren Nebenwirkungen.

Besonders problematisch ist der möglicherweise bei dem Patienten entstandene Eindruck, er habe der EKT eigentlich unfreiwillig und aus Mangel an Alternativen zugestimmt. Aus seiner Perspektive ist diese Interpretation nachvollziehbar, da die EKT als Therapieoption zunächst gar nicht erwähnt und dann unvermittelt als einzige und letzte Möglichkeit dargestellt wurde. Kritiker der EKT lasten solche Patientenreaktionen der Behandlung an und rücken sie in die Nähe von Zwangsmaßnahmen (Rose et al. 2005).

Tatsächlich entstand der **Eindruck der Unfreiwilligkeit** in dem obigen Beispiel aber nicht durch die EKT, sondern durch die Aufklärung im Sinn einer **Ultima Ratio**. Dieses Prinzip besagt, dass EKT nur dann angewendet werden soll, wenn Patienten mit anderen Therapiemethoden als nicht mehr behandelbar gelten. Viele ärztliche und nicht-ärztliche Mitarbeiter der Psychiatrie, aber auch manche Patienten und die allgemeine Bevölkerung haben diese Maxime leider stark verinnerlicht.

> **Die »Ultima Ratio« stellt ein wichtiges Hindernis für einen rationalen Einsatz der EKT dar und führt häufig zu einem kontinuierlichen Hinauszögern der Aufklärung, zu unangemessenem Aktionismus beim Versagen anderer Therapien und damit letztlich zum Eindruck der Unfreiwilligkeit.**

Tatsächlich gibt es in der Praxis immer eine Alternative zur EKT, auch wenn sie vielleicht weniger wirksam ist. Im Fall einer ablehnenden Haltung können psychopharmakologische und psychotherapeutische Interventionen intensiviert oder modifiziert werden. Patienten müssen über diese Alternativen aufgeklärt werden und können sich dann entscheiden. Die Darstellung der EKT als Ultima Ratio ist unwissenschaftlich, medizinisch unangemessen und faktisch unrichtig. Sie ist deshalb grundsätzlich abzulehnen.

Wie hätte die Behandlungsoption EKT im obigen Fallbeispiel besser vermittelt werden können?

■ **Vorschläge zur Vermittlung der EKT**
EKT frühzeitig erwähnen Dem Patienten kann frühzeitig erklärt werden, dass depressive Erkrankungen gut behandelbar sind und zunächst weitere psychotherapeutische oder medikamentöse Maßnahmen sinnvoll erscheinen. In dem seltenen Fall, dass diese nicht ausreichend helfen, könnten andere Behandlungen eingesetzt werden. Es käme als nächster Schritt auch eine EKT in Betracht. Ein solches Vorgehen hätte dem Patienten die unvorbereitete Konfrontation mit der EKT als Ultima Ratio erspart.

Ängsten vorbeugen Dem Patienten kann glaubhaft vermittelt werden, dass der behandelnde Kollege ihn auf keinen Fall aufgibt, unabhängig von der Dauer und Schwere seiner Erkrankung. Um diese Aussage zu konkretisieren, hätte angeboten werden können, die Therapie nach einer zwischenzeitlichen Verlegung in das EKT-Zentrum wieder zu übernehmen. Die Botschaft an den Patienten hätte im Kern lauten sollen: Wir lassen Sie auf keinen Fall im Stich.

Vertrauen in die neue Therapie wecken, ohne die alte zu entwerten Falls es bereits eine erfolgreiche Zusammenarbeit mit dem EKT-Zentrum gibt, kann diese erwähnt werden, um Vertrauen zu fördern. Eine Entwertung der vorausgehenden medikamentösen Therapie verbietet sich schon insofern, als ohne diese ein schlechterer Verlauf durchaus vorstellbar gewesen wäre.

EKT niemals als Ultima Ratio darstellen   Aus medizinischen und juristischen Gründen muss eine frühzeitige und adäquate Aufklärung der Patienten über die Therapieoption EKT erfolgen. Sie darf nicht erst dann angeboten werden, wenn es keine Alternative mehr zu geben scheint. Tatsächlich existieren immer alternative Behandlungsoptionen, auch wenn eine EKT aus professioneller Sicht dringend indiziert erscheint. Über diese Möglichkeiten muss der Patient informiert werden, damit er sich für oder gegen die EKT entscheiden kann.

Emotionale Offenheit der EKT gegenüber nutzen Basiswissen können sich Zuweiser relativ leicht aus Fachbüchern aneignen, um den Patienten die Grundzüge der EKT mit ihren Wirkungen und Nebenwirkungen zu vermitteln. Schwieriger ist dagegen die emotionale Offenheit, die sich oft aus der eigenen Erfahrung ergibt. Wer erlebt hat, wie sich ein über Monate oder Jahre therapieresistenter depressiver Patient unter der Behandlung plötzlich bessert, dem fällt es leicht, die Methode zu empfehlen. Wer das unspektakuläre Verfahren kennt, dem fällt es leicht, die Indikation zur Behandlung zu stellen. Natürlich kann die geschilderte eigene Erfahrung unter günstigen Umständen auch durch persönliche Kontakte oder Kommunikationsmedien ersetzt werden.

Patienten motivieren, aber nicht drängen   Ängste vor der Behandlung sollten besprochen und soweit wie möglich ausgeräumt werden. Es kann helfen, Patienten durch ein Gespräch über Vor- und Nachteile der Therapie oder durch Kontakt mit EKT-erfahrenen Patienten zu motivieren. Drängen, Überreden oder gar unter Druck zu setzen verbietet sich und verstärkt eher den Widerstand. Gegebenenfalls können sich Patienten auch zu einem späteren Zeitpunkt zur EKT entschließen. Bei einer solchen Ab-

wägung sollte aber auch die Möglichkeit sinkender therapeutischer Erfolgsraten mit Fortschreiten der Erkrankung angesprochen werden.

Mit diesen Empfehlungen hätte der Kollege in dem obigen Fallbeispiel seine Informationen zur EKT besser vermitteln können, wie im Folgenden dargestellt werden soll.

Beispiel: Vorschlag für ein gelungenes Beratungsgespräch
»Depressionen sind prinzipiell gut behandelbare Erkrankungen. Allerdings sprechen nicht alle Patienten gleich gut auf die unterschiedlichen Therapieformen an. Nach mehreren medikamentösen Versuchen geht es Ihnen derzeit noch nicht ausreichend gut. Deshalb möchten wir auf die schon einmal erwähnte Möglichkeit einer Elektrokonvulsionstherapie bei Ihnen zurückkommen. Wir selbst führen die Behandlung nicht durch, weil wir keine Narkoseabteilung im Haus haben. Wir stehen aber mit einem Zentrum in engem Kontakt, wohin wir Sie vorübergehend verlegen würden. In der Vergangenheit haben wir damit gute Erfahrungen gemacht. Nach der EKT-Behandlung können Sie gerne bei uns weiterbehandelt werden. Auch wenn wir Ihnen die Behandlung empfehlen, weil wir sie beim gegenwärtigen Stand ihrer Erkrankung für sinnvoll ansehen, können Sie sich natürlich dagegen entscheiden. Wir würden Sie dann medikamentös und psychotherapeutisch weiterbehandeln. Wir werden nicht aufgeben, bevor es ihnen nicht besser geht.

Wir möchten Ihnen anbieten, den Kontakt mit dem EKT-Zentrum aufzunehmen und Ihren Krankheitsverlauf mit den Kollegen zu besprechen. Parallel können Sie sich überlegen und auch mit Ihren Angehörigen besprechen, ob die Therapie für Sie infrage kommt. Gerne können wir auch einen gemeinsamen Gesprächstermin mit Ihren Angehörigen vereinbaren. Natürlich können Sie auch eine zweite Meinung einholen, z. B. bei dem Kollegen, der Sie ambulant behandelt hat.

Bei Gelegenheit möchte ich Ihnen noch erklären, wie eine Elektrokonvulsionstherapie praktisch abläuft, damit Sie wissen, was auf Sie zukommt, wenn Sie sich dafür entscheiden.«

4.7 Wie können Zuweiser die EKT erklären?

Bei einer ersten Vorstellung der EKT sollten nur die Grundzüge der Behandlung erwähnt werden. Ausführlichere Darstellungen können die Patienten überfordern, verwirren und zusätzliche Ängste erzeugen. Als Fortsetzung des oben begonnenen Gesprächs könnte die EKT wie folgt beschrieben werden.

Beispiel: Beratungsgespräch (Fortsetzung)
»Schon sehr lange gibt es die Beobachtung, dass epileptische Anfälle bestimmte psychische Beschwerden bessern. Seit etwa 75 Jahren wird dieses Phänomen erforscht und therapeutisch angewandt. Natürlich hat sich die Therapie in dieser Zeit stark weiterentwickelt. Sie ist heute eine medizinische Routinebehandlung und wird immer gemeinsam von einem Anästhesisten und einem Psychiater durchgeführt. Die Behandlung wird während einer 10 min dauernden Kurznarkose durchgeführt. Da die Muskeln während dieser Zeit durch Medikamente völlig entspannt sind, verkrampft sich der Körper während der EKT nicht. Sie merken von der Behandlung nichts, sie ist nicht schmerzhaft, und Sie werden sich nach dem Aufwachen nicht erinnern. In aller Regel können Sie nach 2 Std wieder am normalen Stationsablauf teilnehmen. Bei dieser heute praktizierten Art der Behandlung spricht man von Elektrokonvulsionstherapie. Meistens werden 4–18, im Mittel 10 solcher Sitzungen im Abstand von jeweils einigen Tagen durchgeführt. Durch viele Studien der letzten Jahrzehnte konnte geklärt werden, dass die Behandlungen dem Gehirn nicht schaden, sondern im Gegenteil die Bildung neuer Nervenzellen und -verbindungen anregen. Die Aussicht auf Besserung Ihrer Beschwerden ist in jedem Fall über 50 % (bei therapieresistenter Depression). Nach Ende der EKT muss medikamentös weiterbehandelt werden oder es müssen Auffrischungsbehandlungen in immer größer werdenden Abständen erfolgen, um gegen neue Krankheitsphasen vorzubeugen. Die Therapie verändert nicht Ihre Persönlichkeit, sondern soll helfen, Ihre Stimmung zu bessern und das Interesse an Ihrer Umwelt wieder aufleben zu lassen. Sie ist keine Wunderheilung, sondern hat wie jede

medizinische Maßnahme Wirkungen und Nebenwirkungen. Als wichtigste Nebenwirkung können vorübergehende Gedächtnisstörungen auftreten. Darüber hinausgehende Einzelheiten werden Ihnen die Kollegen mitteilen.

Auch EKT hilft nicht allen Patienten. Wenn Sie wider Erwarten auf die Behandlung nicht ansprechen, werden wir Sie natürlich mit anderen Methoden weiterbehandeln, bis es Ihnen besser geht. Dasselbe gilt, wenn Sie sich gegen die Behandlung entscheiden. Haben Sie hierzu Fragen?«

4.8 Wie können Behandler über EKT aufklären?

Es gibt viele Ansätze, die Angst der Patienten vor der EKT abzubauen. So ist es in manchen Kliniken möglich, im Vorfeld der Behandlung die Räumlichkeiten zu besichtigen. Einige Behandler illustrieren ihr Vorgehen bei der EKT mit Videomaterial. Alle diese Maßnahmen können hilfreich sein. Allerdings muss berücksichtigt werden, dass Menschen auf die explizite Darstellung medizinischer Prozeduren – insbesondere am Kopf – sehr unterschiedlich und nicht immer rational reagieren. Dies trifft sogar auf medizinisches Personal selbst zu. Beispielsweise kann allzu illustratives Videomaterial Ängste fördern, statt sie abzubauen. Ein schrittweises, auf den Patienten und seine Angehörigen abgestimmtes Vorgehen erscheint am ehesten geeignet, das richtige Maß an Information zur Verfügung zu stellen. Durch gelegentliches Nachfragen wie beispielsweise:»Was möchten Sie noch wissen?« lässt sich der Wunsch nach detaillierteren Darstellungen in der Regel gut abschätzen.

In jedem Fall ist es sinnvoll, die Zeit, den Ort und den äußeren Ablauf der Behandlung zu erklären und auf wichtige Details hinzuweisen wie Nüchternheit, Entleerung der Blase, Entfernen von Schmuck und beweglichen Zahnteilen. Die meisten Anästhesisten betrachten einen Patienten, der geraucht hat, als nicht nüchtern. Abgesehen von Notfällen muss spätestens am Vortag der Therapie ein schriftliches Einverständnis für die Anästhesie zur Durchführung der Kurznarkose und für die Psychiatrie zur Durchführung der EKT vorliegen.

Bei nicht einwilligungsfähigen Patienten muss der gesetzliche Betreuer unterzeichnen. Sprechen sich bei einem einwilligungsunfähigen Patienten Arzt und Betreuer gemeinsam für oder gegen eine EKT aus, bedarf es keiner Genehmigung durch das Betreuungsgericht.

Die zu erwartenden Wirkungen und Erfolgsaussichten, sowie die alternativen Behandlungsmöglichkeiten müssen im Hinblick auf den individuellen Fall besprochen werden. Ein solches Gespräch sollte die vorliegenden wissenschaftlichen Daten, die Hoffnungen und Ängste des Patienten sowie die medizinischen und juristischen Kontextbedingungen berücksichtigen. Im Hinblick auf die Nebenwirkungen müssen kurz- und mittelfristige kognitive Probleme, insbesondere des Gedächtnisses, erwähnt werden.

> Eine Schädigung neuronaler Strukturen durch eine EKT kann sicher verneint werden. Im Gegenteil gibt es zunehmend Hinweise dafür, dass die Neubildung von Nervenzellen und von neuen Verbindungen zwischen diesen durch die Therapie angeregt wird.

Das Risiko schwerer Komplikationen einschließlich Tod liegt bei ungefähr 1:30.000 (Abrams 1997) und ist mit dem Risiko einer Kurznarkose bei anderen Eingriffen vergleichbar. Individuelle Umstände, die ein erhöhtes Risiko beinhalten, sollten besprochen und dokumentiert werden. Beispielsweise können kurzzeitige Blutdruckerhöhungen während der Behandlung beim Vorliegen entsprechender Grunderkrankungen ein solches erhöhtes Risiko darstellen. Da Blutdruckspitzen aber durchaus auch im Alltag auftreten und während der Kurznarkose in aller Regel beherrschbar sind, sollte die Gefahr nicht überschätzt werden. Die Möglichkeit unspezifischer Nebenwirkungen wie Schwindel, Kopfschmerzen, Übelkeit oder Verletzungen im Mund- und Zahnbereich sollte erwähnt werden.

Falls sich im Verlauf der EKT die Notwendigkeit ergibt, relevante Behandlungsparameter zu verändern, muss dies mit dem Patienten besprochen werden. Beispielsweise kann es sich nach den ersten Sitzungen als sinnvoll herausstellen, das Narkosemittel oder die Elektrodenposition zu wechseln.

4.9 Mythen und Fakten über die EKT

Jede medizinische Maßnahme muss sich mit Mythen und Halbwissen auseinandersetzen. Für die EKT trifft dies in besonderem Ausmaß zu. Zuweiser und Behandler sollten mit den häufigsten Vorurteilen vertraut sein. Dadurch fällt es leichter, sie bei Patienten und deren Bezugspersonen wahrzunehmen, anzusprechen und im besten Fall in realistische Erwartungen umzuwandeln.

EKT ist ein verzweifelter Therapieversuch für hoffnungslose Fälle EKT ist eine Therapie für schwere psychische Erkrankungen. Trotzdem kommt es durch die Behandlung bei der Mehrzahl der Patienten zu einer Besserung. Viele werden wieder ganz gesund oder ihre Lebensqualität kann zumindest deutlich gesteigert werden. Auch bei Menschen, denen die EKT nur partiell oder (selten) gar nicht hilft, darf man auf keinen Fall aufgeben, sondern muss andere Behandlungsstrategien anbieten.

EKT wirkt nur in seltenen Fällen EKT hat ein breites syndromales Anwendungsspektrum. Sie wirkt
- antidepressiv,
- antimanisch,
- antipsychotisch,
- antikonvulsiv,
- antisuizidal,
- stimmungsstabilisierend und
- ist wirksam bei katatonen Störungen.

> Am besten untersucht ist der therapeutische Effekt bei schweren depressiven Episoden. Hierbei beträgt die Ansprechrate je nach dem Ausmaß der Vorbehandlung und der Erkrankungsdauer 50–90 %. Die EKT stellt damit bei dieser Art von Erkrankung die wirksamste bekannte Behandlungsform dar (UK ECT Review Group 2003).

EKT wirkt als Plazebo In den vergangenen Jahrzehnten wurde die Wirksamkeit der EKT in mehreren Studien mit der von Scheinbehandlungen verglichen. Am besten untersucht sind schwere depressive Erkrankungen. Dabei hat sich die EKT als klar überlegen herausgestellt. Auch gegenüber medikamentösen Behandlungen konnte eine bessere Wirksamkeit nachgewiesen werden (UK ECT Review Group 2003).

EKT ist eine Wunderheilung   EKT ist für bestimmte psychische Erkrankungen eine sehr effektive Therapieoption, aber kein Allheilmittel. Es gibt durchaus Patienten, die auf die Behandlung nicht ansprechen oder die nach einer Besserung einen Rückfall erleiden. Dann müssen ergänzende oder alternative Therapiestrategien entwickelt werden. Die EKT hat – wie andere medizinische Maßnahmen auch – Nebenwirkungen. Diese müssen mit den Patienten bei der Planung der Behandlung besprochen werden.

EKT wirkt durch elektrischen Strom   EKT ist eine Konvulsionstherapie. Die grundlegende Hypothese Ladislas Medunas zum Wirkmechanismus, nach der der generalisierte Anfall das therapeutische Agens darstellt, ist auch heute unverändert gültig. Alle Versuche, diesen Kernbestandteil der Methode zu modifizieren, waren mit einer Einbuße an therapeutischer Wirkung verbunden. Die Auslösung des Anfalls erfolgt durch elektrischen Strom oder pharmakologisch. Wegen der besseren Steuerbarkeit wird heute ausschließlich die erste Methode eingesetzt.

EKT schädigt das Gehirn   Zu diesem Thema gab es in den letzten Jahrzehnten viele Untersuchungen mit sehr unterschiedlichen Methoden. Zusammenfassende Stellungnahmen und Metaanalysen kommen übereinstimmend zu dem Schluss, dass es durch EKT nicht zu einer Schädigung von Gehirngewebe kommt (Devanand et al. 1994).

>> Die Behandlung darf nicht mit spontanen epileptischen Anfällen gleichgesetzt werden, da EKT unter gut kontrollierten Bedingungen erfolgt, die eine Hypoxie oder Verletzungen ausschließen.

Ganz im Gegensatz zu der Hypothese einer Hirnschädigung wurden in den letzten Jahren zunehmend Hinweise gefunden, dass bei der EKT die Neubildung von Nervenzellen und deren Kontaktstellen gefördert wird (Bolwig u. Madsen 2007;

Chen et al. 2009; Madsen et al. 2000; Perera et al. 2007). Entsprechend der **neurotrophen Hypothese** wird auf diese Weise die Regeneration von Hirngewebe gefördert, das sich im Verlauf der psychischen Erkrankung degenerativ verändert.

EKT führt zu einem bleibenden Verlust des Gedächtnisses   Tatsächlich können unter EKT bestimmte Beeinträchtigungen des Gedächtnisses auftreten. Diese sind in aller Regel vorübergehend und betreffen ganz überwiegend Ereignisse, die in engem zeitlichen Bezug zu der Behandlung stehen. Ein kleiner Teil der Patienten klagt allerdings glaubhaft über längerdauernde Gedächtnislücken, die bisher jedoch nicht ausreichend belegt und auch nicht sicher mit der Behandlung in Zusammenhang gebracht werden konnten (Sackeim et al. 2007). Diese subjektiv wahrgenommene Beeinträchtigung von Gedächtnisfunktionen ist belastend und muss ernstgenommen werden. Dass Patienten ihr gesamtes Gedächtnis verlieren und sich an ihre persönliche Geschichte nicht mehr erinnern, kommt aber nicht vor. Neben dem Gedächtnis können sich auch andere kognitive Leistungen während der Behandlung vorübergehend verschlechtern. Im Mittel zeigt sich nach der Behandlung aber eine bessere kognitive Leistungsfähigkeit als vorher (Semkovska u. McLoughlin 2010).

EKT kann eine Epilepsie auslösen   Bei der EKT werden generalisierte Anfälle ausgelöst und therapeutisch genutzt. Dies führte zu der Vermutung, dass durch die Behandlung das Entstehen spontaner Anfälle provoziert und so eine Epilepsie hervorgerufen werden könnte. Ein solcher Zusammenhang wurde aber in Untersuchungen nicht gefunden (Blackwood et al. 1980). Vielmehr traten bei Patienten mit vorbestehender Epilepsie in einer Fallstudie während EKT keine Komplikationen auf (Lunde et al. 2006). Im Gegenteil findet man im Verlauf der EKT regelmäßig eine Zunahme der erforderlichen Stimulusintensität als Hinweis auf einen **antikonvulsiven Effekt**. Dementsprechend konnten Patienten mit therapieresistentem Status epilepticus mittels EKT unter Ausnutzung des antikonvulsiven Effektes erfolgreich behandelt werden (Cline u. Roos 2007; Kamel et al. 2010).

EKT ist schmerzhaft Insgesamt spielen Schmerzen bei der EKT keine wesentliche Rolle. EKT wird in Verbindung mit einer Kurznarkose durchgeführt. Sie wird vom Patienten nicht bewusst erlebt und auch nicht erinnert. Damit werden während der Behandlung auch keine Schmerzen wahrgenommen. Danach können Kopfschmerzen und in seltenen Fällen muskelkaterähnliche Beschwerden auftreten, die aber in aller Regel moderat ausgeprägt sind und mit üblichen Schmerzmitteln gut behandelt werden können. Bei diesbezüglich vorbelasteten oder besonders sensiblen Patienten kann vorbeugend bereits während der Behandlung eine Medikation verabreicht werden. Selten kommt es zu kleineren Verletzungen im Bereich der Zunge und Mundschleimhaut, die schmerzhaft sein können.

Ärzte würden bei sich oder eigenen Angehörigen keine EKT durchführen In einer Umfrage hat Reid (1999) in den Vereinigten Staaten praktizierende Psychiater schriftlich kontaktiert, ob sie selbst oder Familienangehörige eine EKT erhalten haben oder sie direkt an der Durchführung einer EKT bei einem anderen Psychiater beteiligt waren. Es ergaben sich aus den 43 eingeschlossenen Berichten keine Hinweise darauf, dass hinsichtlich Indikation, Häufigkeit oder Durchführung der EKT bei Psychiatern und deren Angehörigen Unterschiede zum durchschnittlichen Patientenkollektiv bestanden.

EKT wird häufig als Zwangsbehandlung durchgeführt Gerne wird die EKT von Kritikern in die Nähe von Zwangsmaßnahmen gerückt. In einer eigenen Untersuchung im Jahr 2008 in Deutschland betrug der Anteil an Behandlungen, die gegen den Willen des Patienten erfolgten, weniger als 0,5 % (Loh et al. 2013). An dieser Stelle ist es wichtig anzumerken, dass ein solches Vorgehen – völlig analog zu anderen Zwangsmaßnahmen – in bestimmten Konstellationen nicht nur medizinisch gerechtfertigt, sondern sogar ethisch geboten ist. So sollte einem Patienten mit nihilistischem Wahn eine EKT oder eine andere therapeutische Intervention nicht vorenthalten werden, weil er krankheitsbedingt nicht an deren Erfolg glauben kann. In einer englischen Studie unterschied sich die Wirkung der EKT bei Patienten mit und ohne Einwilligung in die Behandlung nicht. Außerdem gaben

über 80 % der Patienten beider Gruppen später an, dass die EKT ihnen gut geholfen habe (Wheeldon et al. 1999).

EKT ist eine veraltete Methode Tatsächlich ist die EKT durch technische Innovationen und qualitätssichernde Maßnahmen stets ein modernes, für die Behandlung psychischer Erkrankungen unentbehrliches Therapieverfahren geblieben. Im Vergleich zur Anfangsphase der EKT ist das Indikationsgebiet heute besser abgegrenzt, und die Durchführung der Behandlung ist ausschließlich ärztliche Tätigkeit. Die juristische Stellung als medizinischer Eingriff beinhaltet obligat die Aufklärung und Einwilligung des Patienten oder seines Vertreters. Kurznarkose mit Muskelrelaxation, moderne Überwachungstechniken, supportive anästhesiologische Maßnahmen und schonende Stimulationsparadigmen haben das Sicherheitsprofil der EKT deutlich verbessert. Insbesondere die kognitiven Nebenwirkungen konnten durch diese Maßnahmen deutlich reduziert werden. Das Risiko für vital bedrohliche Komplikationen unterscheidet sich heute nicht mehr wesentlich von dem einer sonst üblichen Kurznarkose.

EKT war eine Foltermethode des nationalsozialistischen Regimes Die Verwendung des Begriffs »Elektroschock« für schmerzhafte Stromstöße einerseits und für die EKT andererseits mag zum Mythos der EKT als Foltermethode beigetragen haben. Tatsächlich ist die EKT auch ohne Narkose für diesen Zweck nicht geeignet, da sie mit Bewusstlosigkeit und Amnesie einhergeht. Auch während der Naziherrschaft in Deutschland wurde die EKT nicht als Folter eingesetzt.

EKT wird missbräuchlich eingesetzt Aus heutiger Sicht müssen manche Einsatzgebiete in der Anfangszeit der EKT sicherlich als missbräuchlich angesehen werden, was teilweise auch auf die damals noch nicht sicher bekannten Indikationsgrenzen zurückzuführen ist (Nowack 2000; Shorter u. Healy 2007). Daneben gab und gibt es Berichte über EKT als Disziplinierungsmaßnahmen in totalitären Regimen. In unserem und anderen Rechtsstaaten existiert eine Reihe von Schutzmechanismen, um einer missbräuchlichen Anwendung vorzubeugen. Wie bei allen medizinischen Maßnahmen muss vor einer EKT eine schriftliche Aufklärung erfolgen, und der Patient oder dessen gesetzlicher Vertreter muss seine Einwilligung zu der Behandlung geben. In Zweifelsfällen ist die richterliche Entscheidung die letzte Instanz. Eine Abweichung von dieser Vorgehensweise kann strafrechtliche Konsequenzen haben.

Danksagung Für die Durchsicht und Korrektur des Manuskripts bedanken wir uns bei Frau Dr. Linda Bertram.

Literatur

Abrams R (1997) The mortality rate with ECT. Convuls Ther 13: 125–127

Blackwood DHR, Cull RE, Freeman CPL et al (1980) A study of the incidence of epilepsy following ECT. J Neurol Neurosurg Psychiatry 43: 1098–1102

Bolwig TG, Madsen TM (2007) Electroconvulsive therapy in melancholia: the role of hippocampal neurogenesis. Acta Psychiatr Scand Suppl 433: 130–135

Chen F, Madsen TM, Wegener G, Nyengaard JR (2009) Repeated electroconvulsive seizures increase the total number of synapses in adult male rat hippocampus. Eur Neuropsychopharmacol 19: 329–338

Cline JS, Roos K (2007) Treatment of status epilepticus with electroconvulsive therapy. J ECT 23: 30–32

Devanand DP, Dwork AJ, Hutchinson ER et al (1994) Does ECT alter brain structure? Am J Psychiatry 151(7): 957–970

Kamel H, Cornes SB, Hedge M et al (2010) Electroconvulsive therapy for refractory status epilepticus: a case series. Neurocrit Care 12: 204–210

Kerr RA, McGrath JJ, O'Kearny RT, Price J (1982) ECT: Misconceptions and attitudes. Aust N Z J Psychiatry 16: 43–49

Loh N, Nickl-Jockschat T, Sheldrick AJ, Grözinger M (2013) Accessibility, standards and challenges of electroconvulsive therapy in Western industrialized countries: a German example. World J Biol Psychiatry 14(6):432–440

Lunde ME, Lee EK, Rasmussen KG (2006) Electroconvulsive therapy in patients with epilepsy. Epilepsy Behav 9: 355–359

Madsen TM, Treschow A, Bengzon J et al (2000) Increased neurogenesis in a model of electroconvulsive therapy. Biol Psychiatry 47: 1043–1049

Nowack R (2000) Zur Frühgeschichte der Elektrokrampftherapie in der deutschen Psychiatrie (1937 bis Anfang der fünfziger Jahre des 20. Jahrhunderts). Dissertation zur Erlangung des akademischen Grades Dr. med. an der Universität Leipzig, Medizinische Fakultät

Perera TD, Coplan JD, Lisanby SH et al (2007) Antidepressant-induced neurogenesis in the hippocampus of adult nonhuman primates. J Neurosci 27: 4894–4901

Reid WH (1999) Electroconvulsive therapy in psychiatrists and their families. J ECT 15: 207–212

Rose D, Wykes T, Bindman J, Fleischmann P (2005) Information, consent and perceived coercion: patients' perspectives on electroconvulsive therapy. Br J Psychiatry 186: 54–59

Sackeim HA, Prudic J, Fuller R et al (2007) The cognitive effects of electroconvulsive therapy in community settings. Neuropsychopharmacology 32: 244–254

Schildmann J, Hermann E (2009) Das Überbringen einer schlechten Nachricht. In: Langer T, Schnell MW (Hrsg) Das Arzt-Patient – Patient-Arzt-Gespräch. Marseille-Verlag, München, S 89–98

Semkovska M, McLoughlin DM (2010) Objective cognitive performance associated with electroconvulsive therapy for depression: a systematic review and meta-analysis. Biol Psychiatry 68: 568–577

Shorter E, Healy D (2007) Shock therapy. A history of electroconvulsive treatment in mental illness. Rutgers University Press, New Brunswick, NJ

UK ECT Review Group (2003) Efficacy and safety of electroconvulsive therapy in depressive disorders: a systematic review and meta-analysis. Lancet 361: 799–808

Wheeldon TJ, Robertson C, Eagles JM, Reid IC (1999) The views and outcomes of consenting and non-consenting patients receiving ECT. Psychol Med 29: 221–223

Die besondere Stellung der EKT in Psychiatrie und Gesellschaft

Yvonne Chikere, Sebastian Vocke, Michael Grözinger

Die EKT ist weltweit eine **wichtige Behandlungsoption** für einige schwere psychiatrische Erkrankungen. Deshalb sollte sie als selbstverständlicher Bestandteil in die psychiatrische Versorgung integriert werden und für alle Patienten, die sie brauchen, gleichermaßen **zugänglich** sein. Dies setzt logistische Ressourcen voraus, wie örtliche Nähe und geringe Wartezeiten. Zugänglichkeit bedeutet aber auch, dass die Willensbildung der Patienten nicht durch angstbesetzte Vorurteile eingeschränkt ist. Um solche Verzerrungen erkennen und ihnen begegnen zu können, sollten Behandler und Zuweiser mit den potenziellen Vorbehalten gegenüber der EKT vertraut sein.

In den deutschsprachigen Ländern nimmt die **Akzeptanz** des Verfahrens in den letzten Jahrzehnten allmählich zu. Ansteigende Behandlungszahlen machen deutlich, dass zuweisende Ärzte und deren Patienten sich zunehmend von ideologischen Barrieren befreien. Trotzdem verhindern irrationale Vorbehalte immer noch den evidenzbasierten Einsatz der EKT. Ziel dieses Kapitels ist es, die Kontroverse um die EKT darzustellen, Erklärungsmodelle anzubieten und Strategien aufzuzeigen, um die Verzerrungen in der öffentlichen Wahrnehmung zu korrigieren. Patienten, medizinisches Fachpersonal und die allgemeine Bevölkerung sind an der Stigmatisierung der EKT in unterschiedlicher Weise beteiligt. Da EKT ein sehr spezielles Thema darstellt und nur eine kleine Gruppe von Personen direkt betrifft, sind breit angelegte Maßnahmen zum Abbau von Vorurteilen wahrscheinlich wenig effektiv. Dagegen könnten auf spezifische Personengruppen ausgerichtete Interventionen stärker wirksam sein.

Interessante Fragen in diesem Zusammenhang sind beispielsweise:

- Wie können Patienten und Angehörige über EKT informiert werden, damit statt Ängsten und überzogenen Hoffnungen realistische Erwartungen geweckt werden?
- Wie kann die EKT vom Fremdkörper unter den psychiatrischen Therapieoptionen zur Ergänzung von Psycho-, Pharmako- und Soziotherapie werden?
- Wie kann sie als evidenzbasiertes Therapieverfahren in der breiten medizinischen Fachwelt Anerkennung finden?
- Wie kann sie ihr Imageproblem bei der nicht direkt betroffenen Öffentlichkeit lösen?

5.1 Stigmatisierung der EKT – historische Zufälle und innere Logik

In den ersten Jahren ihrer Anwendung in den 30er- und 40er-Jahren des 20. Jahrhunderts wurde die EKT überwiegend positiv aufgenommen, z. T. sogar begeistert. Erst danach wendete sich die Stimmung und die Methode wurde über Jahre mit irrationaler Heftigkeit angefeindet. Es ist eine interessante Frage, inwieweit ungünstige historische Umstände diesen Umschwung bewirkt haben und in welchem Ausmaß grundlegende Konflikte die Assimilation der EKT erschwert haben. Hätte die Therapiemethode unter glücklicheren Randbedingungen problemloser integriert werden können? Oder waren die quälenden Auseinandersetzungen um die EKT Ausdruck des Ringens um das Verständnis der menschlichen Psyche und um die Behandlung ihrer Erkrankungen? Wie meistens bei geschichtlichen Betrachtungen ergibt sich das Gesamtbild erst aus dem Zusammenwirken von zufälligen Momenten und überdauernden Trends und Konflikten.

- **Widerstreit zum Wesen psychischer Störungen**

Als Beispiel für einen solchen Konflikt kann die starke Rivalität biologischer, psychologischer und sozialer Konzepte um das Wesen psychischer Störungen im 20. Jahrhundert genannt werden. Da die EKT besonders eng mit der Biologie psychischer Prozesse assoziiert wird, könnten sich die Anfeindungen gegen die EKT im Sinn eines pars pro toto gegen eine vorwiegend naturwissenschaftlich ausgerichtete Psychiatrie gerichtet haben und damit gegen ein biologisches Verständnis der menschlichen Psyche.

- **Die antipsychiatrische Bewegung**

Ein anderer während dieser Zeit in Betracht kommender Konflikt im Verhältnis zwischen Psychiatrie und Gesellschaft war die Auseinandersetzung mit der antipsychiatrischen Bewegung in den

1960er-Jahren. Die EKT könnte hierbei zum Kristallisationspunkt der Angriffe gegen die Psychiatrie insgesamt geworden sein. Dafür spricht, dass die Vorwürfe gegen die Psychiatrie und gegen die EKT sich ähnlich sind: Zwang, Willkür und Missachtung von Menschenrechten. Dafür spricht weiter, dass in Ländern, in denen die Psychiatrie selbstverständlicher angenommen wird, wie in Skandinavien, auch die EKT weniger angefeindet wird (Benbow et al. 2009).

Seit etwas mehr als 20 Jahren nimmt die Bedeutung der EKT ganz allmählich wieder zu. Auch bei dieser Wiederkehr stellt sich die Frage nach den treibenden Kräften. Ist es simple Notwendigkeit, weil die anderen Therapien trotz aller Erfolge noch nicht zufrieden stellen? Oder haben sich ideologisch besetzte Konflikte in Psychiatrie und Gesellschaft inzwischen soweit geklärt, dass die EKT nicht mehr so dringend als casus belli gebraucht wird?

5.2 Zur Stigmatisierung beitragende Merkmale

- **»Ausufernder« Einsatz**

Der anfängliche Einsatz der EKT war aus heutiger Sicht inflationär und übergriffig. Mit der unmodifizierten EKT existierte seit 1938 erstmals eine einfach anzuwendende, billige, relativ sichere und v. a. wirksame Therapiemethode für schwere psychische Erkrankungen. Die dadurch hervorgerufene Euphorie und Aufbruchsstimmung in der Psychiatrie ließen sowohl die Einsatzgebiete als auch die Häufigkeit und die Art der Anwendung immer weiter ausufern. Die Patienten konnten dieser Entwicklung wenig entgegensetzen, da die heute selbstverständliche Beteiligung an Therapieentscheidungen in Form von Aufklärung und Einwilligung zu den Anfangszeiten der EKT noch kaum entwickelt war (Vollmann 2008).

- **Unausgereifte Methodik**

Die Konvulsionstherapie Medunas und die unmodifizierte EKT hatten erhebliche Nebenwirkungen und wirkten abschreckend. Ob und wann nach der Injektion einer konvulsiven Substanz ein Anfall eintrat, war ungewiss. Deshalb war es schwierig, den Patienten vor Verletzungen zu schützen. Zwischenzeitlich kam es durch die GABA-antagonistischen Pharmaka oft zu schweren Angstzuständen. Auch die Einführung der elektrischen Stimulation bei der EKT konnte manche Nebenwirkungen nicht beseitigen. Beispielsweise führte die ruckartige Beugung des Rumpfes zu Beginn des Anfalls manchmal zu Haarrissen der Wirbelkörper und zu anderen Frakturen. Auch Verletzungen der Muskulatur traten auf und Gedächtnisprobleme waren in der Anfangsphase der EKT ausgeprägter als heute.

Die Behandlung und ihre Wirkung auf den Patienten und die Beobachter sind sehr ergreifend in dem Buch »The Bell Jar« (1971) und dem Film »Einer flog übers Kuckucksnest« (1975) dargestellt. Beim Lesen und Betrachten kann man selbst unmittelbar miterleben, wie abschreckend das Verfahren wirkt und wie groß die Versuchung ist, es intuitiv mit Zwang und Gewalt gleichzusetzen. Erst die Reflektion macht deutlich, dass EKT auch in der unmodifizierten Form kein Folterinstrument, sondern eine medizinische Maßnahme der damaligen Zeit war.

- **Wirkung nicht intuitiv verständlich**

Die Wirkung der EKT auf die Psyche ist nicht intuitiv verständlich. Die Menschen erfahren ihre Psyche in selbstverständlicher Weise als frei. Dass sie untrennbar mit dem Organ Gehirn verbunden ist, können sie durch abstrakte Prozesse und mühsame Einsicht verstehen, die Erkenntnis bleibt aber seltsam fremd. Trotz aller Fortschritte in der Neurobiologie werden Psyche und Gehirn intuitiv nicht wirklich als verbunden wahrgenommen. Noch schwerer fällt es zu begreifen, dass sich psychische Beschwerden durch einen Krampfanfall in unserem Gehirn bessern.

- **Stigma epileptischer Anfälle und Angst vor Elektrizität**

Unglücklicherweise ist die EKT durch einige schwierige Assoziationen belastet:

- Zum einen sind spontane epileptische Anfälle in den meisten Kulturkreisen mit einem negativen Stigma besetzt. Dass bei der EKT absichtlich und therapeutisch ein Anfall herbeigeführt wird, also das Symptom einer

Erkrankung als Heilmittel verwendet wird, ist verständlicherweise ein emotionales Problem für Patienten und die Öffentlichkeit.

▓ Zum anderen verbinden manche Menschen elektrischen Strom mit Gefahr, Schmerz und Folter. Diese Assoziation wird dadurch bestärkt, dass EKT früher als »Elektroschock« bezeichnet wurde.

5.3 Stigmatisierung der EKT durch äußere Faktoren

■ **Kritik am biologischen Modell der Psyche**

Der Zeitgeist in den 1960er-Jahren stand biologischen Modellen der Psyche kritisch gegenüber. Die aufkommende antiautoritäre Bewegung wandte sich in ihrer Ablehnung von Autoritäten und gesellschaftlichen Institutionen auch gegen die biologische Psychiatrie. Die EKT wurde zum **Feindsymbol**, das sich gut für plakative Angriffe eignete.

Innerhalb der Psychiatrie wuchs nach dem 2. Weltkrieg, v. a. in den USA, der Einfluss der **psychodynamischen Theorien**. Diese lehnten biologische Verfahren zur Behandlung psychischer Erkrankungen vehement ab. Neurologen und Psychiater äußerten ihre Ablehnung gegenüber der EKT als Behandlungsmethode zunehmend aggressiv (Friedberg 1977). Der Amerikaner Peter Roger Breggin, selbst Psychiater und Autor zahlreicher psychiatriekritischer Literatur, vertrat die Meinung, dass EKT durch die US-Regierung verboten werden sollte. Sein 1980 in der deutschen Übersetzung erschienenes Buch mit dem Titel »Elektroschock ist keine Therapie« beschäftigt sich v. a. mit den Nebenwirkungen der EKT. Dem Autor zufolge sei der geistig-seelisch gestörte Mensch nach der Behandlung zwar von seiner aktuellen Bedrängnis befreit, jedoch durch seine verminderte intellektuelle und emotionale Reaktionsfähigkeit beeinträchtigt (Breggin 1980). Klaus Dörner, Psychiater und erklärter Gegner der EKT in Deutschland, zog aus der Tatsache, dass in vielen Versorgungskliniken keine EKT durchgeführt wird, den Schluss, dass viele Kliniken ohne EKT auskommen würden und es sich somit um eine entbehrliche Behandlungsmaßnahme handle (Dörner 1996).

■ **EKT im Zentrum psychiatriefeindlicher Kritik**

»Antipsychiatrie« Die Antipsychiatriebewegung entstand in den 1960er und 1970er-Jahren des 20. Jahrhunderts. Ihre Vertreter lehnten psychiatrische Diagnosen pauschal als falsch und inhuman ab, stellten die Psychiatrie als Teilgebiet der Medizin in Frage und wandten sich aktiv gegen somatische Therapieformen. Dabei stand die EKT im Zentrum der Kritik.

Scientology Insbesondere die Scientology-Kirche machte es sich zum Ziel, Medikamente und die EKT in der Behandlung psychiatrischer Erkrankungen abzuschaffen. Lafayette Ronald Hubbard (1911–1986), der Begründer der Organisation, verwandte in dem Zusammenhang den Begriff »teilweise Euthanasie«. Er proklamierte, dass die EKT ausschließlich zur Verhaltenskontrolle, aber nicht als therapeutische Maßnahme angewandt würde (Felthous 2009). Der Scientology-Kirche nahestehende Organisationen, in Deutschland die KVPM (Kommission für Verstöße der Psychiatrie gegen Menschenrechte e. V.), sind bis heute antipsychiatrisch aktiv. Durch Protestaktionen, Demonstrationen und Ausstellungen kritisieren sie mit Slogans wie »Psychiatrie – Tod statt Hilfe« die Psychiatrie im Allgemeinen und die EKT im Besonderen (Müller 2004).

Vor diesem Hintergrund werden die Resultate einer Umfrage von Müller et al. (1998) verständlich, bei der die Einstellung der leitenden Ärzteschaft zur EKT in Deutschland erhoben wurde. 67 Klinikleiter (33 %) wollten trotz einer eigenen positiven Haltung die EKT nicht anwenden. Sie gaben an, dass sonst ein Negativimage und Berührungsängste gegenüber der Psychiatrie gefördert würden.

■ **Aufkommen anderer psychiatrischer Therapien**

Mit dem Aufkommen anderer Therapiekonzepte für schwere psychische Erkrankungen wurde die EKT zunächst weniger eingesetzt. Psychopharmakologie und insbesondere Psychotherapie sind universeller und logistisch einfacher einsetzbar. Außerdem passen sie eher in das traditionelle Selbstverständnis der Psychiatrie als nicht invasives Fach.

■ **Behinderung durch Politik und Justiz**

In **Italien** wurde Mitte der 1990er-Jahre in 2 Regionen politisch-juristisch versucht, die EKT zu verbieten, was der Oberste Gerichthof Italiens (OGH) 1998 jedoch als verfassungswidrig ablehnte.

In der **Schweiz** gibt es

- Kantone, in denen eine relativ große Akzeptanz vorherrscht (Aargau, Appenzell Ausserrhoden, Bern, Wallis, Zug),
- Kantone (Basel-Stadt, Waadt), in denen man der EKT eher reserviert gegenüber steht und
- Kantone (Genf, Jura), in denen das politische Klima von Ablehnung gegenüber der EKT geprägt ist.

In **Deutschland** war die EKT offiziell nie verboten, ihre Anwendung jedoch de facto erheblich eingeschränkt, besonders in den Bundesländern Hessen, Niedersachsen und Bremen.

Aus den **USA** gibt es ein Beispiel für ein offizielles Verbot der EKT. Es wurde unter dem Einfluss antipsychiatrischer Gruppen im Jahr 1982 durch die Stadt Berkley in Kalifornien verhängt und 1986 vom bundesstaatlichen Appellationsgericht aufgehoben. Grundlage dafür war ein Landesgesetz, das die Behandlung psychiatrischer Patienten regelt und Vorrang vor kommunalen Bestimmungen hat (Felthous 2009).

■ **»Medienwirksamkeit«**

Für die Bevölkerung stellen die Massenmedien eine wesentliche Informationsquelle dar, und Sozialwissenschaftler und Historiker schreiben ihnen eine zunehmende Bedeutung für die Akzeptanz medizinischer Behandlung im Allgemeinen zu (Luhmann 1996).

Kerr und Kollegen (1982) identifizierten als **Informationsquellen für EKT** in der Reihenfolge:

- Freunde,
- Film und Fernsehen,
- ein Arzt und
- Zeitungsberichte.

Bei ihrer Untersuchung zeigte sich, dass Personen, die ihre Informationen von Ärzten bezogen, signifikant weniger negative Annahmen und Ängste gegenüber der Behandlung äußerten als Personen der Vergleichsgruppen. Die jüngere Bevölkerung,

die als Informationsquelle damals eher Film und Fernsehen nutzte, zeigte eine insgesamt negativere Einstellung zur EKT.

Eine **Medienanalyse** aus Deutschland fand, dass die Sprache in Artikeln über EKT diskriminierend und weniger sachlich ausfiel als in Artikeln über Defibrillation, also einer weiteren Behandlungsmethode, bei der elektrische Impulse angewandt werden (Hoffmann et al. 1998). Naturgemäß bietet sich die EKT als emotionaler Blickfang für die Medien in besonderer Weise an, wie folgendes Beispiel verdeutlicht (Der Spiegel 1995):

» … der Patient war rebellisch und wiegelte seine Leidensgenossen im Irrenhaus auf. Gutes Zureden half nicht. Da verpassten die Ärzte dem Aufsässigen einen Elektroschock – ein schauriger Anblick … auf die Idee, Geisteskranken Elektro-Impulse durchs Hirn zu jagen, war 1938 als erster der römische Psychiater Ugo Cerletti gekommen – im Schlachthof, wo Schweine mit einem Stromstoß betäubt wurden, bevor sie der tödliche Bolzenschuss traf … **«**

Es ist schwer vorstellbar, dass ein Artikel über andere medizinische Maßnahmen eine vergleichbare Sprache benutzen würde. Derartige Darstellungen förderten das Negativimage der EKT in der Öffentlichkeit und führten zur Stigmatisierung von Patienten, die mit der Methode behandelt wurden.

5.4 Stigmatisierung aufrecht erhaltende Faktoren

■ **Fehlen in der Alltagserfahrung**

Die EKT kommt in der Alltagserfahrung kaum vor. Derzeit erhalten in Deutschland ungefähr 3,4 Personen pro 100.000 Einwohner und Jahr eine Therapie mit EKT, und etwa 0,5‰ der depressiven Episoden aller Schweregrade werden mit EKT behandelt (Loh et al. 2013). Das zeigt, dass EKT in der Alltagserfahrung so gut wie nicht in Erscheinung tritt. Zwar kommen die meisten Menschen mit den häufigen leichten psychischen Störungen in Kontakt, akute Phasen von schweren Erkrankungen sind ihnen aber nicht vertraut. Verständlicherweise reagieren sie irritiert, wenn sie die ihnen bekannten (leichteren) psychischen Beschwerden mit EKT in Verbindung bringen. Wegen der Alltagsferne bleibt die Vorstellung der Bevölkerung von EKT-Patienten und der Behandlung eher vage, abstrakt und detailarm (Liberman u. Trope 2008). Die EKT ist für die meisten Menschen ein seltenes und fernes Ereignis, das durch die Medien und durch Erzählungen vermittelt und nicht durch eigenes Erleben korrigiert wird.

- **Weitgehendes Fehlen in der ärztlichen Ausbildung**
  - In **Deutschland**, **Südtirol** und der **Schweiz** ist die EKT nicht explizit in der Facharztausbildung vorgesehen. Sie wird beispielsweise in der deutschen Weiterbildungsordnung zum Facharzt für Psychiatrie und Psychotherapie gar nicht explizit erwähnt.
  - In **Österreich** wurde die EKT zumindest in den theoretischen Unterricht integriert.

Da viele psychiatrische Krankenhäuser die Behandlung nicht anbieten, sind angehende Psychiater eher selten mit der praktischen Durchführung der EKT vertraut. Noch schwieriger stellt sich die Situation bei Kollegen anderer Fachrichtungen dar, da sie als Medizinstudenten die Behandlungsmethode in der Regel nicht kennengelernt haben. Ein solcher Mangel an persönlicher Erfahrung beeinträchtigt naturgemäß die Aufklärungsgespräche über die Therapie. Potenziellen Befürchtungen und negativen Erwartungen der Patienten kann wenig entgegengesetzt werden. Da dies alle späteren Zuweiser betrifft, ist eine adäquate Aufklärung der Patienten über EKT kaum als gewährleistet anzusehen.

- **Unzureichende Vermittlung**
Die EKT konnte bisher nicht als moderne medizinische Maßnahme vermittelt werden. Die historischen Wurzeln der EKT reichen weit zurück. Durch die Einführung der Muskelrelaxierung in Kurznarkose vor ungefähr 50 Jahren ist sie eine unspektakuläre medizinische Maßnahme geworden, deren Nebenwirkungen zusätzlich durch schonende Stimulationsparadigmen deutlich reduziert werden konnten. Andere technische Verbesserungen wie Hyperoxygenierung und EEG-Monitoring

folgten. Juristisch muss der Patient wie bei jedem anderen medizinischen Eingriff aufgeklärt werden und schriftlich einwilligen. Diese Entwicklung zu einer modernen medizinischen Maßnahme konnten der Öffentlichkeit leider bisher nur sehr ungenügend vermittelt werden. Stattdessen tradieren Medien und die mündliche Überlieferung häufig das alte Bild des festgeschnallten und wild krampfenden Patienten.

- **Prinzip der Ultima Ratio**
Die EKT wird oft als Ultima Ratio angewendet und nicht evidenzbasiert. Dem Prinzip der Ultima Ratio folgend erhalten Patienten nur dann EKT, wenn sie mit anderen Therapiemethoden als nicht mehr behandelbar gelten. Statt zu einer rechtzeitigen und adäquaten Aufklärung führt diese Haltung nicht selten zu monate- und jahrelangen Verzögerungen (Kellner et al. 2010; Pfaff et al. 2013). Da die Episodendauer und die Anzahl der nicht erfolgreichen Therapieversuche als negative Prädiktoren für die weitere Therapie gelten, reduziert dies die Chancen der Patienten auf Besserung (Kho et al. 2005).

Aus **psychotherapeutischer Sicht** fördert das Prinzip der Ultima Ratio katastrophierende Denkmuster, da Patienten sich fragen müssen, was mit ihnen geschieht, wenn sie nicht auf diese letzte Therapie ansprechen. Dadurch wird EKT mit Chronizität sowie Gefühlen der Hoffnungslosigkeit und Ausweglosigkeit assoziiert. In einer sich selbst verstärkenden Negativspirale führt das wiederum zu stärkerer Stigmatisierung.

5.5   Einstellung verschiedener Gesellschaftsgruppen zur EKT

Alle uns bekannten Untersuchungen zur Einstellung gegenüber der EKT fanden mehr oder weniger große Vorbehalte. Dies trifft in besonderem Ausmaß für die Medien und die Allgemeinbevölkerung zu, aber auch für Ärzte mit und ohne Psychiatrieerfahrung, für Medizinstudenten ebenso wie für Patienten und deren Angehörige. **Regional** ist die Stigmatisierung in Skandinavien geringer ausgeprägt als in anderen Teilen der Welt. **Zeitlich** erreichte die Stigmatisierung in den 1960er und 1970er-Jahren ihren Höhepunkt und flaut seither sehr allmählich ab. Eine Studie aus dem deutsch-sprachigen Raum zeigte, dass Vorurteile gegenüber der EKT in der Bevölkerung ein ubiquitär verbreitetes Phänomen sind und wenig von individuellen, kulturellen oder demografischen Faktoren abhängen (Lauber et al 2005). Vorbehalte scheinen in der Regel, aber nicht immer, geringer ausgeprägt zu sein, wenn die Menschen praktisch mit der EKT in Berührung gekommen sind wie Patienten, Angehörige und Psychiater.

Wie bereits dargestellt, tragen die Medien wesentlich zur Stigmatisierung der EKT bei (Hoffmann et al. 1997, 1998). Über Behandlungserfolge wird selten berichtet. Auch negative Folgen einer Nichtanwendung der EKT kommen in den Darstellungen nicht vor.

- **Studienergebnisse**

Mit EKT behandelte Patienten haben im Vergleich zur Allgemeinbevölkerung eine graduell positivere Einstellung der Therapie gegenüber. In einer Meta-analyse von 75 Studien an insgesamt über 6000 Patienten wurde dieses Thema untersucht (Chakrabarti et al. 2010). Die Mehrheit der Patienten verfügte über erstaunlich wenig Wissen hinsichtlich der Behandlung. Zwar waren die Grundlagen meist bekannt, wie z. B., dass bei der Behandlung ein Krampfanfall im Gehirn ausgelöst wird. Die Befragten verfügten aber kaum über Informationen zu den möglichen Nebenwirkungen und zu den Indikationen der Therapiemethode. Im Gegenteil kann das Wissen, das ein Patient über die EKT wiedergeben kann, mit Dauer der Behandlung sogar abnehmen (Jenaway 1993; Greening et al. 1999). Jedoch ist dieses Informationsdefizit nicht EKT spezifisch, sondern fand sich in ähnlicher Form bei neuro- bzw. allgemeinchirurgischen Eingriffen (Krupp et al. 2000; Lavelle-Jones et al. 1993).

In der Metaanalyse fühlten sich durchschnittlich 20–35 % der Patienten gedrängt, der EKT zuzustimmen. Im Hinblick auf die große Ambivalenz psychisch kranker Menschen ist diese Aussage mit Vorsicht zu bewerten. In Untersuchungen mit Kontrollgruppen sollte geklärt werden, ob sich Patienten nicht in ähnlicher Weise gedrängt fühlen, wenn sie mit Psychopharmaka behandelt werden oder sich einer Blinddarmoperation unterziehen müssen. Aus der klinischen Erfahrung neigen auch psychisch gesunde Menschen dazu, Entscheidungen über unangenehme Therapien zu externalisieren. Trotzdem empfand die Mehrheit der Patienten die EKT als hilfreich und die positiven Effekte als überwiegend. Durchschnittlich etwa 70 % gaben an, dass sie sich erneut zu einer EKT entschließen würden. Gleichzeitig war aber eine nicht unbedeutende Untergruppe sehr kritisch und negativ bezüglich der EKT eingestellt. Die Ursachen hierfür sind kaum untersucht (Chakrabarti et al. 2010). Rose und Mitarbeiter fanden in Metaanalysen einen großen Anteil von kritisch eingestellten Patienten (Rose et al. 2003, 2005). Ihre Methodik wurde in einer aktuellen Publikation allerdings kritisiert (Bergsholm 2012).

Als wichtige Emotion im Zusammenhang mit der EKT wurde Angst angegeben (Chakrabarti et al. 2010). Sie war hauptsächlich mit einem bleibenden Hirnschaden durch den applizierten Strom assoziiert, in zweiter Linie mit anderen Nebenwirkungen wie Gedächtnisverlust. Darin zeigt sich, wie wenig es bisher gelungen ist, die Weiterentwicklung des Verfahrens zu kommunizieren. Daneben sollten die Nebenwirkungen, wie bei jeder Therapie, im Verhältnis zu den Nachteilen gesehen werden, die ein Weiterbestehen der Erkrankung mit sich bringt. Im Nachhinein fand die Mehrheit der Patienten die EKT nicht belastender als eine Zahnextraktion. Das Warten auf die bevorstehende Behandlung, die Verabreichung des Narkosemittels und die Aufwachphase wurden als besondere Stressmomente dargestellt. Es sollte nach Möglichkeiten gesucht werden, diese Situationen zu entschärfen.

5.6 Bessere Akzeptanz durch mehr Aufklärung?

Fehlende und falsche Informationen bilden ein großes Problem für die EKT. Dies führt leicht zu der Auffassung, dass sich das Akzeptanzproblem der Therapie auf einfache Weise durch mehr Aufklärung lösen ließe. Tatsächlich gibt es Argumente für diese Hypothese.

In einer deutschlandweiten Umfrage wurde die **Haltung des Pflegepersonals** gegenüber der EKT als eher ablehnend und skeptisch beschrieben. Ausnahmen bildeten Kliniken, in denen systematische Fortbildung und Diskussion über die EKT stattfanden (Müller et al. 1998). Für die reservierte Haltung in den anderen Institutionen kann deshalb ein Defizit an Information und Austausch angenommen werden. Weitere Studien scheinen dieses Ergebnis zu stützen (Oldewening et al. 2007; Arkan et al. 2008; Wood et al. 2007).

Ein ähnlicher Zusammenhang fand sich bei der **Ausbildung von Medizinstudenten** (Shah et al. 2009; Warnell et al. 2005). Außerdem erwies sich dabei ein praxisorientierter Unterricht einem ausschließlich theoretischen als überlegen.

Dem potenziellen Nutzen von Aufklärung muss man auch zugutehalten, dass der Abbau von Vorurteilen, die durch jahrelange Fehlinformation und negative Medienberichte in der Öffentlichkeit genährt wurden, Zeit braucht (Dowman et al. 2005; Lauber et al. 2005). Trotzdem gibt es eine Reihe von Untersuchungen, die Aufklärung als Wunderwaffe gegen Stigma in Zweifel ziehen. Vielmehr scheint die Wirkung der Informationsvermittlung sensibel von den Kontextbedingungen abzuhängen.

Die Hypothese, dass Patienten mit höherem Informationsstand über EKT auch eine positivere Einstellung haben, bestätigte sich in einer Studie von Bustin et al. (2008) nicht. Dabei wurden in England, Kanada und Argentinien kulturelle Einflüsse auf die Einstellung von Patienten zur EKT untersucht. In Argentinien wenden Ärzte die Therapie eher ungern an, weil sie in der Öffentlichkeit häufig mit Foltermethoden assoziiert wird. Daneben besteht dort ein starker Einfluss der Psychoanalyse. Zwar zeigten die argentinischen Patienten den niedrigsten Wissensstand über EKT im Verhältnis zu den beiden anderen Ländern, die Einstellungen unterschieden sich jedoch interessanterweise nicht.

Eine Studie von Gazdag et al. (2009) an einer Gruppe von Ärzten macht deutlich, wie Vorwissen einer Änderung der Einstellung entgegenstehen kann. Im Rahmen ihrer Facharztausbildung waren 66 Internisten während einer 3-wöchigen psychiatrischen Ausbildungsphase bei einer modifizierten EKT anwesend. Die Einstellung und das Wissen im Hinblick auf die Behandlung wurden vorher und nachher mit Fragebogen erhoben. Während sich die Einstellung der Teilnehmer mit minimalen Vorkenntnissen signifikant besserte, trat in der Gruppe mit moderatem Vorwissen keine Änderung ein. Bei denjenigen, die diese Vorkenntnisse aus antipsychiatrischen Quellen bezogen hatten, verschlechterte sich die Einstellung sogar durch die Anwesenheit bei der EKT. Dies macht deutlich, wie bestehende Vorurteile sich durch eine praktische Konfrontation eher zu verhärten neigen.

5.7 Fortschritte in der öffentlichen Diskussion

Allen ideologischen Widerständen zum Trotz hat die klinische Praxis in den letzten 25 Jahren gezeigt, dass auf die EKT derzeit nicht verzichtet werden kann, ohne die Qualität der Patientenversorgung zu verschlechtern. Diese Erkenntnis wird von der psychiatrischen Fachwelt weitgehend geteilt und hat ihren Niederschlag in zahlreichen Stellungnahmen und Empfehlungen der nationalen Fachgesellschaften gefunden. Darin sind Richtlinien für den evidenzbasierten Einsatz der EKT festgehalten.

Die **deutsche Bundesärztekammer** hat 2003 Position bezogen. In einer Stellungnahme wird betont, dass die immer wieder in die Öffentlichkeit getragene Darstellung der EKT als veraltete, überholte oder gar inhumane Behandlungsmethode falsch ist und weitgehend auf mangelhafter Information beruht. Vielmehr würde ein Verzicht auf die EKT eine ethisch nicht vertretbare Einschränkung des Rechts von häufig suizidal gefährdeten, schwerstkranken Patienten auf bestmögliche Behandlung bedeuten (Folkerts et al. 2003).

Die Arbeitsgruppe für spezielle biologisch-psychiatrische Verfahren der **Österreichischen Gesellschaft für Psychiatrie und Psychotherapie** (ÖGPP) hat ein offizielles Konsensuspapier zur EKT erstellt, in dem der aktuelle Wissensstand zur EKT und Anwendungsempfehlungen dargelegt werden. Demnach ist die EKT eine wissenschaftlich und klinisch sehr gut begründete Therapieform und nimmt v. a. in der Behandlung therapieresistenter Depressionen eine zentrale Stellung ein (Conca et al. 2004).

Die **deutsche Gesellschaft für Psychiatrie, Psychotherapie, Psychosomatik und Nervenheilkunde** (DGPPN) hat im November 2010 das länderübergreifende Referat »Klinisch angewandte Stimulationsverfahren in der Psychiatrie« gegründet, in dem Experten aus Deutschland, Österreich, der Schweiz und Italien zusammenarbeiten. Als eine ihrer ersten Initiativen hat die Gruppe eine Stellungnahme erarbeitet, in der ein rechtzeitiger und adäquater Einsatz der EKT gefordert wird, um einer Chronifizierung behandelbarer Erkrankungen entgegenzutreten. Die psychiatrischen Fachgesellschaften der 4 beteiligten Länder haben die Stellungnahme gemeinsam verabschiedet (Grözinger et al. 2012). Daneben beschäftigt sich das Referat mit allen klinischen und wissenschaftlichen Aspekten der EKT. Insbesondere will es den Erfahrungsaustausch zwischen den Behandlern fördern, einen Beitrag zur Qualitätssicherung leisten und wissenschaftliche Initiativen fördern.

In Übereinstimmung mit diesen Entwicklungen innerhalb der psychiatrischen Fachwelt zeigen die ansteigenden Behandlungszahlen der letzten Jahrzehnte in den deutsch sprechenden Ländern, dass die EKT von den Patienten zunehmend akzeptiert wird und behandelnde Ärzte sich weniger von einem negativ verzerrten Medienbild beeinflussen lassen (Lauter et al. 1987; Müller et al. 1998; Loh et al. 2013). Daneben hat die EKT in einigen Leitlinien zur Behandlung psychiatrischer Erkrankungen Eingang gefunden. Allerdings wird sie in Behandlungsalgorithmen immer noch eher spät empfohlen.

> In den letzten Jahren ist es zu einer zunehmenden Akzeptanz der EKT gekommen. Dafür sprechen Studienergebnisse, Stellungnahmen der Fachgesellschaften und steigende Behandlungszahlen.

5.8 Reduzierung von Vorbehalten

Wie können die Vorbehalte gegenüber der EKT reduziert werden? Aus der Literatur und Gesprächen mit Kollegen, Laien und Patienten haben die Autoren eine Liste von Maßnahmen erstellt, die dazu beitragen können, Vorbehalte gegenüber der EKT zu reduzieren. Die Inhalte der Liste werden dann im Folgenden ausgeführt.

Maßnahmenliste
1. Potenzielle Zuweiser und medizinisches Personal aufklären und ausbilden
2. Präsenz der EKT in Lehrbüchern, Weiterbildungskatalogen und Leitlinien fördern
3. Patienten und Angehörige frühzeitig und adäquat aufklären
4. Fallgeschichten für den Transport von Information nutzen
5. Explizite Darstellungen der EKT sehr zurückhaltend einsetzen
6. Gespräche mit Journalisten als Aufgabe ernst nehmen

■ **Ad 1: Aufklärung und Ausbildung des Fachpersonals**

Potenzielle Zuweiser und medizinisches Personal sollten verstärkt aufgeklärt und ausgebildet werden. Psychiater in Kliniken ohne EKT-Möglichkeit, niedergelassene Fachärzte, Hausärzte, medizinisches Personal und Medizinstudenten sind die **entscheidenden Multiplikatoren**, die den Patienten und der Allgemeinbevölkerung das Bild der EKT als moderne medizinische Maßnahme vermitteln können, wenn sie darüber aufgeklärt und dafür ausgebildet sind (Dauenhauer et al. 2011). EKT-Anwender sollten keine Gelegenheit auslassen, diesen Personenkreis zu informieren. Ein aktives Zugehen auf Qualitätszirkel, Nachbarkliniken und entsprechende Medien können hilfreich sein.

■ **Ad 2: Förderung der Weiterbildung in EKT**

Die Präsenz der EKT in Lehrbüchern, Weiterbildungskatalogen und Leitlinien sollte gefördert werden. Für eine steigende Akzeptanz der Behandlungsmethode innerhalb der Ärzteschaft ist es wichtig, dass die EKT in der Struktur der theoretischen und praktischen Ausbildung integriert ist. Für Medizinstudenten sollte generell die Möglichkeit gegeben sein, theoretische und praktische Einblicke in die Durchführung der Therapie zu bekommen.

■ **Ad 3: Aufklärung von Patienten und Angehörigen**

Patienten und Angehörige sollten frühzeitig und adäquat über EKT informiert werden. Eine detaillierte, schrittweise und gegebenenfalls wiederholte Aufklärung über Wirksamkeit, Nebenwirkungen und Durchführung ist ausschlaggebend für eine bessere Akzeptanz und Zufriedenheit der Patienten. EKT als Ultima Ratio ist aus verschiedenen Gründen inadäquat.

■ **Ad 4: Information durch Fallbeispiele**

Fallgeschichten können für den Transport von Information genutzt werden. Schwere psychiatrische Erkrankungen sind keine Alltagserfahrung. Die meisten Menschen assoziieren depressive Erkrankungen mit Burnout und reaktiv gedrückter Stimmung. Es fällt ihnen verständlicher Weise schwer, EKT als Behandlungsmethode für derartige Beschwerden in Betracht zu ziehen. Beispiele von Patienten können hier als Brücke dienen. Über die menschliche Fähigkeit zur Empathie stellen Krankengeschichten eine Verbindung zur Alltagserfahrung her (Lewis 2011; Nesseler 2011). Auch im Kontakt mit den Medien können Fallbeispiele helfen.

■ **Ad 5: Zurückhaltung bei expliziten Darstellungen**

Ausführliche bildhafte Darstellungen der EKT sollten sehr zurückhaltend eingesetzt werden. Mediziner führen zum Wohl ihrer Patienten oft notwendige und hilfreiche Eingriffe durch, deren explizite Darstellung medizinische Laien intuitiv zurückschrecken lässt. Unvorbereitete Zuschauer sind durch solche Szenen, die im aufklärerischen und nicht selten auch sensationsheischenden Eifer gezeigt werden, leicht überfordert und reagieren verständlicherweise mit Abscheu. Dies gilt für alle invasiven Methoden einschließlich der EKT. Videovorführungen zur EKT sollten auf diesen Effekt Rücksicht nehmen.

■ **Ad 6: Vermittlung an die Medien – eine anspruchsvolle Aufgabe**

Gespräche mit Journalisten müssen als Aufgabe ernst genommen werden. Es ist erfreulich, wenn Journalisten und damit die Öffentlichkeit sich für Psychiatrie und EKT interessieren. Die Verführung ist groß, bei solchen Interviews spontan darüber zu plaudern, mit was man sich täglich beschäftigt. Medizinische Sachverhalte sinnvoll und verständlich zu vermitteln, ist eine didaktische Aufgabe, die nicht dem Zufall der spontanen Eingebung überlassen werden sollte. Deshalb brauchen Gespräche mit Journalisten Vorbereitung, Betreuung und Nachbereitung. Die Öffentlichkeit hat ein Recht darauf.

Literatur

Arkan B, Ustün B (2008) Examination of the effect of education about electroconvulsive therapy on nursing practice and patient satisfaction. J ECT 24: 254–259

Baghai T, Marcuse A, Möller HJ, Rupprecht R (2005) Elektrokonvulsionstherapie an der Klinik für Psychiatrie und Psychotherapie der Universität München. Entwicklung in den Jahren 1995–2002. Nervenarzt 76: 597–612

Benbow SM, Bolwig TG (2009) Electroconvulsive therapy in Scandinavia and the United Kingdom. In: Swartz CM (Hrsg) Electroconvulsive and Neuromodulation Therapies. Cambridge University Press, New York, S 236–243

Bergsholm P (2012) Patients' perspectives on electroconvulsive therapy: a reevaluation of the review by Rose et al on memory loss after electroconvulsive therapy. J ECT 28(1): 27–30

Breggin PR (1980) Elektroschock ist keine Therapie. Urban & Schwarzenberg, München

Bustin J, Rapoport MJ, Krishna M et al (2008) Are patients' attitudes towards and knowledge of electroconvulsive therapy transcultural? A multi-national pilot study. Int J Geriatr Psychiatry 23: 497–503

Chakrabarti S, Grover S, Rajagopal R (2010) Electroconvulsive therapy: A review of knowledge, experience and attitudes of patients concerning the treatment. World J Biol Psychiatry 11: 525–537

Conca A, Hinterhuber H, Prapotnik M et al (2004) Die Elektrokrampftherapie: Theorie und Praxis. Neuropsychiatrie 18(1): 1–17

Dauenhauer LE, Chauhan P, Cohen BJ (2011) Factors that influence electroconvulsive therapy referrals: a statewide survey of psychiatrists. J ECT 27(3): 232–235

Der Spiegel (1995) Blitzschlag ins Hirn. Heft 10/1995. Spiegel-Verlag Rudolf Augstein, Hamburg

Dörner K, Plog U (1996) Irren ist menschlich. Psychiatrie Verlag, Rehburg-Loccum, S 547

Dowman J, Patel A, Rajput K (2005) Electroconvulsive Therapy: Attitudes and Misconceptions. J ECT 21: 84–87

Felthous A (2009) Legislation that regulates, limits, or bans electroconvulsive therapy. In: Swartz CM (Hrsg) Electroconvulsive and neuromodulation therapies. Cambridge University Press, New York, S 207–220

Folkerts H, Remschmidt H, Saß H et al (2003) Bekanntmachungen: Stellungnahme zur Elektrokrampftherapie

(EKT) als psychiatrische Behandlungsmaßnahme. Dtsch Arztebl 100: A-504/B-432/C-408

Friedberg J (1977) Shock treatment, brain damage and memory loss: a neurological perspective. Am J Psychiatry 134:1010–1014

Gazdag G, Sebestyén G, Ungvari GS, Tolna J (2009) Impact on psychiatric interns of watching live electroconvulsive treatment. Acad Psychiatry 33: 152–156

Greening J, Bentham P, Stemmon J et al (1999) The effect of structured consent on recall of information pre- and post- ECT. Psychiatr Bull 23: 471–474

Grözinger M, Conca A, DiPauli J et al (2012) Elektrokonvulsionstherapie. Psychiatrische Fachgesellschaften aus vier Ländern empfehlen einen rechtzeitigen und adäquaten Einsatz. Nervenarzt 83: 919–921

Hoffmann-Richter U, Alder B, Finzen A (1997) Elektrokrampftherapie, Elektroschock und Schocktherapie in der Zeitung. Psychiat Prax 24: 143

Hoffmann-Richter U, Alder B, Finzen A (1998) Die Elektrokrampftherapie und die Defibrillation in der Zeitung. Nervenarzt 69: 622–628

Jenaway A (1993) Educating patients and relatives about electroconvulsive therapy: the use of an information leaflet. Psychiatr Bull 17: 10–12

Kellner CH, Knapp R, Husain MM et al (2010) Bifrontal, bitemporal and right unilateral electrode placement in ECT: randomised trial. Br J Psychiatry 196(3): 226–234

Kerr RA, McGrath JJ, O'Kearney RT, Price J (1982) ECT: misconceptions and attitudes. Austr N Z J Psychiatry 16: 43–49

Kho KH, Zwinderman AH, Blansjaar BA (2005) Predictors for the efficacy of electroconvulsive therapy: chart review of a naturalistic study. J Clin Psychiatry 66(7): 894–899

Krupp W. Spanehl O, Laubach W, Seifert V (2000) Informed consent in neurosurgery: Patients' recall of preoperative discussion. Acta Neurochir 142: 233–239

Lauber C, Nordt C, Falcato L, Rössler W (2005) Can a seizure help? The public's attitude toward electroconvulsive therapy. Psychiatr Res 134: 205–209

Lauter H, Sauer H (1987) Electroconvulsive therapy: A german perspective. Convuls Ther. 3(3): 204–209

Lavelle-Jones C, Byrne DJ, Rice P, Cuschieri A (1993) Factors affecting quality of informed consent. BMJ 306: 885–890

Lewis B (2011) Narrative and psychiatry. Curr Opin Psychiatry 24: 489–494

Liberman N, Trope Y (2008) The psychology of transcending the here and now. Science 21;322(5905): 1201–1205

Loh N, Nickl-Jockschat T, Sheldrick AJ, Grözinger M (2013) Accessibility, standards and challenges of electroconvulsive therapy in Western industrialized countries: A German example. World J Biol Psychiatry 14(6): 432–440

Luhmann N (1996) Die Realität der Massenmedien. Westdeutscher Verlag, Opladen

McDonald A, Walter G (2009) Electroconvulsive therapy in biographical books and movies. In: Swartz CM (Hrsg) Electroconvulsive and neuromodulation therapies. Cambridge University Press, New York, S 180–195

Müller N (2004) Die öffentliche Meinung zur Elektrokonvulsionstherapie. In: Baghai T, Frey R, Kasper S, Möller HJ (Hrsg) Elektrokonvulsionstherapie: Klinische und wissenschaftlich Aspekte. Springer, Wien, S 22–34

Müller U, Klimke A, Jänner M, Gaebel W (1998) Die Elektrokrampftherapie in psychiatrischen Kliniken der Bundesrepublik Deutschland 1995. Nervenarzt 69: 15–26

Nesseler T (2011) Narrated truths: the image of psychiatry in the media. Eur Arch Psychiatriy Clin Neurosci 2: S124–128

Oldewening K, Lange RT, Willan S et al (2007) Effects of an education training program on attitudes to electroconvulsive therapy. J ECT 23: 82–88

Pfaff M, Seidl A, Angst K et al (2013) Electroconvulsive therapy as a "last resort" in the treatment of Depression? Psychiatr Prax, im Druck

Rose D, Fleischmann P, Wykes T et al (2003) Patients' perspectives on electroconvulsive therapy: systematic review. BMJ 326(7403): 1363

Rose DS, Wykes TH, Bindman JP, Fleischmann PS (2005) Information, consent and perceived coercion: patients' perspectives on electroconvulsive therapy. Br J Psychiatry 186: 54–59

Shah N, Averill PM (2009) Third-year medical students' understanding, knowledge and attitudes toward the use of electroconvulsive therapy: a pre-exposure and post-exposure survey. J ECT 25: 261–264

Vollmann J (2008) Patientenselbstbestimmung und Selbstbestimmungsfähigkeit: Beiträge zur klinischen Ethik. Kohlhammer, Stuttgart

Warnell R, Duk AD, Christison GW, Haviland MG (2005) Teaching electroconvulsive therapy to medical students: Effects of instructional method on knowledge and attitudes. Acad Psychiatry 29: 433–436

Wood JH, Chambers M, White SJ (2007) Nurses' knowledge of and attitude to electroconvulsive therapy. J ECT 23: 251–254

Spezieller Teil

Indikationen und Wirksamkeit der EKT

Bettina Grager, Jan Di Pauli

Ladislas Meduna hat die Konvulsionstherapie ursprünglich zur Behandlung der Schizophrenie entwickelt. Dementsprechend litten auch die ersten Patienten, die von Ugo Cerletti in Rom mittels »Elektroschock« behandelt wurden, unter schizophrenen Störungen. Später erkannte Cerletti, dass die Elektrokonvulsionstherapie auch bei affektiven Erkrankungen gut wirksam ist. Eine herausragende Eigenschaft der EKT ist ihr breites syndromales Anwendungsspektrum. Sie wirkt

- antidepressiv,
- antimanisch,
- antipsychotisch,
- antikonvulsiv,
- antisuizidal,
- stimmungstabilisierend und
- antikataton.

Kasuistisch ist ihre Wirksamkeit auch bei neurologischen Bewegungsstörungen beschrieben.

Derzeit gilt EKT als indiziert, wenn die Symptomatik des Patienten potenziell auf die Behandlung anspricht, also dem oben angegebenen Anwendungsspektrum entspricht und wenn eine der folgenden Situationen gegeben ist:

- es sich um besonders schwere, z. B. vital bedrohliche, Zustandsbilder handelt oder schwere Suizidalität besteht;
- andere Behandlungen ein höheres Risiko oder stärkere Nebenwirkungen beinhalten;
- Therapieresistenz unter anderen Behandlungen vorliegt oder ein gutes Ansprechen auf EKT bekannt ist;
- eine Kontraindikation für eine medikamentöse Behandlung besteht;
- der Patient die Behandlung wünscht und die entsprechende Indikation vorliegt;
- Bedingungen vorliegen, die ein gutes Ansprechen erwarten lassen wie
    - höheres Lebensalter,
    - ausgeprägte psychomotorische Hemmung,
    - ausgeprägte Wahnvorstellungen,
    - Halluzinationen bei affektiven Störungen.

Diese Kriterien entsprechen in den Grundzügen den Richtlinien der deutschsprachigen Länder und den internationalen Publikationen (Wissenschaftlicher Beirat der Bundesärztekammer 2003; Conca et al. 2004; APA 2001).

6.1   Affektive Störungen

6.1.1   Depressive Episoden

In den westlichen Industrieländern werden etwa 80 % der EKT wegen depressiver Störungen durchgeführt (Payne u. Prudic 2009; Loh et al. 2013). Die Wirksamkeit der EKT in dieser Indikation wird durch eine Vielzahl von Studien belegt (Fink 2000; UK Review Group 2003). Besonders gut sprechen schwere, abgegrenzte depressive Episoden mit familiärem Hintergrund an. Weniger wichtig scheint zu sein, ob es sich dabei um eine einzelne depressive Episode handelt, ob sie im Rahmen einer rezidivierenden depressiven Störung oder einer bipolaren Störung auftritt. (APA 2001). Im zuletzt genannten Fall scheint das Risiko für Restsymptome nach Beendigung der EKT Serie aber höher zu sein (Medda 2010).

Die Responsrate ohne vorhergehende Therapieresistenz liegt je nach Patientenkollektiv bei 80–90 %, im Fall vorhergehender Therapieresistenz bei 50–60 % (APA 2001; Weiner et al. 2001; Petrides et al. 2001).

Bei der schweren depressiven Episode ist die EKT der Pharmakotherapie überlegen. Beim depressiven Stupor ist sie Therapie der 1. Wahl. Aufgrund von Nahrungsverweigerung oder akuter Suizidalität kann eine **vitale Indikation** vorliegen. Die EKT ist dann die schnellste und effizienteste Behandlungsmethode und hat eine Erfolgsrate von etwa 80 % (Weiner et al. 2001).

Die häufigste Indikation zur Durchführung der EKT ist die Therapieresistenz unter medikamentösen und anderen somatischen Behandlungen. Meist wird von **Therapieresistenz** ausgegangen, wenn mindestens 2 antidepressive Medikamente, möglichst aus unterschiedlichen pharmakologischen Wirkgruppen, in ausreichender Dosierung und Dauer gegeben wurden (DGPPN et al. 2010). In der Praxis erfolgt der Einsatz der EKT aber meist erst nach vielen Monaten oder Jahren (Grözinger et al. 2012).

❯ **Die Wahrscheinlichkeit einer Besserung unter EKT sinkt mit der Dauer der Vorbehandlung (Prudic et al. 1996). Ihr Einsatz sollte daher rechtzeitig erfolgen.**

■ **Durchführung bei depressiven Episoden**

Die **bilaterale Stimulation** zeigt ein besseres Ansprechen als die rechts unilaterale Stimulation, führt aber auch zu mehr kognitiven Nebenwirkungen. Aufgrund dessen wird im deutschsprachigen Raum primär meist die **rechts unilaterale Stimulation** verwendet, es sei denn, die rasche Wirksamkeit steht gegenüber den Nebenwirkungen ganz im Vordergrund. Sollte es unter der unilateralen Stimulationstechnik zu keinem Ansprechen kommen, ist der Wechsel auf eine bilaterale Elektrodenposition zu empfehlen. Als Alternative zur unilateralen Methode könnte sich die bifrontale Stimulation entwickeln. Diese weist bei wohl gleicher Wirksamkeit weniger kognitive Nebenwirkung auf (Eschweiler et al. 2007).

Nach 6 Behandlungen ohne erkennbare Besserung sollte eine bilaterale Elektrodenplatzierung erwogen werden. Bevor von einem Nichtansprechen unter EKT ausgegangen wird, sollten zumindest 10 Behandlungen versucht worden sein (APA 2001).

❯ **Es entspricht der klinischen Erfahrung der Herausgeber, dass manche Patienten erst nach deutlich mehr als 10 Behandlungen ansprechen. Nach einer entsprechenden Nutzen-Risiko-Bewertung sollte deshalb die Behandlung nicht zu früh abgebrochen werden.**

Insbesondere wenn ein Patient früher bereits auf eine EKT Behandlung angesprochen hat, ist es gerechtfertigt, mehrere Behandlungsversuche durchzuführen. Auch wenn die Symptomatik ein Ansprechen erwarten lässt oder sehr schwer ist, können mehr als 10 Behandlung versucht werden (Abrams 2002).

Idealerweise sollte bei Beendigung der EKT Serie keine Restsymptomatik mehr bestehen, da diese mit einer erhöhten Rückfallwahrscheinlichkeit einhergeht (Sackeim et al. 2000, 2001). Sofern keine schwerwiegenden Gründe dagegen sprechen,

wird empfohlen, bis zur Remission zu behandeln (HAMD Score < 9).

Lässt sich nach mindestens 15 Behandlungen nur eine Teilremission erreichen, sollten noch 3 weitere Behandlungen durchgeführt werden. In stabiler Teilremission wird die EKT Serie dann beendet oder in eine Fortführungs-EKT übergeführt. Letztlich obliegt es einer genauen Nutzen-Risiko-Bewertung, ob mehr Behandlungen versucht werden, um eine Remission zu erreichen

Im Rahmen der Behandlung von depressiven Störungen mittels EKT kann ein **Switch** in eine manische Symptomatik ausgelöst werden. Von einem Absetzen der Behandlung sollte dann abgesehen werden, da die EKT auch antimanische Wirkung hat. Die Qualitätskriterien für das Anfallsgeschehen sind zu überprüfen. Gegebenenfalls muss die Ladung erhöht oder die Frequenz der Behandlung von 2-mal wöchentlich auf 3-mal wöchentlich herauf gesetzt werden. Auch ein Wechsel von unilateraler auf bilaterale Elektrodenposition kann überlegt werden.

Liegt nur eine hypomane Symptomatik vor, wird empfohlen, die EKT zu unterbrechen und zu beobachten, ob eine Remission erreicht wird (Abrams 2002).

■ **Prognostische Faktoren**

Das Vorhandensein psychotischer Symptome scheint einen positiven prognostischen Faktor darzustellen (Petriges et al. 2001), wobei die Wirksamkeit der EKT sich dann durch eine Komedikation mit Antipsychotika steigern lässt (Coryel 1998). Ein weiterer günstiger prognostischer Faktor ist das Alter: Ältere depressive Patienten haben eine bis zu 20 % höhere Ansprechrate (Tew et al. 1999). Im Hinblick auf die Indikation muss das Narkoserisiko mit berücksichtigt werden. Einen positiven prädiktiven Faktor stellt eine ausgeprägte psychomotorische Hemmung dar. Ein katatones Syndrom spricht unabhängig von der psychiatrischen Grunderkrankung meist gut und rasch auf eine EKT an (Weiner et al. 2001).

✂ Ein schnelles Ansprechen und ein höherer Wert auf der Hamilton Depression Scale zu Beginn der Behandlung sind positive Prädiktoren (Koh et al. 2004).

▪▪▪ Negative prognostische Faktoren sind eine medikamentöse Therapieresistenz und die längere Dauer der Krankheitsphase (Prudic et al. 1996).

Es gibt Hinweise, dass nach EKT einer depressiven Episode im Rahmen einer bipolaren Störung häufiger Restsymptome verbleiben als im Rahmen unipolarer Verläufe (Medda et al. 2009).

Ebenso gibt es Hinweise, dass die Wirksamkeit der EKT bei einer **atypischen Depression** geringer ist. Diese ist gekennzeichnet durch Angstsymptomatik, Hypersomnie, vermehrten Appetit und erhöhte Kränkbarkeit. Die atypische Depression hat eine hohe Ansprechrate auf Plazebo, daher hilft die EKT meist anfangs, häufiger kommt es dann aber zu einem Rückfall (Swartz 2009). Auch Patienten mit komorbider Persönlichkeitsstörung sprechen weniger gut auf eine EKT Behandlung an (Sareen et al. 2000).

6.1.2   Manische Episoden

Die Ansprechrate bei Manien schwankt je nach Untersuchung zwischen 70 und 100 %. In einer Reviewarbeit wird von einem deutlichen klinischen Ansprechen in 80 % der Fälle ausgegangen (Mukherjee et al. 1994). Die Wirkung scheint der von Lithium und Antipsychotika in der Akutphase gleichwertig oder sogar überlegen zu sein (Keck et al. 2000; Small 1988). Liegt bereits eine medikamentöse Therapieresistenz vor, sind die Ansprechraten niedriger (APA 2001). Die hohe Wirksamkeit könnte dazu veranlassen, die EKT im Rahmen von manischen Episoden frühzeitig einzusetzen. Dass dies in der Praxis nicht der Fall ist, hängt vermutlich mit der mangelnden Einsicht der Patienten zusammen und der deshalb fehlenden Einwilligung.

Gemischte Episoden im Rahmen bipolarer Störungen können auch bei medikamentöser Therapieresistenz noch gut auf eine EKT Behandlung ansprechen. So fanden Medda und Kollegen (2010) eine Ansprechrate von 76 % bei therapieresistenten bipolaren Patienten mit einer gemischten Episode. Die Ansprechrate war etwas höher als bei bipolaren Patienten mit einer depressiven Episode.

6.2   Schizophrenie und verwandte Störungen

6.2.1   Schizophrene Erkrankung

Im Rahmen der Schizophreniebehandlung kommt die EKT in der Regel **augmentativ** zum Einsatz, wenn das Ansprechen auf eine Pharmakotherapie nicht ausreichend ist. Eine kombinierte Behandlung aus EKT und Antipsychotika ist der jeweiligen Monotherapie überlegen (Zervas et al. 2012). Dies zeigt sich sowohl in der besseren Remissionsrate als auch in einer kürzeren Wirklatenz (Chanpattana et al. 1999). Auch bei Nichtansprechen auf Clozapin kann durch die Augmentation mit einer EKT Behandlung eine Besserung erzielt werden (Kupchik et al. 2000; Havaki-Kontaxaki et al. 2006).

Eine weitere Indikation ist gegeben, wenn eine Kontraindikation zur Medikation besteht. Daneben gibt es auch in der Behandlung der Schizophrenie schwere Fälle von Eigen- oder Fremdgefährdung, die ein schnelles Eingreifen mittels EKT notwendig machen.

Als prognostisch günstige Faktoren gelten (Chanpattana et al. 1999, 2001):
▪▪▪ ausgeprägte positive und affektive Symptome,
▪▪▪ akuter Beginn der Psychose,
▪▪▪ kurze Episodendauer.

Daher sollte bei Therapieresistenz auch bei der Schizophrenie die EKT frühzeitig in den Therapieplan einbezogen werden.

Bei chronifizierter Negativsymptomatik ist der Einsatz der EKT umstritten.

▪ Durchführung bei der Schizophrenie
Bei einer therapieresistenten paranoiden Schizophrenie muss von einer höheren Anzahl an Behandlungen ausgegangen werden. Von einem Nichtansprechen kann erst nach 20 EKT-Sitzungen gesprochen werden. (Zervas et al. 2012; Chanpattana et al. 1999).

6.2.2   Schizoaffektive Störungen

Die klinische Erfahrung zeigt, dass mit der EKT gute Ergebnisse in der Behandlung von schizoaffektiven Erkrankungen erzielt werden können (Ries et al. 1981); allerdings liegen nur Fallberichte und Fallserien vor. Aufgrund der schlechten Datenlage kommt die EKT nicht als Mittel der 1. Wahl, sondern bei Therapieresistenz oder Medikamentenunverträglichkeit zum Einsatz. Ähnlich wie bei der Schizophrenie sollte EKT **augmentativ** eingesetzt werden. Es scheint, dass die affektiven Symptome besser auf die EKT Behandlung ansprechen als die psychotischen.

6.3 Katatones Syndrom, perniziöse Katatonie und malignes neuroleptisches Syndrom

Ein **katatones Syndrom**, typischerweise bestehend aus Stupor, manchmal im Wechsel mit Erregungszuständen, Mutismus, Negativismus und Katalepsie spricht unabhängig von der zugrundeliegenden Diagnose oft gut auf die EKT an. Diese stellt nach der Gabe von Lorazepam die Therapie der 2. Wahl dar. Die hypo- und hypermotorischen Symptome der Katatonie sind prognostisch günstig für ein Ansprechen auf die EKT. Andere katatone Symptome wie Echolalie, Echopraxien, Manierismen und Stereotypien sind nicht assoziiert mit einem guten Ansprechen auf die EKT (Abrams 2002).

Katatonien können mit **schizophrenen** und **affektiven** oder **somatischen Erkrankungen** einhergehen. In Fallberichten wurde über den erfolgreichen Einsatz von EKT bei Katatonien im Zusammenhang mit verschiedensten organischen Erkrankungen berichtet, so bei multipler Sklerose, zerebrovaskulärem Insult, toxischer epidermaler Nekrolyse, LSD-induziertem Stupor und Lupus erythematodes. Im Vordergrund muss aber die Behandlung der zugrunde liegenden organischen Erkrankung stehen (Conca et al. 2004).

Die **perniziöse Katatonie** stellt eine **lebensbedrohliche Form** der Katatonie dar. Dabei treten wechselnde Bewusstseinszustände von massiver Erregung bis Stupor auf, es kommt zu einer Hyperthermie und zu autonomen Dysfunktionen wie Tachykardie, Schwitzen und Hypertonus. Der Muskeltonus ist gesteigert, oft mit aktivem Gegenhalten. Im Labor kommt es zu Leukozytose und CK Erhöhung. Es drohen Elektrolyt- und Gerinnungs-

störungen sowie eine Rhabdomyolyse mit der Gefahr des Nierenversagens.

> **Bei vital bedrohlicher perniziöser Katatonie ist EKT die Methode der Wahl.**

Die schwierige Differenzialdiagnose zwischen perniziöser Katatonie und malignem neuroleptischen Syndrom wird als katatones Dilemma bezeichnet und kann in der Praxis Schwierigkeiten bereiten. Da die Therapie beim malignen neuroleptischen Syndrom im Absetzen der Antipsychotika besteht, bei der pernizösen Katatonie aber in der Fortführung, kann eine falsche Einschätzung fatale Folgen haben. Die EKT kann dabei eine lebensrettende Maßnahme darstellen, weil die Behandlung bei beiden Krankheitsbildern wirksam ist. Der Erfolg der Behandlung tritt im Gegensatz zur reinen Behandlung mit Benzodiazepinen meist sehr rasch ein (Keck et al. 1995; Fink 2001)

▪ Durchführung bei perniziöser Katatonie
Die Stimulation sollte bei der Katatonie bilateral und die Behandlung sollte mindestens 3-mal in der Woche erfolgen, bei lebensbedrohlichen Zuständen auch täglich.

In einer kleinen Fallserie von Petrides und Mitarbeitern (1997) war die Kombinationstherapie von EKT mit Lorazepam einer EKT Monotherapie überlegen.

> **Bei andauernder Immobilisation wie bei der Katatonie kann die Gabe von Succinylcholin zu kurzzeitigen Kaliumerhöhungen führen, die mit bedrohlichen Herzrhythmusstörungen einhergehen können (Zisselmann u. Jaffe 2010). Es sollte deshalb auf ein nicht-depolarisierendes Muskelrelaxans ausgewichen werden.**

▪ Durchführung beim malignen neuroleptischen Syndrom
Entsprechend den bisher publizierten ca. 40 Fällen ist unter EKT bereits nach wenigen Tagen eine klinische Besserung zu erwarten. Auch bei jugendlichen Patienten mit malignem neuroleptischen Syndrom wird die Anwendung von EKT empfohlen, Mittel 1. Wahl ist aber die Gabe von Bromocriptin

(Silva et al. 1999). Entscheidend ist auch hier eine frühe und zielstrebige Intervention.

Für die **Behandlungsfrequenz** und **Elektrodenlage** gibt es keine eindeutige Datenlage. Insgesamt ist die Vorgehensweise an der Schwere des klinischen Bildes zu orientieren und unterscheidet sich nicht von der Vorgehensweise bei der perniziösen Katatonie.

Hinsichtlich der Anästhesie gilt dasselbe wie bei der Katatonie.

6.4   Andere Indikationen

6.4.1   Häufige epileptische Anfälle und therapieresistenter Status epilepticus

Wegen der antikonvulsiven Wirkung wurde versucht, Patienten mit sehr häufigen epileptischen Anfällen mit EKT zu behandeln. Einzelerfolge wurden berichtet (Regenold et al. 1988), Als ultimative Maßnahme kann zur Unterbrechung eines Status epilepticus eine EKT-Behandlung durchgeführt werden (Lisanby 2001).

6.4.2   Organisch bedingte psychotische und affektive Störungen

Erfolgreiche Einzelfallberichte gibt es zu psychotischen und affektiven Störungen bei multipler Sklerose, phencyclidineassoziierten Psychosen, katatonen Störungen bei Lupus erythematodes, Delirien bei somatischen Erkrankungen und Verhaltensstörung nach Schädel-Hirn-Trauma. Im Vordergrund steht die Behandlung der Grunderkrankung.

6.4.3   Morbus Parkinson

Seit über 30 Jahren gibt es positive Berichte über den Einsatz der EKT bei Patienten mit Parkinsonismus, insbesondere auch im Hinblick auf die nichtpsychiatrischen Beschwerden.

Die motorischen Symptome, im Speziellen die On-Off Phänomene bei Morbus Parkinson,

können positiv beeinflusst werden, die Rückfallwahrscheinlichkeit nach Beendigung der EKT ist allerdings sehr hoch. Nur schwer beeinträchtigte Patienten oder Patienten mit komorbider psychiatrischer Diagnose sollten einer EKT Behandlung zugeführt werde. Die Stimulation sollte unilateral mit (ultra)kurzer Pulsweite erfolgen. Für die Dauer der EKT Behandlung sollte Levodopa in der Dosierung halbiert und andere Antiparkinsonmedikamente abgesetzt werden. Auch Patienten mit antipsychotikainduziertem Parkinsonismus sprechen auf eine EKT-Behandlung an, sogar dann, wenn die Antipsychotika nicht abgesetzt werden (Goswani et al. 1989; Abrams 2002).

6.4.4   Depressive Symptome bei Demenz

Demente Patienten mit zusätzlichen depressiven Symptomen können im Hinblick auf die Depression von einer EKT-Behandlung erheblich profitieren. In einzelnen Fällen wurde auch von einer Verbesserung des aggressiv-agitierten Verhaltens berichtet (Grant u. Mohan 2001). Allerdings sollte unbedingt berücksichtigt werden, dass das Alter und die Grunderkrankung das Risiko eines Delirs nach der Behandlung erhöhen, was wiederum mit einer Verschlechterung der kognitiven Defizite einhergehen kann. Die EKT-Behandlung sollte daher möglichst schonend durchgeführt werden. Das bedeutet 2-mal statt 3-mal wöchentlich, unilaterale oder bifrontale Elektrodenposition und mit (ultra-)kurzer Pulsbreite.

6.5   Wissenschaftliche Evidenz der jeweiligen Indikation

Neben klinischen Erwägungen, ob eine EKT durchgeführt werden soll, ist die Kenntnis der Datenlage zur Indikation von Interesse. Dies macht deutlich, dass in den Hauptindikationen die EKT wissenschaftlich fundiert ist und auch keine Ultima Ratio darstellen sollte.

Als wissenschaftlich sehr gut begründet gilt die Indikation für die schwere depressive Episode mit vitaler Gefährdung und für die therapieresistente

Depression. Für diese Indikationen liegen prospektive plazebokontrollierte Studien mit einer ausreichenden Zahl an Patienten vor. Für die Indikationsstellung bei der perniziösen Katatonie und den therapieresistenten schizophreniformen Störungen liegen kontrollierte, prospektive Studien mit einer ausreichenden Zahl an Patienten vor.

Klinisch begründet aufgrund von Fallberichten ist die Indikationsstellung beim malignen neuroleptischen Syndrom und bei Morbus Parkinson (Conca 2004).

Literatur

Aboraya A, Schumacher J, Abdalla E et al (2002) Neuroleptic malignant syndrome associated with risperidone and olanzapine in first-episode schizophrenia. W V Med J 98(2):63–65

Abrams R (2002) Electroconvulsive therapy. Oxford University Press, Oxford GB

APA, American Psychiatric Assosiation (2001) The practice of electroconvulsive therapy: recommendations for treatment, training and privileging: a task force report of the American Psychiatric Association. American Psychiatric Association, Washington DC

Baghai TC, Frey R, Kasper S, Möller HJ (2004) Elektrokonvulsionstherapie, klinische und wissentliche Aspekte. Springer, Wien

Bottlender R, Jager M, Hofschuster E et al (2002) Neuroleptic malignant syndrome due to atypical neuroleptics: three episodes in one patient. Pharmacopsychiatry 35(3): 119–121

Chanpattana W, Chakrabhand ML, Kongsakon R et al (1999) Short-term effect of combined ECT and neuroleptic therapy in treatment-resistent schizophrenia. J ECT 15:129–139

Chanpattana W, Chakrabhand MLS (2001) Factors influencing treatment frequency of continuation ECT in schizophrenia. J ECT 17:190–194

Conca A, Hinterhuber H Prapotnik M et al (2004) Die Elektrokrampftherapie: Theorie und Praxis. Anwendungsempfehlung der EKR. Offizielles EKT Konsensusupapier der ÖGPP. Neuropsychiatrie 17: 1–18

Coryell W (1998) The treatment of psychotic depression. J Clin Psychiatry 59:122–127

Devanand DP, Polanco P, Cruz R et al (2000) The efficacy of ECT in mixed affective states. J ECT 16: 32–37

DGPPN, BÄK, KBV, AWMF (Hrsg) (2010) Nationale Versorgungsleitlinie unipolare Depression, 1. Aufl. Springer, Berlin

Eschweiler GW, Wild B, Bartels M (2003) Elektromagnetische Therapien in der Psychiatrie. Steinkopff, Darmstadt

Eschweiler GW, Vonthein R, Bode R et al (2007) Clinical efficacy and cognitive side effects of bifrontal versus right unilateral electroconvulsive therapy (ECT): a short-term randomised controlled trial in pharmaco-resistant major depression. J Affect Disord 10(1–3): 149–157

Fink M (2000) ECT has proved effective in treating depression Nature 403: 826

Fink M (2001) Catatonia: syndrome or schizophrenia subtype? Recognition and treatment. J Neural Transm 108: 637–644

Grant JE, Mohan SN (2001) Treatment of agitation and aggression in four demented patients using ECT. J ECT 17: 205–209

Grözinger M et al (2012) Elektrokonvulsionstherapie: Psychiatrische Fachgesellschaften aus vier Ländern empfehlen rechtzeitigen und adäquaten Einsatz. ► http://www.dgppn.de/fileadmin/user_upload/_medien/download/pdf/stellungnahmen/2012/stn-2012-06-07-elektrokonvulsionstherapie.pdf, zugegriffen am 2.10.2013

Havaki-Kontaxaki BJ, Ferentinos PP, Kontaxakis VP et al (2006) Concurrent administration of clozapine and electrocnvulsive therapy in clozapine-resistant schizophrenia. Clin Neuropharmacol 29(1): 52–56

Keck PE Jr, Caroff SN, McElroy SL (1995) Neuroleptic malignant syndrome and malignant hyperthermia: end of a controversy? J Neuropsychiatry Clin Neurosci 7(2): 135–144

Keck PE, Mendlwicz J, Calabrese JR et al (2000) A review of randomized, controlled clinical trails in acute mania. J Affect Disord 59: 31–37

Koh KH, Blansjaar BA, Vothknecht S et al (2004) J ECT 20(3): 154–159

Kupchik M, Spivak B, Mester R et al (2000) Combined electroconvulsive-clozapine therapy. Clin Neuropharmacol 23: 14–16

Lisanby SH, Bazil CW, Resor SR et al (2001) ECT in the treatment of status epilepticus. Am J Psychiatry 17: 210–215

Loh N, Nickl-Jockschat T, Scheldrick AJ, Grözinger M (2013) Accessibility, standards and challenges of electroconvulsive therapy in Western industrialized countries: A German example. World J Biol Psychiatry 14(6): 432–440

Medda P, Perugi S, Zanello S et al (2009) Response to ECT in bipolar I, bipolar II and unipolar depression J Affect Disord 118: 55–59

Medda P, Perugi S, Zanello S et al (2010) Comparative response to electroconvulsive therapy in medication-resistant bipolare I patients with depression and mixed state. J ECT 26(2): 82–86

Mukherjee S, Sackeim HA, Schnur DB (1994) Electroconvulsive therapy of acute manic episodes: a review of 50 years experience. Am J Psychiatry 151(2): 169–176

Payne NA, Prudic J (2009) Electroconvulsive therapy: Part I. A perspective on the evolution and current practice of ECT. J Psychiatr Pract 15(5): 346–368

Petrides G, Divadeenam K, Bush G, Francis A (1997) Synergism of lorazepam and electroconvulsive therapy in the treatment of catatonia. Biol Psychiatry 42: 375–381

Petrides G, Fink M, Husain MM et al (2001) ECT remission rates in psychotic versus nonpsychotic depressed patients: a report from CORE. J ECT 17: 244–253

Prudic J, Haskett RF, Mulsant B et al (1996) Resistance to antidepressant medications and short-term clinical response to ECT. Am J Psychiatry 153(8): 985–992

Regenold WT, Weintraub D, Taller A (1998) Electroconvulsive therapy for epilepsy and major depression. Am J Geriatr Psychiatry 6: 180–183

Ries RK, Wilson L, Bokan JA, Chiles JA (1981) ECT in medication resistant schizoaffective disorder. Compr Psychiatry 22: 167–173

Sackeim HA, Prudic J, Devanand DP et al (2000) A prospective, randomized, double-blind comparison of bilateral and right unilateral electroconvulsive therapy at different stimulus intensities. Arch Gen Psychiatry 57: 425–434

Sackeim HA, Haskett RF, Mulsant BH et al (2001) Continuation pharmacotherapy in the prevention of relapse following electroconvulsive therapy. JAMA 285: 1299–1307

Sareen J, Enns MW, Guertin JE (2000) The impact of clinically diagnosed personality disorders on acute and one-year outcomes of electroconvulsive therapy. J ECT 16: 43–51

Silva RR, Munoz DM, Alpert M et al (1999) Neuroleptic malignant syndrome in children and adolescents. J Am Acad Child Adolesc Psychiatry 38: 187–194

Small JG, Klapper MH, Kellams JJ et al (1985) Manic symptoms: An indication for bilateral ECT. Biol Psychiatry 20: 125–134

Small JG, Klapper MH, Kellams JJ et al (1988) Electroconvulsive therapy compared with lithium in the management of manic states. Arch Gen Psychiatry 45: 727–732

Swartz CM (2009) Stimulus electrode placement. In: Swartz CM (Hrsg) Electroconvulsive therapy and neuromodulation therapies. Cambridge University Press, New York NY, S 430–446

Tew JD, Mulsant BH, Haskett RF et al (1999) Acute efficacy of ECT in the treatment of major depression of the old. Am J Psychiatry 156: 1865–1870

UK Review Group (2003) Efficacy and safety of electroconvulsive therapy in depressive disorders: a systematic review and meta-analysis. Lancet 361: 799–808

Weiner RD, Coffey CE, Fochtmann LJ et al (2001) The practice of electroconvulsive therapy, 2. Aufl. American Psychiatric Association, Washington DC

Wissenschaftlicher Beirat der Bundesärztekammer (2003) Stellungnahme zur Elektrokrampftherapie (EKT) als psychiatrische Behandlungsmaßnahme

Zervas IM, Theleritis C, Soldatos CR (2012) Using ECT in schizophrenia: A review from a clinical perspective. World J Biol Psychiatry 13: 96–105

Zisselmann MH, Jaffe RL (2010) ECT in a treatment of a patient with catatonia: consent and complications. Am J Psychiatry 167(2) 127–132

Sicherheits- und Nebenwirkungsprofil der EKT

Sarah Kayser, Bettina H. Bewernick, Andreas Conca, Michael Grözinger, Karsten Henkel, Michael Prapotnik, Thomas E. Schläpfer

Patienten, bei denen die Durchführung einer Elektrokonvulsionstherapie indiziert ist, leiden in der Regel an einer schweren therapieresistenten psychiatrischen Erkrankung. Diese kann mit lebensbedrohlichen Zuständen einhergehen; die Suizidrate bei schweren Depressionen ist mit 10–20 % sehr hoch. Andererseits gilt es, dem Nebenwirkungsprofil der EKT Rechnung zu tragen. Die EKT ist heutzutage ein sicheres Verfahren (Huber 2005). Wie bei anderen Therapieformen sollte im Vorfeld eine detaillierte Nutzen-Risiko-Analyse für jeden Patienten individuell durchgeführt werden. Eine umfassende Aufklärung des Patienten, von dessen Angehörigen und des gesetzlichen Betreuers muss innerhalb juristischer Vorgaben erfolgen und das Verhältnis von Wirkung zu Nebenwirkungen berücksichtigen.

7.1 Häufigkeit und zeitlicher Verlauf

Die durch die EKT verursachten Nebenwirkungen können gemäß ihrer Häufigkeit und ihrem zeitlichen Verlauf unterschieden werden. Im zeitlichen Verlauf werden **akute** und **subakute** von **persistierenden Nebenwirkungen** unterschieden. Die ersteren mit einer Häufigkeit von ≥ 10 % manifestieren sich während der EKT oder im Intervall zwischen 2 EKT-Serien respektive im Rahmen einer gesamten EKT-Serie; letztere hingegen mit einer Inzidenz von 1 ‰ werden eher dem Zeitraum nach Abschluss der EKT-Serie zugeschrieben. Die **neurokognitiven Nebenwirkungen** nehmen bei dieser Einteilung eine Sonderstellung ein und werden deshalb in einem eigenen Absatz behandelt.

7.1.1 Akute Nebenwirkungen

Akute Nebenwirkungen sind meist gut symptomatisch behandelbar oder selbst limitierend. Zu den häufigsten zählen **Kopfschmerzen** sowie **Schwindel**. **Übelkeit** beklagen bis zu 33 % der Patienten und **Muskelkater** tritt bei etwa 20 % der Patienten auf. Er kommt häufiger zu Beginn der EKT-Serie vor und ist bedingt durch Faszikulationen infolge der Gabe eines depolarisierenden Muskelrelaxans

wie Succinylcholin; seltener ist er durch eine ungenügende Relaxierung bedingt.

Kardiovaskuläre Nebenwirkungen

Kardiovaskuläre Nebenwirkungen, auch durch das Wechselspiel zwischen Vagotonus und Sympthikotonus bedingt (z. B. Bradyarrhythmie und andere Herzrhythmusstörungen), kommen in bis zu 10 % vor und stellen infolge der obligatorischen Anwesenheit eines Anästhesisten ein beherrschbares Risiko dar, da sie in aller Regel zum Sistieren gebracht werden können (McCall et al. 1994; Ling 1995; American Psychiatric Association Committee on Electroconvulsive Therapy 2001).

> ❶ Zu beachten sind Herzrhythmuspathologien bei gleichzeitiger Verschreibung von potenziell kardiotoxisch wirkenden Begleitmedikamenten.

Bei fast allen Patienten tritt direkt nach dem Anfall eine **hypertone Kreislaufreaktion** auf. Zum Teil liegen dann Blutdruckwerte über 200 mm Hg systolisch vor (Grundmann u. Oest 2007). Bei den meisten Patienten fallen die systolischen Blutdruckwerte bereits nach weniger als einer Minute wieder deutlich ab.

Neurologische Ausfälle

Mögliche neurologische Ausfälle sind postiktale Symptome wie Aphasie, Agnosie oder Apraxie. Durch die Anwendung von schonenden Stimulationsparadigmen sind sie höchst selten geworden (< 1 %), sie sind im Allgemeinen vorübergehend und remittieren spontan (Squire et al. 1981; Sackeim et al. 1995).

Prolongierter Anfall bis zum Status epilepticus

In wenigen Fällen kommt es vor, dass ein Krampfanfall im Rahmen einer EKT mehr als einige Minuten anhält. Er sollte dann medikamentös unterbrochen werden. Im deutschsprachigen Raum bietet die **Leitlinie Status epilepticus im Erwachsenenalter** (Kurthen et.al. 2008) der Neurologischen Gesellschaften der Schweiz, Österreichs und Deutschlands eine exzellente Handlungsanweisung. Die schriftliche Anweisung sollte zusammen mit den dafür benötigten Notfallmedikamenten deponiert werden.

Vorgehen bei prolongierten Anfällen (Kurthen et.al. 2008)

1. Lorazepam, Clonazepam und Diazepam sind die Medikamente der 1. Wahl zum Unterbrechen prolongierter Anfälle.
2. Die 2. Eskalationsstufe bilden Phenytoin, Valproat oder Phenobarbital.
3. Wenn beide Schritte nicht helfen, muss eine Narkose mit Propofol, Thiopental oder Midazolam unter intensivmedizinischer Überwachung erfolgen.

Beim Auftreten eines prolongierten Anfalls muss die EKT-Behandlung nicht notwendigerweise unterbrochen werden. Es sollte aber eine Evaluation der verordneten Medikamente (z. B. krampfschwellensenkende Substanzen wie Clozapin, Euphyllin) und eine erneute Nutzen-Risiko Abschätzung erfolgen. Beim Fortsetzen der Behandlung kann Propofol als Narkotikum verwendet werden, auf Hyperventilation sollte verzichtet werden, und es sollte die Reizintensität eher erhöht werden.

Switch

Ein »Kippen« in ein **hypomanisches** oder **manisches** Zustandsbild wurde unter EKT bis zu einem Zehntel aller unipolar depressiven Patienten und bei einem Drittel aller bipolar affektiv Erkrankten beschrieben. Dabei hat die EKT bei unipolaren Verläufen wohl ein deutlich höheres Switch-Risiko im Vergleich zur antidepressiven Medikation (10 % vs. 3,6 %). Bei den bipolaren Patienten unterscheidet sich dieses Risiko nicht von der medikamentösen Therapie (30 % unter EKT vs. 32 % unter Medikation). Die Symptomatik war regelmäßig nach Tagen reversibel, nur in Einzelfällen musste der zeitliche Abstand zur nächsten EKT vergrößert oder zusätzlich ein Phasenprophylaktikum verabreicht werden (Angst et al. 1992). Da EKT auch **antimanisch** wirksam ist, bestehen keine Bedenken gegen eine Fortsetzung der Behandlung.

Kopfschmerzen

Kopfschmerzen gehören neben kognitiven Störungen (▶ Abschn. 7.2) zu den häufigsten berichteten Nebenwirkungen der EKT. Durchschnittlich ist bei etwa einem Drittel der Patienten vom Auftreten von Kopfschmerzen im Zusammenhang mit der Therapie auszugehen (Gomez 1975; Devanand et al. 1995).

Entsprechend den vorläufigen **Klassifikationskriterien der internationalen Kopfschmerzgesellschaft** (International Headache Society, IHS) setzt »**Kopfschmerz nach Elektrokrampftherapie**« folgende Kriterien voraus (Gomez 1975; Weiner et al. 1994; James et al. 2010; Ikeji et al. 1999; Sackeim et. al. 1987; Ghaziuddin et al. 1996):

- **Beginn** innerhalb von 4 Std nach der Behandlung,
- **Dauer** von maximal 72 Std,
- **Auftreten** bei mindestens 50 % der Behandlungen (die publizierten Häufigkeiten schwanken zwischen 3 % und 48 %, bei Jugendlichen betragen sie sogar bis 80 %).

Kopfschmerzen treten vornehmlich direkt nach dem Erwachen aus der Narkose auf (Ghoname et al. 1999). Das Maximum ist innerhalb der ersten 2 Std nach der EKT-Behandlung zu beobachten. Dabei wurde eine meist milde Intensität beschrieben (Dinwiddie et al. 2010). In den meisten beschriebenen Fällen remittierte der Schmerz innerhalb von 24 Std. Intraindividuell zeigten die Kopfschmerzen einen konstanten Phänotyp. Stärkere Kopfschmerzen traten bei Patienten auf, die im Vorfeld bereits unter inaktivierenden Kopfschmerzen litten und ein Alter unter 45 Jahren aufwiesen. Auch fand sich eine Abhängigkeit der Kopfschmerzstärke von der Länge der Krampfdauer.

Die in der Literatur beschriebenen Kopfschmerzen nach EKT wiesen meist Charakteristika der häufigsten idiopathischen Kopfschmerzsyndrome auf, nämlich die eines Kopfschmerzes vom Spannungstyp (Ghoname et al. 1999) oder einer Migräne (DeBattista u. Mueller 1995; Oms et al. 1998; Hawken et al. 2001; Markowitz et al. 2001). Auch die Triggerung eines Status migränosus wurde beschrieben (Stead u. Josephs 2005). Bisher wurde kein signifikanter Unterschied der Auftretenshäufigkeit von Kopfschmerzen bei verschiedenen Stimulationsorten gefunden (Devanand 1995; Bakewell et al. 2004). Auch schien die Stimulationsdosis keinen Einfluss zu haben (Devanand 1995). Die Verwendung von Rocuronium (in Verbindung mit Sugammadex) im Vergleich mit Succinylcholin zur Muskelrelaxation war mit einer verminderten Stärke von Kopfschmerzen (und Muskelschmerzen) zu den Zeitpunkten 2 und 6 Std. nach Behandlung assoziiert (Saricicek et al. 2013).

Eine evidenzbasierte Empfehlung für die Therapie kann derzeitig nicht gegeben werden, da plazebokontollierte Studien fehlen. In Einzelberichten wurde die Wirksamkeit von Paracetamol, Azetylsalicylsäure oder nichtsteroidalen Antiphlogistika (NSAR) berichtet. Auch wurde Sumatriptan, oral oder intranasal verabreicht, beim Kopfschmerzphänotyp einer Migräne als wirksam beschrieben (Fantz et al. 1998; Oms et al. 1998; Markowitz et al. 2001). Somit wird man im Einzelfall auf Analgetika zurückgreifen, für die der Patient im Vorfeld die besten Erfahrungen bzgl. Wirkung und Verträglichkeit angibt. Auch topisch applizierte Salizylate wurden als wirksam beschrieben (Logan u. Stewart 2012).

Zur Kopfschmerzprävention bei EKT-Behandlungen existiert wenigstens eine plazebokontrollierte und randomisierte Studie (Leung et al. 2003). Ibuprofen verhinderte in dieser Studie signifikant das Auftreten von Kopfschmerzen bzw. reduzierte deren Stärke. DeBattista und Mueller (1995) berichteten zudem eine Wirksamkeit von Sumatriptan 6 mg, das subkutan vor der Behandlung verabreicht wurde. Einzelfallberichte beschrieben eine kurzzeitprophylaktische Wirkung von Propranolol (Hawken et al. 2001), Valproat (Rovers u. Roks 2012) oder Dihydroergotamin (Weinstein 1993) bei EKT-Behandlungen von Migränepatienten.

> ❗ Eine Kombinationstherapie von Ergotaminen und Triptanen ist obsolet.

Eine Arbeitsgruppe aus Taiwan um Li und Mitarbeiter (2011) berichtete über einen positiven Effekt von Mirtazapin auf Post-EKT-Kopfschmerzen und Übelkeit. Trizyklische Antidepressiva sind in diesem Zusammenhang nicht untersucht, wären aber auch wegen einer erhöhten Gefahr von kardialen Arrhythmien nicht Mittel der 1. Wahl. An-

hand eigener nicht systematischer Beobachtungen entstand der Eindruck, dass Patienten, die über Kopfschmerzen bei EKT-Vorbehandlungen berichteten, von einer prophylaktischen Gabe von Paracetamol 500–1000 mg i.v. als Kurzinfusion, direkt vor der Narkose verabreicht, profitierten. Bei den nichtmedikamentösen prophylaktischen Therapieverfahren wurde der positive Effekt einer lokalen Kälteapplikation innerhalb der ersten 40 min nach EKT-Behandlung bei medikamentös therapierefraktären Patienten mit Kopfschmerzen berichtet (Kramer et al. 2008).

Prinzipiell kann jeder erstmalige oder in Qualität oder Stärke bislang unbekannt auftretende Kopfschmerz potenziell ein Warnsymptom für einen möglicherweise vital bedrohlichen Zustand darstellen, z. B. im Rahmen einer zerebralen Hämorrhagie. Bei entsprechendem Phänotyp, insbesondere beim Auftreten einer neuen neurologischen Symptomatik, sollte eine weiterführende Ausschlussdiagnostik erfolgen.

Weitere mögliche Nebenwirkungen

Bei präoperativer Nahrungskarenz, Nikotinabstinenz und Anwendung moderner Behandlungstechnik ist die Wahrscheinlichkeit einer **Aspirationspneumonie** äußerst gering (< 1 %). Raucher gehen wegen ihrer verstärkten Magensaftproduktion diesbezüglich ein geringfügig höheres Risiko ein, auf das sie hingewiesen werden sollten.

Eine **verlängerte Beatmungsdauer** stellt bei Patienten mit Cholinesterasemangel zwar ein Risiko dar, durch Bestimmung der Cholinesteraseaktivität im Serum, präventive medikamentöse Maßnahmen oder verlängerte assistierte Beatmung wird eine Intubation jedoch nur selten notwendig (< 1 %).

In unter 1 % kommt es durch den bei der EKT ausgelösten Anfall zu unvorhergesehenen **Blasen-** und/oder **Darmentleerungen**. Ein vorab erfolgtes Entleeren der Harnblase beugt auch einer sehr seltenen – in der Literatur aber beschriebenen – Gefahr der Blasenruptur vor (Baghai 2004).

Zu nennen sind Verletzungen an Gebiss, Zunge oder Mundschleimhaut (< 5 %). Durch die Anwendung eines ausreichenden Zahnschutzes und das Entfernen von (Teil-) Prothesen wird diesen Verletzungen weitgehend vorgebeugt.

Das **Mortalitätsrisiko** durch die Kurznarkose beträgt für eine Einzelbehandlung etwa 1 : 50.000.

Die akuten kardiovaskulären Nebenwirkungen führen in der Regel nicht zu klinisch relevanten Komplikationen, zumal sich diese meist nach kurzer Zeit (Minuten, selten wenige Stunden) selbst limitieren.

Übelkeit ist gut symptomatisch behandelbar, beispielsweise mit Antiemetika wie Metoclopramid. Bei gut trainierter und geschmeidiger Muskulatur sind **Muskelkaterphänomene** weniger zu beobachten; deshalb sind physiotherapeutische aktive und passive Maßnahmen von Entspannungstechniken bis hin zu Massagen wertvolle vorbeugende respektive lindernde Interventionen. Wichtig ist der Hinweis an die Patienten, dass diese Art von Nebenwirkungen vorwiegend während der ersten EKT-Behandlungen auftreten kann und dass diese in ihrer Ausprägung und in ihrem Auftreten deutlich im Verlauf (meist ab der 5. EKT-Behandlung) abnehmen.

7.1.2 Persistierende Nebenwirkungen

Bei umfassender und schonender Vorbereitung, Durchführung präventiver Maßnahmen sowie fachgerechtem Umgang mit den akuten Nebenwirkungen wie z. B. einer Aspirationspneumonie, einer hypertensiven Krise, einem prolongierter Anfall oder auch einem Status epilepticus sind grundsätzlich keine langandauernden Komplikationen zu erwarten.

Dennoch muss bei ≤ 0,1‰ (1 : 1000) der mit EKT-behandelten Patienten auch mit persistierenden Nebenwirkungen, wie beispielsweise eine Belastungsdyspnoe, gerechnet werden. Ausmaß, Schweregrad und Dauer können ausschließlich individuell erfasst werden. In Einzelfällen kann diese Form von Nebenwirkung auch über Wochen oder sogar Monate bestehen und dann zu einem deutlichen Leidensdruck bei den Patienten führen.

7.1.3 Kontraindikationen

Obwohl es nach vorliegender wissenschaftlicher Literatur keine absoluten Kontraindikationen zur EKT gibt, sind bei individueller Nutzen-Risiko-Abwägung relative Kontraindikationen zu beachten.

❶ Durch die mögliche Zunahme eines Hirnödems ist bei erhöhtem Hirndruck Vorsicht geboten.

Bei gutartigen, kleinen und langsam wachsenden Hirntumoren ohne wesentliche Drucksteigerung besteht hingegen ein geringes Risiko. Bislang sind bei prospektiver Verabreichung von EKT bei Patienten mit zerebralen Malignomen ohne Hirndruckzeichen 13 Fälle bekannt, in denen diese Behandlung komplikationslos verlief. Lediglich in 2 Fällen wurde Dexamethason verabreicht (Patkar et al. 2000).

Ein erhöhtes kardiovaskuläres Risiko stellt ein **jüngst erlittener Herzinfarkt** dar. Es ist innerhalb der ersten 10 Tage nach dem Ereignis am größten, ab 3 Monaten Abstand sehr gering.

Eine weitere relative Kontraindikation stellt ein rezenter **ischämischer** oder **hämorrhagischer zerebraler Insult** dar. In Einzelfällen verlief die EKT jedoch auch wenige Tage nach einem solchen Ereignis komplikationslos. Allerdings wird wegen des intraiktalen Blutdruckanstiegs und der damit verbundenen Risiken, ein Hirnödem zu verstärken, ein einmonatiger Abstand empfohlen.

Gefäßmissbildungen wie zerebrale oder Aortenaneurysmen stellen keine absolute Kontraindikation dar. Zum Teil unter Anwendung von Betablockern und anderen Antihypertensiva verliefen alle publizierten Behandlungen komplikationslos und erfolgreich.

Nach einem Aneurysma-Coiling sind mindestens 14 Tage abzuwarten, um von einer Stabilität ausgehen zu können. Nachfolgeuntersuchungen haben keine relevante Veränderungen an den betroffenen Gefäßen ergeben (Mueller et al. 2009; van Herck et al. 2009)

Da zerebrale Aneurysmen bei 1–2 % der Bevölkerung vorkommen, ist statistisch davon auszugehen, dass etliche Behandlungen an Patienten mit okkulten Aneurysmen ohne weitere Probleme durchgeführt worden sind. Zusammenfassend ist unter intensiver Blutdruck- und Herzfrequenzkontrolle mit einem reibungslosen Ablauf zu rechnen.

Patienten mit einer vorbestehenden **Hypertonie** bedürfen einer intensiven Überwachung. Durch suffiziente Blutdruckeinstellung vor der EKT lässt sich das Risiko massiver Blutdruckspitzen und Tachykardien während des Anfalls minimieren; zudem nimmt EKT keinen negativen Einfluss auf eine vorbestehende Hypertonie (Albin et al. 2007).

Bein- und **Beckenvenenthrombosen** mit erhöhtem Embolierisiko sind relative Kontraindikationen, während **Antikoagulation** bzw. **Gerinnungsstörung** keine Kontraindikationen darstellen. In der Literatur finden sich über 50 Fälle von antikoagulierten EKT-Patienten – bei keinem traten thromboembolische Komplikationen oder Blutungen auf. Zwei Patienten mit intrakardialen Thromben im linken Ventrikel wurden sogar ohne Antikoagulation komplikationslos behandelt, wobei eine Prämedikation mit Betablockern stattfand.

Auch rezente **ophthalmologische Eingriffe** stellen keine Kontraindikation zur EKT dar.

> **Keine Kontraindikationen für die EKT sind sehr hohes oder jugendliches Alter, Herzschrittmacher, Gravidität, Osteoporose, Glaukom oder länger zurückliegende Herz- oder Hirninfarkte. Trotzdem sind in diesen Fällen eine besondere Nutzen-Risiko-Abwägung, eine spezifische Aufklärung und entsprechende Vorsichtsmaßnahmen erforderlich.**

7.2 Kognitive Nebenwirkungen als Sonderstellung bei der EKT

Eine Sonderstellung unter den Nebenwirkungen durch die EKT nehmen die kognitiven Störungen ein. Diese gehen z. T. mit einer erheblichen objektiven und subjektiven Beeinträchtigung der Betroffenen einher, leichte Formen treten bei bis zu 40 % aller Patienten auf und haben somit die größte klinische Bedeutung (Coleman et al. 1996; Rehor et al. 2009). Die Ursachen betreffen neben den neurobiologischen und technischen Faktoren auch patienten- und störungsbezogene Aspekte. Zudem manifestieren sich diese Störungen inter- und intraindividuell in Ausprägung und Dauer

verschiedenartig, und die objektive Beschreibung und Erfassung ist durch die doch oft bedeutende subjektive Färbung erschwert.

> **Häufige kognitive Störungen**
> In Anlehnung an Payne und Kollegen (2009) können bezüglich häufiger kognitiver Störungen 4 Kategorien unterschieden werden:
> 1. Vorübergehende postiktale Unruhezustände und Delirien
> 2. Anterograde Amnesie
> 3. Kurzzeitige retrograde Amnesie
> 4. Gravierende retrograde Amnesie

7.2.1 Postiktale Unruhezustände und Delirien (akute kognitive Nebenwirkungen)

Im Durchschnitt ist eine **volle Reorientierung** bei unilateraler EKT nach etwa 9 min und nach bilateraler etwa nach 27 min erreicht (Dubovsky et al. 2001). Dabei folgt die Reorientierung meist dem »Gesetz von Ribot«, das heißt, zuerst erfolgt die Reorientierung zur eigenen Person, dann zum Ort und zuletzt zur Zeit (Ribot 1885).

Zu den **akuten kognitiven Nebenwirkungen** zählen
- die **postiktalen Unruhezustände** (in 3–5 % der Patienten) und
- das seltenere **Delir** (früher akute Verwirrtheit).

■ Postiktaler Unruhezustand
Postiktale Unruhezustände (in 3–5 % der Patienten) treten direkt nach der EKT-Behandlung auf, dauern meist 15–30 min und sind selbstlimitiert. Eine zu niedrige Narkosemittel- oder Succinylcholindosis könnte eine pathophysiologische Rolle bei postiktalen Unruhezuständen spielen (Kranaster et al. 2012).

Patienten erleben im Gegensatz zum Delir und zum prolongierten Anfall diese Unruhezustände bewusst und können sich gut daran erinnern, wobei eine starke und sehr unangenehme innere Unruhe angegeben wird. Eine Behandlung mit Benzodiazepinen intravenös sollte zügig durchgeführt werden. Eine mechanische Eingrenzung sollte vermieden werden, da sie die Unruhe verstärken kann.

■ **Delir**

Delirien mit formalen und inhaltlichen Denkstörungen, qualitativ veränderter Bewusstseinslage mit und ohne Bewegungsstürme sind in 1–2 % der Behandlungsfälle zu beobachten und sind nicht zeitnah selbstlimitierend. Sie können direkt aus der Narkose heraus auftreten sowie, allerdings äußerst selten, auch im freien Intervall. Hier gilt es die Ursache zu identifizieren; ein direkter Zusammenhang mit dem Anfall bzw. der Narkose wird angenommen.

> **Risikofaktoren für ein Delir (American Psychiatric Association 2001 u. Weiner 2001)**
> ━ Bitemporale Stimulation
> ━ Hochdosisstimulation
> ━ Höheres Alter, vorgeschädigtes Gehirn (z. B. subkortikale arteriosklerotische Enzephalopathie)
> ━ Begleitmedikation (z. B. Lithiumspiegel > 0,4 mmol/l)

7.2.2 Anterograde Amnesie(subakute kognitive Nebenwirkungen)

Anterograde Amnesien remittieren in der Regel nach 4–8 Wochen vollständig. Bei der anterograden Amnesie ist die Aufnahme und Speicherung neuer Ereignisse und Informationen während oder nach der EKT-Behandlung eingeschränkt. Die Patienten beklagen Einbußen des expliziten Gedächtnisses und Störungen des verbalen Lernprozesses. (Steif et al. 1986; Moscrip et al. 2004). Bei der bilateralen EKT kommt eine anterograde Amnesie häufiger vor und ist ausgeprägter als bei der unilateralen EKT (Sackeim et al. 2008).

7.2.3 Kurzzeitige retrograde Amnesie(subakute kognitive Nebenwirkung)

Bei der kurzdauernden retrograden Amnesie bestehen **Gedächtnislücken**, die sich auf einzelne Ereignisse, v. a. **Faktenwissen,** beziehen, die in einem Zeitrahmen von Wochen bis wenigen Monaten vor

oder während der EKT stattgefunden haben (**lakunäre Gedächtnisstörung**); im Regelfall bilden sie sich spätestens innerhalb von 7 Monaten nach der Therapie wieder zurück. Ein völliger Gedächtnisverlust kommt nicht vor. Diese Form von Amnesie ist die am häufigsten vorkommende kognitive Nebenwirkung nach der EKT (Lisanby et al. 2000). Leidet der Patient vor EKT-Beginn an kognitiven Störungen und hat er während der EKT verzögerte postiktale Reorientierungsphasen, so wirken sich diese 2 Momente deutlich auf die Zunahme der Amnesien und ihren Schweregrad aus (Sobin et al. 1995).

7.2.4 Gravierende retrograde Amnesie (länger andauernde bis persistierende kognitive Nebenwirkungen)

Bei der gravierenden retrograden Amnesie beklagen Patienten hingegen Erinnerungslücken, die sich auf mehrere Monate oder sogar Jahre vor der EKT beziehen und ein manifestes subjektives Leiden der Betroffenen zur Folge haben können, da persönliche (autobiografische) Inhalte nicht erinnert werden (Rose et al. 2003; Sienaert et al. 2005). Es handelt sich hierbei um »inselförmige« Lücken im Langzeitgedächtnis. Diese Art von kognitiven Störungen kommt sehr selten vor und ist auch aufgrund multipler Faktoren wie z. B. der subjektiven Wahrnehmung oder dem krankheitsinhärenten Verlauf oft schwer objektivierbar (Devanand et al. 1995).

Das **Autobiographische Memory Interview** (AMI) ist ein Instrument zur Untersuchung dieser Störungen (Kopelman et al. 1989; Sackeim et al. 2007). Oft wird ein zeitlicher Gradient der retrograden Amnesie geschildert: obwohl die vergessenen Inhalte Monate bis Jahre zurückliegen können, ist der Schwerpunkt meist auf die EKT-Behandlungszeit konzentriert. Weiter zurückliegende Erinnerungen bleiben in der Regel erhalten. Ein manchmal befürchteter völliger Verlust des Gedächtnisses kommt nicht vor. Jedoch sind die Gedächtnisstörungen klinisch relevant, da diese Nebenwirkungen oft das Hauptargument sind, weshalb Patienten auch bei gutem Behandlungserfolg eine erneute EKT ablehnen oder eine EKT-Erhaltungsserie abbrechen (Eschweiler et al. 2007).

> **Ein völliger Verlust des Gedächtnisses kommt nicht vor.**

7.3 Ursachen kognitiver Nebenwirkungen

Verantwortlich für die kognitiven Nebenwirkungen sind vermutlich sowohl die **Applikation des Stroms** als auch der **ausgelöste Anfall**. Im Rahmen der EKT breitet sich der elektrische Stimulus von frontal zu den subkortikalen Zentren wie den Basalganglien und dem Hippokampus aus (fronto-subkortikales Netzwerk) (Drevets 2001; Ressler u. Mayberg 2007). Eine Dysfunktion der in diesen Hirnregionen gelegenen Regelkreise wird abhängig vom Ort eine spezifische Störung bedingen (Goldman-Rakic 1987).

> **Entscheidend für mnestische Störungen scheint eine zeitlich limitierte funktionelle Diskonnektion zwischen medialen Temporallappen (MTL), Dienzephalon und basalem Frontalhirn zu sein (Prapotnik et al. 2006).**

Die durch die EKT bedingten Gedächtnisstörungen bestehen weitgehend in einer Einschränkung der episodischen, deklarativen Gedächtnisleistung, der eine Störung der Gedächtniskonsolidierung und -wiedergabe zugrunde liegt (Squire u. Alvarez 1995).

Bei der bitemporalen Stimulation wird beidseits der fronto-temporale und parietale Assoziationskortex aktiviert, durch die bifrontale Stimulation beidseits der präfrontale Kortex und durch die rechts-unilaterale Stimulation bleibt die linke fronto-temporale Region größtenteils verschont respektive die rechte fronto-temporale Region bei der links unilateralen Stimulation (McNally u. Blumenfeld 2004). Es lassen sich daher qualitative wie quantitative Unterschiede der Gedächtnisleistung bei der Anwendung der bilateralen respektive unilateralen Stimulation erklären (Sackeim et al. 1993).

> **Das höchste Risiko für das Auftreten von Gedächtnisstörungen ist durch die bitemporale Stimulation bedingt (Sackeim et al. 2007). Wichtig ist hier zu erwähnen, dass keine strukturellen Läsionen nach der EKT nachweisbar sind (Devanand et al. 1994; Zachrisson et al. 2000).**

Die häufigsten kognitiven Störungen nach einer Affektion des **medio-temporalen Kortex** durch die EKT sind (Sackeim et al. 1993, 2007):

- die anterograde Amnesie und
- eine zeitlich umschriebene retrograde Amnesie.

Die retrograde Amnesien sind meist schwerer ausgeprägt (Damasio et al. 1985) und halten länger an als die anterograden Amnesien (Sackeim 2000; Sackeim et al. 2007). Gedächtnisstörungen im Rahmen einer retrograden Amnesie haben etwas weniger Einfluss auf das autobiografische persönliche Gedächtnis (die eigene Person betreffend) als auf das von der betreffenden Person unabhängige Weltwissen (»unpersönliches autobiografische Gedächtnis«) (Lisanby et al. 2000).

Die EKT-bedingten Affektionen des **Frontallappens** führen zu retrograden Gedächtnisleistungsdefiziten entsprechend einer Informationswiedergabestörung (Shimamura u. Gazzaniga 1994). Das Wissen um die Funktion des Frontallappens bei Gedächtnisstörungen ist von klinischer Relevanz, da z. B. die bifrontale Stimulation der EKT im Wesentlichen auf der Überlegung basiert, den Temporallappen auszusparen, um kognitive Nebenwirkungen zu minimieren (Bailine et al. 2000).

Auf Neurotransmitterebene postuliert die **Glutamathypothese**, dass die Aktivierung von Neuronen durch exzitatorische Aminosäuren wie Glutamat einen reversiblen oxidativen Stress verursacht und so die Zellfunktion vorübergehend einschränkt (Chamberlin u. Tsai 1998).

Andererseits wird durch die EKT die **Neuroplastizität** angeregt (Eriksson et al. 1998). Der nerve growth factor (NGF) und der brain-derived neurotrophic factor (BDNF) sind Modulatoren dieses Prozesses (Fernandes et al. 2009). So konnten nach EKT-Behandlungen erhöhte Konzentrationen des NGF und BDNF im Serum gemessen werden (Angelucci et al. 2002). Die Konzentration und die Dauer der Zunahme dieser Faktoren sind regional unterschiedlich. So ist die Konzentration im Hippocampus im Verhältnis zum Kortex stärker ausgeprägt und länger anhaltend (Altar et al. 2004). Diese spezifischen Besonderheiten in den Hirnregionen sowie die Balance zwischen exzitatorischen Transmittern und neurotrophen Faktoren könnten mitverantwortlich für die inter- und intraindividuelle Varianz an Inzidenz, Dauer und Ausprägungsgrad der beschriebenen kortikalen Gedächtnisstörungen sein.

7.4 Neuropsychologische Untersuchungen im Rahmen der klinischen EKT

Abgesehen von der Dokumentationspflicht kann die Anwendung von Skalen auch für die Steuerung der Therapie wichtig sein. Der Mini Mental Status Test (MMST) und eine Testung zur Reorientierung sind einfach und schnell durchzuführen. Das Autobiographische Memory Interview (AMI) ist ausgewiesen zur Untersuchung der retrograden Amnesie (Kopelman et al. 1989; Sackeim et al. 2007). Die Durchführung bedarf allerdings einiger Übung und dauert circa 30 min für Geübte.

7.4.1 Mini Mental Status Test

Der MMST (Folstein et al. 1975) ist zur globalen Einschätzung kognitiver Einbußen grundsätzlich einfach und schnell durchzuführen und sollte vor Beginn der EKT-Serie, während der EKT Serie (zwischen der 4. und 6. Sitzung) fakultativ und nach Beendigung der Serie wiederholt werden. Der MMST ist hochspezifisch, jedoch wenig sensitiv (Mackin et al. 2010). Er ist weitverbreitet und valide. Der Verlauf kann hilfreich sein, um sog. Pseudodemenzen zu erkennen, die ursächlich auf die depressive Störung zurück zu führen sind oder um mögliche kognitive Verschlechterungen frühzeitig zu erfassen. Daneben kann er dazu dienen, weiterhin bestehende kognitive Einbußen trotz Verbesse-

rung der psychiatrischen Erkrankung zu objektivieren und die Therapie zu optimieren.

7.4.2 Testung zur Reorientierung

Die Testung zur Reorientierung nach einer EKT kann einfach und schnell durchgeführt werden, z. B. angelehnt an Kirov et al. (Kirov et al. 2008): Nach Beendigung der Narkose wird der Patient nach seinem Namen, Geburtstag, Alter, aktuellem Ort und nach dem Wochentag gefragt. Wenn er 4 dieser Fragen richtig beantwortet, gilt er als voll reorientiert. Die Testung der Reorientierung ist leicht anwendbar und empfiehlt sich nach jeder EKT-Behandlung durchzuführen, um z. B. postiktale Unruhezustände und Delirien in ihrem zeitlichen Verlauf zu erfassen. Zudem haben die Reorientierungszeiten prädiktiven Charakter für die Entwicklung anterograder und retrograder Störungen. Die Reihenfolge der Fragen sollten sich nach der zu erwartenden Wiederkehr des Kurzzeitgedächtnis richten, wonach sich die Orientierung nach einem Anfall zunächst zur eigenen Person, dann zu Ort und Situation und schließlich zur Zeit wiederherstellt (Ribot 1885).

7.5 Prävention von kognitiven Nebenwirkungen

7.5.1 Minimierung von Nebenwirkungen

Um die Wahrscheinlichkeit für das Auftreten von Nebenwirkungen zu minimieren, empfehlen sich der Einsatz von kurzen (0,5 ms) bzw. ultrakurzen (0,3 ms) Rechteckimpulsen, eine unilaterale Elektrodenplatzierung, eine Durchführung der EKT an 2 Tagen pro Woche und die Anwendung der Titrationsmethode (Weiner et al. 1986; Sackeim et al. 1993; Abrams 1997). Die Verwendung der rechtsunilateralen EKT mit Kurzimpulstechnik hat weniger negative Auswirkungen auf das Gedächtnis als die bilaterale EKT (Lisanby et al. 2000; McCall et al. 2000; Lang et al. 2006). Jedoch ist die bilaterale EKT manchmal unumgänglich wie bei lebensbedrohlicher Katatonie oder bei Nichtansprechen auf die unilaterale Stimulation.

> **Prävention kognitiver Nebenwirkungen durch die EKT**
> - Kurze Impulsstimuli
> - Unilaterale Elektrodenplatzierung
> - Titrationsmethode
> - 2 Behandlungen pro Woche
> - Begleitmedikation (z. B. Trizyklika oder Lithium) ggf. modulieren
> - Hypnotikadosierung zur Anästhesie auf ein Minimum reduzieren

7.5.2 Abwägung von Wirkung und Nebenwirkungen

Die verwendete Stimulusladung, die Elektrodenplatzierung und die Anzahl der durchgeführten Behandlungen beeinflussen das Vorkommen und das Ausmaß von kognitiven Nebenwirkungen; aber auch das Alter (je älter desto größer das Risiko), das Geschlecht (w > m), der sozioökonomischer Status des Patienten, der prämorbide Intellekt, die Begleitmedikation sowie Vorerkrankungen des Gehirns und neurologische Begleiterkrankungen (American Psychiatric Association 2001; Payne u. Prudic 2009). Zudem scheinen Narkotika während der EKT je nach Dosis und Substanz positiven bzw. negativen Einfluss auf die kognitiven Fähigkeiten zu nehmen (Kranaster et al. 2011, 2012).

Die subjektive Erfahrung und die komplexe Genese der kognitiven Nebenwirkungen erschweren ihre objektive Untersuchung, Zuordnung, Prophylaxe und Therapie. So können neuropsychologische Einbußen nach einer EKT-Serie auch durch eine Progression der zugrundeliegenden Krankheit bedingt sein, fälschlicherweise aber der EKT Behandlung zugeschrieben werden. So ist bekannt, dass die Gedächtnisleistungen und andere kognitive Fähigkeiten im Rahmen einer depressiven Stimmung reduziert sind (Coleman et al. 1996).

Komplexe kognitive Funktionen wie die **Intelligenz** werden durch die Elektrokonvulsions-therapie nicht beeinträchtigt (Lisanby et al. 2000). Ohne die hier beschriebenen Nebenwirkungen zu relativieren, sollte grundsätzlich darauf hingewiesen werden, dass sich die kognitiven Leistungen im Mittel durch die EKT verbessern (Semkovska u McLoughlin 2010).

7.6 Gibt es medikamentöse Therapieansätze zur Reduktion kognitiver Nebenwirkungen?

Ein Ansatz zur Reduktion der EKT-Nebenwirkungen besteht darin, der glutamatergen Überstimulation durch EKT entgegenzuwirken, da Glutamat in den präfrontalen und medial-temporalen Regionen mnestische Ausfälle verstärken kann (Chamberlin u. Tsai 1998). Möglicherweise hat die Gabe von **Ketamin** eine protektive Rolle, sie hat aber bisher eine geringe Evidenz (Kranaster et al. 2011).

Klinisch geprüft wurde auch die Anwendung von Naltrexon zur Blockierung der Opioidrezeptoren. Zwar wurde dadurch eine Besserung der anterograden Amnesie sowie der Aufmerksamkeitsleistung im direkten Vergleich zu Plazebo erzielt, die retrograde Amnesie ließ sich jedoch nicht beeinflussen (Prudic et al. 1999).

Untersuchungen mit Acetylcholinesterase-Inhibitoren konnten zeigen, dass unmittelbare postiktale Störungen und Delirien deutlich reduziert werden konnten, und Fallberichte beschreiben einen Effekt auf Gedächtnisleistungen auch in der Erhaltungstherapie (Prakash et al 2006).

In einer ersten Untersuchung zeigte Weihrauchharzextrakt nicht nur kognitionsprotektive, sondern auch -fördernde Eigenschaften bei Patienten unter EKT (Mousavi et al. 2012)

Hingegen scheinen Kalziumantagonisten oder Nootropika wie Piracetam keinen prophylaktischen Einfluss auf EKT bedingte mnestische Störungen zu haben (Pigot et al. 2008).

Aus den vorliegenden Untersuchungen lässt sich zusammenfassend keine eindeutige medikamentöse Empfehlung ableiten; es gibt aber immerhin Hinweise für potenzielle Heilversuche, die von Fall zu Fall zu beurteilen wären.

7.7   EKT und Neurotoxizität

EKT verursacht nach dem heutigen Kenntnisstand keine strukturelle Hirnschädigung. Und dennoch wird immer wiederum darüber spekuliert [Devanand et al. 1994].

Wären die folgenden 3 potenziellen neurotoxische Pathomechanismen, wenn überhaupt, verantwortlich?
1. Elektrischer Ladungsfluss,
2. thermischer Effekt,
3. Permeabilitätsstörung der Bluthirnschranke.

Dies wird im Anschluss diskutiert werden.

7.7.1   Elektrischer Ladungsfluss

Im Tierexperiment verursacht ein Energiedurchfluss von 1800 mA bei 520 V für 5 s irreversible neurotoxische Schäden: Dies entspricht einer Energie von 4680 Joule nach der Formel

$$J = I^2 \left(A\right) \times R \left(Ohm\right) \times t \left(sec\right]$$

Für die EKT-Stimulation sind Stromstärken von 900 mA bei einer Dauer von 0,5–8 s erforderlich. Aufgrund des nicht berechenbaren dynamischen Widerstands ergeben sich daraus elektrische Energien von 2–381 Joule; zudem gelten das großvolumige Gehirn und die Kopfhaut beim Menschen als gute Leiter, die weitere neuronale Schutzfaktoren darstellen. Experimentelle Untersuchungen zeigen, dass eine kontinuierliche elektrische Stimulation über 4 Std mit einer **Ladungsdichte** von 20 μCoul/cm^2 (40 μC/cm^2/ph) irreversibel neurotoxisch wirkt. Bei der EKT werden abhängig von der Elektrodenplatzierung max. 1,4 μCoul/cm^2 (unilateral) bzw. 2,2 (bilateral) über einen wesentlich geringeren Zeitraum von 0,5–8 s verwendet. Die maximale Anfallsdauer bei der EKT liegt bei 2–3 min, während der der Patient anästhesiologisch betreut ist. Ein Anfallsgeschehen, das über 6 Std ununterbrochen andauert, schädigt das Hirngewebe (Agnew u. McCreery 1987).

7.7.2   Thermischer Effekt

Ein einzelner durchschnittlicher EKT-Stimulus erwärmt das menschliche Gehirn im Schnitt um 0,0026° C, bei weitem weniger als eine leichtgradige Infektion des oberen Respirationstrakts, die eine zerebrale Temperaturerhöhung von 0,5–1 °C nach sich zieht.

7.7.3   Permeabilitätsstörung

Die physikalisch induzierte Störung der Blut-Hirn-Schranke bewirkt eine vorübergehend erhöhte Durchlässigkeit; diese bedingt ein minimales Ödem mit einem um höchstens 1 % gesteigerten Wasseranteil. Diese Flüssigkeitszunahme ist innerhalb von 6–24 Std postiktal vollständig reversibel. Klinische Studien beweisen, dass das Ödem zeitlich mit dem Durchgangssyndrom nicht korreliert. Auch konnten in Tierstudien keine neuropathologischen Veränderungen aufgrund der minimalen Permeabilitätsstörung gefunden werden (Laursen et al. 1991).

7.8   Verursacht die EKT morphologische oder funktionelle Störungen?

Befunde von zerebralen Computertomografien und von MRI ergaben keine Hinweise auf morphologische Schädigung durch EKT (Puri et al. 1998). MRS-Untersuchungen zufolge nimmt die EKT auch keinen Einfluss auf den zerebralen Lactatstoffwechsel. Zusätzlich konnten Ende und Mitarbeiter (2000) mittels MRS zeigen, dass die EKT in den hippocampalen Regionen weder unmittelbar nach einer abgeschlossenen Behandlungsserie noch nach einem mindestens einjährigen Beobachtungzeitraum neurotoxisch wirkt. Des Weiteren zeigten simultan durchgeführte FDG- und HMPAO-SPECT-Scans keine funktionellen Veränderungen im Sinne eines demenziellen Musters.

Es gibt nur wenige Autopsieergebnisse: Zwei markante Fallberichte beschreiben Patienten, die

355 bzw. 1250 Stimulationen über einen Zeitraum von 8 bzw. 25 Jahren erhielten. Dabei wurden keine neuroanatomischen oder histologischen Schädigungen gefunden.

> Untersuchungen an Epileptikern kamen zu dem Ergebnis, dass bei Kindern eine 30–60 min dauernde, bei Erwachsenen eine 6-stündige kontinuierliche Krampfaktivität notwendig ist, um eine nachweisbare Hirnschädigung hervorzurufen.

EKT-Serien an Affen, Mäusen und Schweinen verursachten erst bei Verwendung außergewöhnlich hoher Ladungsmengen irreversible neurohistologische Veränderungen wie neuronale Chromatolyse, Proliferation der Mikrogliazellen und perivaskuläre Reaktionen.

Kontrollierte Studien an Ratten ergaben unter Anwendung des zytologischen Zählverfahren weder bei einer Ladungsdichte aus dem klinischen Anwendungsbereich, noch bei außergewöhnlich hoher Stimulusenergie, noch bei 3-mal-täglicher Stimulation über 1,5 Monate Verluste von Nervenzellen (Prapotnik et al 2006).

Literatur

Abrams R (1997) The mortality rate with ECT. Convuls Ther 13(3): 125–127

Agnew WF, McCreery DB (1987) Considerations for safety in the use of extracranial stimulation for motor evoked potentials. Neurosurgery 20: 143–147

Albin SM, Stevens SR, Rasmussen KG (2007). Blood pressure before and after electroconvulsive therapy in hypertensive and nonhypertensive patients. J ECT 23: 9–10

Altar CA, Laeng P et al (2004) Electroconvulsive seizures regulate gene expression of distinct neurotrophic signaling pathways. J Neurosci 24(11): 2667–2677

American Psychiatric Association Committee on Electroconvulsive Therapy (2001).Practice of Electroconvulsive Therapy: Recommendations for treatment, training, and privileging (A Task Force Report of the American Psychiatric Association). American Psychiatric Press, Washington DC

Angelucci F Aloe L et al (2002) Electroconvulsive stimuli alter the regional concentrations of nerve growth factor, brain-derived neurotrophic factor, and glial cell line-derived neurotrophic factor in adult rat brain. J ECT 18(3): 138–143

Angst J, Angst K, Baruffol I et al (1992) ECT-induced and drug-induced hypomnia. Con vuls Ther 8: 179–185

Baghai T, Frey R et al (2004) Elektrokonvulsionstherapie: Klinische und wissenschaftliche Aspekte. Springer, Wien

Bailine SH, Rifkin A et al (2000) Comparison of bifrontal and bitemporal ECT for major depression. Am J Psychiatry 157(1): 121–123

Bakewell CJ, Russo J, Tanner C et al (2004) Comparison of clinical efficacy and side effects for bitemporal and bifrontal electrode placement in electroconvulsive therapy. J ECT 20: 145–153

Chamberlin E, Tsai GE (1998) A glutamatergic model of ECT-induced memory dysfunction. Harv Rev Psychiatry 5(6): 307–317

Coleman EA, Sackeim HA et al (1996) Subjective memory complaints before and after electroconvulsive therapy. Biol Psychiatry 39: 436–356

Damasio AR, Graff-Radford NR et al (1985) Amnesia following basal forebrain lesions. Arch Neurol 42(3): 263–271

DeBattista C, Mueller K (1995) Sumatriptan prophylaxis for postelectroconvulsive therapy headaches. Headache 35: 502–503

Devanand DP, Dwork AJ et al (1994) Does ECT alter brain structure? Am J Psychiatry 151: 957–970

Devanand DP, Fitzsimons L et al (1995) Subjective side effects during electroconvulsive therapy. Convuls Ther 11(4): 232–240

Dinwiddie SH, Huo D, Gottlieb O (2010) The course of myalgia and headache after electroconvulsive therapy. J ECT 26: 116–120

Drevets WC (2001) Neuroimaging and neuropathological studies of depression: implications for the cognitive-emotional features of mood disorders. Curr Opin Neurobiol 11(2): 240–249

Dubovsky SL, Buzan R et al (2001) Nicardipine improves the antidepressant action of ECT but does not improve cognition. J ECT 1: 3–10

Ende G, Braus DF et al (2000) The hippocampus in patients treated with electroconvulsive therapy: a proton magnetic resonance spectroscopic imaging study. Arch Gen Psychiatry 57 (10): 937–943

Eriksson PS, Perfilieva E et al (1998) Neurogenesis in the adult human hippocampus. Nat Med 4(11): 1313–1317

Eschweiler GW, Vonthein R et al (2007) Clinical efficacy and cognitive side effects of bifrontal versus right unilateral electroconvulsive therapy (ECT): a short-term randomised controlled trial in pharmaco-resistant major depression. J Affect Disord 101(1–3): 149–157

Fantz et al (1998) Sumatriptan for post-ECT headache. J ECT 14: 272–274

Fernandes B, Gama CS et al (2009) Serum brain-derived neurotrophic factor (BDNF) is not associated with response to electroconvulsive therapy (ECT): a pilot study in drug resistant depressed patients. Neurosci Lett 453(3): 195–198

Folstein MF, Folstein SE et al (1975) »Mini-mental state«. A practical method for grading the cognitive state of patients for the clinician. J Psychiatr Res 12(3): 189–198

Ghaziuddin N, King CA, Naylor MW et al (1996) Electroconvulsive treatment in adolescents with pharmacotherapy-refractory depression. J Child Adolesc Psychopharmacol 6: 259–271

Ghoname et al (1999) Use of percutaneous electrical nerve stimulation (PENS) for treating ECT-induced headaches. Headache 39: 502–505

Goldman-Rakic PS (1987) Circuitry of the frontal association cortex and its relevance to dementia. Arch Gerontol Geriatr 6(3): 299–309

Gomez J (1975) Subjective side-effects of ECT. Br J Psychiatry 127: 609–611

Grundmann U, Oest M (2007) Anästhesiologische Aspekte bei Elektrokrampftherapie. Anaesthesist 56(3): 202–204, 206–211

Hawken et al (2001) Successful use of propranolol in migraine associated with electroconvulsive therapy. Headache 41: 92–96

Herck E van, Sienaert P, Hagon A (2009) Electroconvulsive therapy for patients with intracranial aneurysms: a case study and literature review. Tijdschr Psychiatr 51: 4

Huber G (2005) Psychiatrie: Lehrbuch für Studium und Weiterbildung. Schattauer, Stuttgart

Ikeji OC, Ohaeri JU, Osahon RO, Agidee RO (1999) Naturalistic comparative study of outcome and cognitive effects of unmodified electro-convulsive therapy in schizophrenia, mania and severe depression in Nigeria. East Afr Med J 76: 644–650

James BO, Morakinyo O, Lawani AO et al (2010) Unmodified electroconvulsive therapy: the perspective of patients from a developing country. J ECT 26: 218–222

Kirov G, Ebmeier KP et al (2008) Quick recovery of orientation after magnetic seizure therapy for major depressive disorder. Br J Psychiatry 193(2): 152–155

Kopelman MD, Wilson BA et al (1989) The autobiographical memory interview: a new assessment of autobiographical and personal semantic memory in amnesic patients. J Clin Exp Neuropsychol 11(5): 724–744

Kramer BA, Kadar AG, Clark K (2008) Use of the Neuro-Wrap system for severe post-electroconvulsive therapy headaches. J ECT 24: 152–155

Kranaster L, Kammerer-Ciernioch J et al (2011) Clinically favourable effects of ketamine as an anaesthetic for electroconvulsive therapy: a retrospective study. Eur Arch Psychiatry Clin Neurosci 261(8): 575–582

Kranaster L, Janke C, Hoyer C et al (2012) Management of severe postictal agitation after electroconvulsive therapy with bispectrum electroencephalogram index monitoring: a case report. J ECT 28(2): 9–10

Kurthen M et al (2008) Status epilepticus im Erwachsenenalter. In: Diener HC, Putzki N (Hrsg) Leitlinien für die Diagnostik und Therapie in der Neurologie, 4. überarb. Aufl. Thieme, Stuttgart

Lang UE, Bajbouj M et al (2006) Brain-derived neurotrophic factor serum concentrations in depressive patients during vagus nerve stimulation and repetitive transcranial magnetic stimulation. Psychopharmacology (Berl) 187(1): 56–59

Laursen H, Gjerris A et al (1991) Cerebral edema and vascular permeability to serum proteins following electroconvulsive shock in rats. Convuls Ther 7: 237–244

Leung et al (2003) Pretreatment with ibuprofen to prevent electroconvulsive therapy-induced headache. J Clin Psychiatry 64: 551–553

Li TC, Shiah IS, Sun CJ et al (2011) Mirtazapine relieves post-electroconvulsive therapy headaches and nausea: a case series and review of the literature. J ECT 27: 165–167

Ling H (1995) The ECT Handbook. The second report of the Royal College of Psychiatrists` Special committee on ECT (Council Report: CR39, Hrsg: Freemann CP). Dorset Press, Dorchester

Lisanby SH, Maddox JH et al (2000) The effects of electroconvulsive therapy on memory of autobiographical and public events. Arch Gen Psychiatry 57(6): 581–590

Logan CJ, Stewart JT (2012) Treatment of post-electroconvulsive therapy headache with topical methyl salicylate. J ECT 28: 17–18

Mackin RS, Ayalon L et al (2010) The sensitivity and specificity of cognitive screening instruments to detect cognitive impairment in older adults with severe psychiatric illness. J Geriatr Psychiatry Neurol 23(2): 94–99

Markowitz et al (2001) Intranasal sumatriptan in post-ECT headache: results of an open-label trial. J ECT 17: 280–283

McCall WV, Reid S et al (1994) Electrocardiographic and cardiovascular effects of subconvulsive stimulation during titrated right unilateral ECT. Convuls Ther 10(1): 25–33

McCall WV, Reboussin DM et al (2000) Titrated moderately suprathreshold vs fixed high-dose right unilateral electroconvulsive therapy: acute antidepressant and cognitive effects. Arch Gen Psychiatry 57: 438–444

McNally KA, Blumenfeld H (2004) Focal network involvement in generalized seizures: new insights from electroconvulsive therapy. Epilepsy Behav 5(1): 3–12

Mousavi SG, Mohsen G, Reza MM et al (2012) Efficacy of memoral herbal on prevention of electroconvulsive therapy-induced memory impairment in mood disorder patients (Isfahan - Iran 2011). Int J Prev Med 3(7): 499–503

Moscrip TD, Terrace HS et al (2004) A primate model of anterograde and retrograde amnesia produced by convulsive treatment. J ECT 20(1): 26–36

Mueller PS, Albin SM et al (2009) Safety of electroconvulsive therapy in patients with unrepaired abdominal aortic aneurysm: report of 8 patients. J ECT 25: 165–169

Oms et al (1998) Sumatriptan was effective in electroconvulsive therapy (ECT) headache. Anesthesiology 89: 1291–1292

Patkar AA, Hill KP et al (2000) ECT in the presence of brain tumor and increased intracranial pressure: evaluation and reduction of risk. J ECT 16: 189–197

Payne NA, Prudic J (2009) Electroconvulsive therapy part I: A perspective on the evolution and current practice of ECT. J Psychiatr Pract 15(5): 346–368

Pigot M, Andrade C, Loo C (2008) Pharmacological attenuation of electroconvulsive therapy-induced cognitive deficits: theoretical background and clinical findings. J ECT 24(1): 57–67

Prakash J, Kotwal A, Prabhu H (2006) Therapeutic and prophylactic utility of the memory-enhancing drug donepezil hydrochloride on cognition of patients undergoing electroconvulsive therapy: a randomized controlled trial. J ECT 22(3): 163–168

Prapotnik M, Pycha R et al (2006) Adverse cognitive effects and ECT. Wien Med Wochenschr 156(7–8): 200–208

Prudic J, Fitzsimons L et al (1999) Naloxone in the prevention of the adverse cognitive effects of ECT: a within-subject, placebo controlled study. Neuropsychopharmacology 21(2): 285–293

Puri et al (1998) Does electroconvulsive therapy lead to changes in cerebral structure? Br J Psychiatry 173: 267–272

Rehor G, Conca A, Schlotter W et al (2009) Rückfallraten innerhalb von 6 Monaten nach erfolgreicher EKT. Eine naturalistische prospektive Fremd- und Selbstbeurteilungsanalyse. Neuropsychiatrie 23(3): 157–163

Ressler KJ, Mayberg HS (2007) Targeting abnormal neural circuits in mood and anxiety disorders: from the laboratory to the clinic. Nat Neurosci 10(9): 1116–1124

Ribot T (Hrsg) (1885) Sur les diverses formes du caractère. In: Revue philosophique, Les maladies de la personnalité. Alcan, Paris

Rose D, Fleischmann P et al (2003) Patients' perspectives on electroconvulsive therapy: systematic review. BMJ 326(7403): 1363

Rovers JM, Roks G (2012) Electroconvulsive therapy-induced migraine successfully treated with valproic acid. J ECT 28: 64–65

Sackeim HA (2000) Memory and ECT: from polarization to reconciliation. J ECT 16(2): 87–96

Sackeim HA, Ross FR, Hopkins N et al (1987) Subjective side effects acutely following ECT: Associations with treatment modality and clinical response. Convuls Ther 3: 100–110

Sackeim HA, Prudic J et al (1993) Effects of stimulus intensity and electrode placement on the efficacy and cognitive effects of electroconvulsive therapy. N Engl J Med 328(12): 839–846

Sackeim HA, Devanand DP et al (Hrsg) (1995) Electroconvulsive therapy. Psychopharmacology: the fourth generation of progress. Raven Press, New York NY

Sackeim HA, Prudic J et al (2007) The cognitive effects of electroconvulsive therapy in community settings. Neuropsychopharmacology 32(1): 244–254

Sackeim HA, Prudic J et al (2008) Effects of pulse width and electrode placement on the efficacy and cognitive effects of electroconvulsive therapy. Brain Stimul 1(2): 71–83

Saricicek V, Sahin L, Bulbul F et al (2013) Does Rocuronium-Sugammadex reduce myalgia and headache after electroconvulsive therapy in patients with major depression? J ECT Jun 27 (im Druck)

Semkovska M, McLoughlin D (2010) Objective cognitive performance associated with electroconvulsive therapy for depression: A systematic review and meta-analysis. Biol Psychiatry 68: 568–577

Shimamura A, Gazzaniga M (Hrsg) (1994) Memory and frontal lobe function. The cognitive neuroscience. MIT Press, Cambridge MA

Sienaert P, De Becker T et al (2005) Patient satisfaction after electroconvulsive therapy. J ECT 21(4): 227–231

Sobin C, Sackeim HA et al (1995) Predictors of retrograde amnesia following ECT. Am J Psychiatry 152(7): 995–1001

Squire LR, Slater PC et al (1981) Retrograde amnesia and bilateral electroconvulsive therapy. Long-term follow-up. Arch Gen Psychiatry 38(1): 89–95

Squire LR, Alvarez P (1995) Retrograde amnesia and consolidation: a neurobiological perspective. Curr Opin Neurobiol 5: 169–177

Stead M, Josephs KA (2005) Successful treatment of status migrainosus after electroconvulsive therapy with dihydroergotamine. Headache 45: 378–380

Steif BL, Sackeim HA et al (1986) Effects of depression and ECT on anterograde memory. Biol Psychiatry 21(10): 921–930

Weiner RD, Rogers HJ et al (1986) Effects of stimulus parameters on cognitive side effects. Ann N Y Acad Sci 462: 315–325

Weiner SJ, Ward TN, Ravaris CL (1994) Headache and electroconvulsive therapy. Headache 34: 155–159

Weinstein RM (1993) Migraine occurring as sequela of electroconvulsive therapy. Headache 33: 45

Zachrisson OC, Balldin J et al (2000) No evident neuronal damage after electroconvulsive therapy. Psychiatry Res 96(2): 157–165

Technische Grundlagen der EKT

Alexander Sartorius

Grundlage der Elektrokonvulsionstherapie (EKT) ist ein für wenige Sekunden am Kopf des Patienten angelegter elektrischer Wechselstrom, der idealerweise so beschaffen ist, dass er einen generalisierten, epileptischen Krampfanfall auslöst und dabei möglichst wenig Nebenwirkungen induziert. Der Strom selbst ist nicht das wirksame Agens der EKT, was man u. a. direkt aus der Historie ableiten kann, denn auch medikamentös oder durch Narkosegase ausgelöste Krampfanfälle sind therapeutisch wirksam. Zudem zeigen in ähnlicher Weise angelegte Wechselströme keinerlei therapeutische Wirkung, wenn sie keinen Anfall auslösen. Die Induktion eines epileptischen Anfalls ist also notwendig für eine antidepressive, aber auch die antikonvulsive, antimanische, antikatatone und antipsychotische Wirkung.

8.1 Ohmsches Gesetz und Wechselstrom

Das Ohm'sche Gesetz gilt natürlich auch für Wechselstrom:

$$U = R \times I$$

$$(\text{Spannung} = \text{Widerstand} \times \text{Stromstärke}) \quad (8.1)$$

Der Widerstand wird beim Wechselstrom nicht als Widerstand, sondern als Impedanz bezeichnet. Allerdings ist die Impedanz im Gegensatz zum Widerstand im Regelfall keine Konstante, sondern hängt vom kapazitiven ($X_C = -1/\omega C$; ω = Frequenz, C = Kapazität) und vom induktiven Widerstand ($X_L = \omega L$; ω = Frequenz, L = Induktivität) und somit von der Frequenz, aber i.d.R. auch von der Stromstärke selbst ab.

$$U = R\,(\omega, L, C, I) \times I \quad (8.2)$$

Für das weitere Verständnis sind 3 Begriffe und deren Definition unabdingbar:

Arbeit bzw. Energie [Einheit]:

$$W = U \times I \times t = I2 \times R \times t$$

$$[\text{Volt} \times \text{Ampere} \times \text{sec} = \text{Joule}] \quad (8.3)$$

oder etwas genauer für den Wechselstrom:

$$W = \int_0^t U(t)\,I\,(t)dt = \int_0^t I(t)^2\,R(t)dt$$

Leistung [Einheit]:

$$P = W/t = U \times I$$

$$[\text{Volt} \times \text{Ampere} = \text{Watt} = \text{Joule/sec}] \quad (8.4)$$

oder etwas genauer für den Wechselstrom:

$$P = \frac{dW}{dt} = U(t)I(t)$$

Ladung [Einheit]:

$$Q = I \times t\,[\text{Coulomb} = \text{Ampere} \times \text{sec}\,] \quad (8.5)$$

oder etwas genauer für den Wechselstrom:

$$Q = \int_0^t I(t)dt$$

Hieraus lässt sich sogleich erkennen, dass der üblicherweise gewählte Begriff »Energie« für die Stimulationsstärke der EKT-Geräte eigentlich nicht korrekt ist. Die Geräte weisen nämlich als »Energie« eine Prozentangabe von 5–100 % aus (die neueren bis 200 %), die jedoch in Wirklichkeit eine Ladungsmenge von 504 mC mal der Prozentangabe (also 25 mC–1008 mC) darstellt (mC steht für Millicoulomb).

Zur Veranschaulichung der Begriffe »Energie«, »Ladung« und »Leistung« mag ein wie in ◘ Abb. 8.1 gezeigtes Pumpspeicherkraftwerk dienen, bei dem die Höhendifferenz der angelegten Spannung U entspräche, und somit das Kraftwerk eine Energie gemäß

$$W = U \times I \times t = U \times Q\,[J] \quad (8.6)$$

speichern kann. Der Strom I entspräche hier dem »Wasserstrom«, die »Ladung« Q dem Wasserstrom über die Zeit – also der Gesamtmenge an Wasser.

$$P = W/t = U \times I\,[W] \quad (8.7)$$

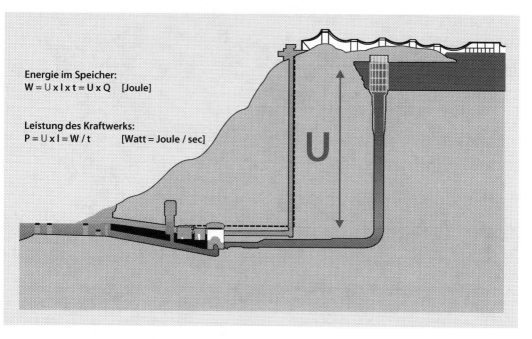

Energie im Speicher:
W = U x I x t = U x Q   [Joule]

Leistung des Kraftwerks:
P = U x I = W / t   [Watt = Joule / sec]

U

◘ **Abb. 8.1** Darstellung der Energie und der Leistung eines Speicherkraftwerks in Analogie zur elektrischen Energie und Leistung. Die Spannung entspricht der Höhendifferenz und der Strom dem Wasserstrom

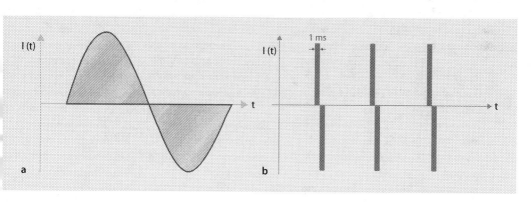

◘ **Abb. 8.2** Darstellung der Stromapplikation bei alten Sinuswellengeneratoren (**a**) und modernen Kurzstromapplikationsgeräten (**b**)

Die Leistung des Kraftwerks ergibt sich aus der Energie pro Zeit oder entsprechend der Höhendifferenz mal dem »Wasserstrom«.

Die älteren Geräte waren reine Sinuswellengeneratoren. Wie in ◘ Abb. 8.2a gut zu erkennen, war damit die abgegebene Ladungsmenge (in der Abbildung entsprechend der Fläche unter der Kurve), bzw. die applizierte Energie deutlich grösser als diejenige, die heute mittels Kurzpulstechnologie appliziert wird (◘ Abb. 8.2b). Der Übergang von der **Sinuswellenstimulation** zur **Kurzpulstechnologie** trug entscheidend zur **Reduktion der Nebenwirkungen** im Bereich der reversiblen kognitiven Defizite bei, obwohl genau genommen unklar ist, ob die Ladungsmengenreduktion als ursächlich anzusehen ist. Dass die abgegebene Ladungsmenge im Bereich der Kurzpulstechnologie mit der Ausprägung dieser Nebenwirkungen korreliert, ist aber

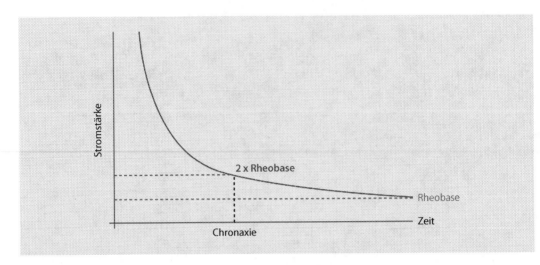

◘ Abb. 8.3   Um bei einem Neuron ein Aktionspotenzial auszulösen, braucht man einen minimalen Stimulationsstrom. Dieser wird als Rheobase bezeichnet. Mit Erhöhung der Stromstärke wird eine immer kürzere Zeit bis zur Auslösung eines Aktionspotenzials benötigt. Die Zeit, die ein Strom mit der doppelten Rheobase benötigt, bezeichnet man als Chronaxie

Gegenstand ausgeprägter Forschungstätigkeiten. Viele Studien haben auch hier zeigen können, dass immer kürzere Pulse, bis hin zu 0,25 ms Pulsbreite (ms steht für Millisekunden), jeweils zu weniger kognitiven Einbußen führten, allerdings zunehmend auch auf Kosten der Effektivität.

8.2   Grundlagen neuronaler Stimulation

Die Grundlage für die Elektrokonvulsionstherapie ist ein durch Wechselstrom ausgelöster epileptischer Krampfanfall. Die Vorstellung ist dabei, dass es zunächst im Rhythmus des vorgegebenen Wechselstroms zu einer Affektion der direkt im Bereich des Stromflusses liegenden neuronalen Verbände kommt. Diese liegen empirisch im Bereich zwischen den beiden Stimulationselektroden v. a. hochkortikal und kalottennah. Diese Neuronen beginnen sich nun im Rhythmus des Wechselstroms zu entladen, wobei dies zunächst ein fokales Geschehen darstellt. Der eigentlich gewünschte generalisierte Anfall entwickelt sich erst **sekundär** nach der Stromapplikation (Enev et al. 2007). Für eine antidepressive Wirksamkeit ist wahrscheinlich eine iktale Beteiligung tieferer Hirnstrukturen wie den Basalganglien und/oder dem limbischen System inklusive des Hippocampus vonnöten. Ob

der eigentliche Anfall in diesen Bereichen oder aber vielmehr die darauf folgende, den Anfall beendende, zentrale Inhibitionsleistung des Gehirns die antidepressive Wirksamkeit entfaltet, ist letztendlich unklar. Vieles spricht allerdings für letzteres, insbesondere, dass iktale Parameter, die eine zentrale Inhibitionsleistung reflektieren (wie der postiktale Suppressionsindex oder die Konkordanz des Anfalls) in vielen Studien mit der antidepressiven Wirksamkeit korrelieren.

Erforderlicher Stimulationsstrom   Wie aber sieht es prinzipiell mit der neuronalen Erregbarkeit durch externe Stimuli bei einzelnen Neuronen aus? Welcher Stimulationsstrom ist notwendig, um ein einzelnes Neuron aus dem Ruhepotenzial heraus zu einem Aktionspotenzial zu zwingen? Wie in ◘ Abb. 8.3 illustriert, hängt das von 2 Faktoren ab: dem Stimulationsstrom und dessen Dauer. Der hierzu minimal notwendige Stimulationsstrom bräuchte zur Auslösung »unendlich« lange (üblicherweise ein paar hundert Millisekunden) – diese Stromstärke wird üblicherweise in der Elektrophysiologie als **Rheobase** bezeichnet. Mit Erhöhung der Stromstärke wird eine immer kürzere Zeit bis zur Auslösung eines Aktionspotenzials benötigt.

Chronaxie und Pulsbreite   Die Zeit, die ein Strom mit der doppelten Rheobase benötigt, bezeichnet

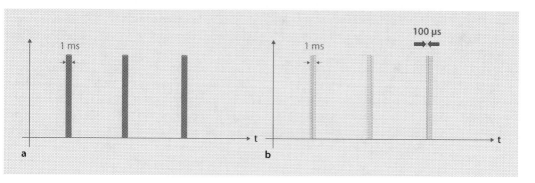

Abb. 8.4 Theta-Burst EKT. Anstelle jedes einzelnen 1 ms breiten Stimuluspulses (a) erfolgen 5 jeweils nur 100 µs breite Pulse (b). Dadurch halbiert sich die abgegebene Ladungsmenge und auch (zumindest tierexperimentell) die Krampfschwelle

man als **Chronaxie**. Eine typische Größenordnung für die Chronaxie bei elektrophysiologischen Messungen für humane Nervenfasern ist der Bereich um 0,1 ms (Malmivou et al. 1995; Ranck Jr. 1975). Damit ist klar, dass wesentlich kürzere Pulsbreiten nur mit exponenziell höheren Stromdichten erreichbar wären, was klinisch nicht möglich ist. Es verdeutlicht aber auch, dass Pulsbreiten, die weit über eine Größenordnung darüber liegen (also im Bereich > 1,5 ms) in die Refraktärzeit nach einem Aktionspotenzial fallen und damit »verschwendet« sind, bzw. nur zu den Nebenwirkungen, nicht aber zur Effektivität der Anfallsinduktion beitragen. Die üblicherweise **klinisch verwendeten Pulsbreiten** von 0,25–1,5 ms sind zwar rein empirisch abgeleitet, passen jedoch gut zu den aus der Elektrophysiologie bekannten Werten der Chronaxie. Aus diesen Überlegungen sind auch die vielfältigen Studien zur Pulsbreite abgeleitet. Hierbei wurde hypothetisiert, dass kürzere Pulsbreiten genauso effizient Anfälle induzieren und hierbei aber eine geringere kognitive Nebenwirkungsrate aufweisen. Theoretisch könnte man natürlich auch mittels gepulsten Pulsen näher an das theoretische Limit der Chronaxie rücken. ▪ Abb. 8.4 zeigt hierfür ein Beispiel.

8.3 Einfluss der Pulsbreite

8.3.1 Krampfschwelle

Wenige Studien berichten über den Einfluss der Pulsbreite auf die Krampfschwelle. Konsistent wird jedoch über niedrigere Krampfschwellen bei kürzeren Pulsbreiten berichtet, wobei gleichzeitig die Stimulusdauer (Länge des Stimuluszugs; engl. »train«) und/oder die Frequenz vergrößert wurde, um die Ladungsmenge konstant halten zu können. (Sackeim et al. 2008; Swartz et al. 2000). Somit bleibt es nicht völlig geklärt, ob der Effekt auf Veränderungen der anderen Parameter zurückgeht.

8.3.2 Effektivität

Generell scheint es keine dramatische Veränderung der Effektivität nur aufgrund der Pulsbreite zu geben. Wirklich präzise Studien mit kovariater Ladungsmenge, Stimulusdauer und Frequenz fehlen leider. Zum einen war aber auch die Behandlung mittels Sinuswellen ein hoch effektives Vorgehen, d. h. selbst bei maximaler Pulsbreite kommt es nicht zu einer Verschlechterung der Effektivität. Direkt vergleichende Studien fanden eine gleichwertige oder gar etwas bessere Effektivität der Sinuswellenstimulation (Andrade et al. 1988; Fox et al. 1989; Robin et al. 1982).

Am anderen Ende des Spektrums zeigen neuere Studien überwiegend keinen Unterschied in der Wirksamkeit z. B. zwischen kurzer (1,5 ms) und ultrakurzer (0,3 ms) Pulsbreite (gleiche Ladungsmenge im Verhältnis zur individuellen Krampfschwelle in beiden Gruppen) wie z. B. in der Studie von Sackeim und Kollegen (2008) oder ebenso bei einem Vergleich bei bilateraler Stimulation zwischen 0,25 ms und 0,5 ms (Niemantsverdriet et al. 2011). In neueren Studien fällt jedoch gelegentlich bei den ultrakurzen Pulsen auf, dass die Anzahl der EKT-

Behandlungen bis zum Erreichen einer Remission zunehmen könnte, wie z. B. in der Untersuchung der Arbeitsgruppe um Quante (2011). Die Remissionsraten zeigten im gleichen Patientenkollektiv zusätzlich deutliche Abhängigkeiten von der Stimulationsfrequenz (Roepke et al. 2011). In anderen Studien zeigten sich jedoch auch bei ultrakurzen Pulsbreiten »normale« Remissionsgeschwindigkeiten mit 10–12 EKT-Behandlungen (Sienaert et al. 2009).

8.3.3 Kognitive Nebenwirkungen

> **Negative Auswirkungen größerer Pulsbreiten auf die Kognition sind aufgrund vieler Studien unstrittig.**

Das Extrembeispiel der Sinuswellenstimulation zeigt das am deutlichsten, da diese aufgrund der höheren kognitiven Nebenwirkungsraten eigentlich obsolet und in vielen Ländern nicht mehr zugelassen ist – auch wenn strenggenommen hier nur auf die Erfahrungen und Studien v. a. der 1960er-Jahre zurückgegriffen wurde und moderne, randomisierte Studien eigentlich nicht existieren. Ob dieser Effekt alleine auf eine geringere Ladungsmenge durch die kurzen Pulse zurückzuführen ist, ist nicht belegt – zumindest im Bereich der Rechteckpuls-Stimulation scheint dies nicht so zu sein (Sackeim et al. 1987). Auch wenn es einzelne Studien gibt, die keine wesentlichen Unterschiede zwischen kurzen und ultrakurzen Pulsen hinsichtlich kognitiver Einbrüche und Gedächtnisproblemen fanden (Pisvejc et al. 1998), so wird die Hypothese »kleinere Pulsbreiten – weniger Nebenwirkungen« in vielen modernen Studien nachvollzogen (Loo et al. 2008; Sackeim et al. 2008).

8.4 Einfluss der Frequenz

Üblicherweise liegt das Frequenzband moderner Geräte bei 10–70 Hz, d. h. alle 100 ms (bei 10 Hz) bzw. alle 14 ms (bei 70 Hz) erfolgt ein Rechteckpuls. Bei der Stimulation mit ultrakurzen Pulsen (0,25 ms) sind Frequenzen bis 140 Hz möglich. Das zeigt auch die Grenzen auf, wie ◘ Abb. 8.2b illustriert; denn bei 140 Hz erfolgt bereits alle 7 ms ein

Puls, d. h. bei einem bidirektionalen Rechteckimpuls mit einer Pulsbreite von 1 ms wäre das stromfreie Intervall nur noch 5 ms lang – es droht also eine Stimulation während der Refraktärzeit bzw. ein »Overcrowding«. Der Vorteil liegt natürlich darin, dass hohe Ladungsmengen in der üblichen Dauer von 8 s appliziert werden können, was die Effektivität steigert. Auf der anderen Seite konnte z. B. tierexperimentell gezeigt werden, dass die Krampfschwelle bei sehr niedrigen Frequenzen (< 50 Hz) durchaus erhöht sein kann. Umgekehrt zeigen mehrere klinische Studien, dass bei unilateraler und bei bilateraler Stimulation niedrigere Frequenzen (50 versus 200 Hz) eine niedrigere Krampfschwelle zur Folge haben (Girish et al. 2003; Kotresh et al. 2004). Selbst bei ultrakurzen Pulsen und unilateraler Stimulation zeigt sich ein kleiner Vorteil in der antidepressiven Effektivität im Vergleich 40 Hz vs. 100 Hz zugunsten der niedrigeren Frequenz (Roepke et al. 2011). Im klinischen Vergleich 30 Hz vs. 60 Hz zeigte sich kein Einfluss auf Krampfschwelle oder postiktale maximale Herzrate, während in der gleichen Studie im Vergleich unterschiedlicher Pulsbreiten (0,5 ms vs. 1 ms) günstigere Ergebnisse für die kürzeren Pulsbreite gefunden wurden (Swartz et al. 2000). Somit lässt sich zumindest für den Bereich 20–70 Hz sagen, dass die Krampfschwelle bei niedrigen Frequenzen signifikant niedriger zu sein scheint, aber eine klinisch höhere antidepressive Effektstärke bei niedrigen Frequenzen eher gering ausgeprägt ist.

8.5 Einfluss der Stimulationsdauer

Untersuchungen zur Stimulationsdauer (Dauer der Stimulation, d. h. in der Regel ≤ 8 s) sind meistens gleichzeitig Untersuchungen zur **Stimulusfrequenz**. Denn wenn man beispielsweise explizit die Dauer der Stimulation verlängert, dann steigt die abgegebene Ladungsmenge entsprechend mit. Diese führt jedoch alleine zu einer höheren Effektivität. Wenn man die abgegebene Ladungsmenge (und die Pulsbreite) konstant halten will, muss man z. B. bei doppelter Dauer der Stimulation die Frequenz halbieren. Tierexperimentell konnte gezeigt werden, dass das Titrieren der Krampfschwelle durch eine Erhöhung der Ladungsmenge effektiver durch eine Verlängerung der Stimulusdauer als durch eine Erhöhung der Frequenz zu erreichen ist (Andrade et al. 2002). Eine höhere Wirksamkeit bei niedrigeren Frequenzen passt wiederum zu den vorher berichteten Ergebnissen. Klinisch konnte zudem an 12 Patienten, die eine bilaterale EKT erhielten, ebenfalls gezeigt werden, dass bei einer Titration durch eine Verlängerung der Stimulusdauer weniger Ladung benötigt wurde als durch eine Erhöhung der Frequenz (Devanand et al. 1998).

Bezüglich der Verträglichkeit scheint es sich um eine klinische Erfahrung zu handeln, dass gleiche Ladung, über eine längere Stimulusdauer verteilt, zu geringeren kognitiven Störungen führt. Auch wenn kontrollierte Studien diesbezüglich fehlen, so ist diese Ansicht weit verbreitet und hat dazu geführt, dass die Stimulusgeräte in der Regel so eingestellt sind, dass sie die Ladungsabgabe möglichst auf 8 s (gestreckt) verteilen. Ob es nicht prinzipiell mehr Sinn machen würde, anstelle der Stimuluszuglänge (≤ 8 s) die Anzahl der insgesamt applizierten Pulse zu limitieren, ist ebenfalls ein aktuell in der Literatur diskutierter Punkt (Peterchev et al. 2010).

8.6 Einfluss der Impedanz

Impedanz bezeichnet den elektrischen **Widerstand bei Wechselstrom**. Die Impedanz hängt von vielen Einflussfaktoren ab wie

- Frequenz,
- kapazitivem und induktivem Widerstand und
- Stromdichte.

Stimulationsgeräte wie das Thymatron messen die sog. statische und die dynamische Impedanz. Die statische Impedanz wird vor der Stimulation gemessen. Der Begriff ist unglücklich gewählt, da die statische Impedanz in keinerlei Hinsicht »statisch« ist. Zum einen wird sie nicht mittels eines Gleichstroms, sondern auch mittels einer angelegten (sehr geringen) Wechselspannung bei einer Frequenz von 800 Hz gemessen. Zum anderen ist sie nicht statisch, sondern fällt nach Auftragung eines Elektrodengels aufgrund dessen feuchtigkeitsbedingter Widerstandsabsenkung zunächst deutlich und im Verlauf nach wenigen Minuten Einwirkdauer asymptotisch ab. Die Messung der statischen Im-

pedanz erfolgt ausschließlich zur Vermeidung von Kurzschlüssen (dann ist die angezeigte statische Impedanz 0 Ohm oder zumindest < 500 Ohm) und zur Vermeidung von Stimulationen bei zu großer Impedanz (dann wäre die vom Gerät benötigte Spannung, um die Rechteckimpulse von genau 0,9 A abzugeben, außerhalb der Gerätelimitationen, beim Thymatron erfolgt ein verlängerter Warnton bei blinkender 3000 Ohm-Anzeige).

Die dynamische Impedanz ist insofern dynamisch, als sie den Widerstand während der Stimulation angibt. Da z. B. das Thymatron mit einer maximalen Spannung von 450 V stimuliert, während die Stromstärke mit 0,9 A fest vorgegeben ist, ergibt sich eine maximale dynamische Impedanz von 500 Ohm:

$$U = R \times I, \text{ d. h. } R = U/I = 450 \text{ V}/0,9 \text{ A} = 500 \text{ Ohm}$$

In der Tat ist die dynamische Impedanz des Gerätes auf 500 Ohm limitiert.

Die **dynamische Impedanz** ist aber auch von klinischem Interesse. Die Höhe der Krampfschwelle scheint nämlich in einem negativ korrelativen Zusammenhang mit der dynamischen Impedanz zu stehen (Sackeim et al. 1987). Das heißt eine hohe Krampfschwelle geht mit einer niedrigen dynamischen Impedanz einher, und eine sehr hohe dynamische Impedanz lässt somit auf eine niedrige Krampfschwelle schließen. Dementsprechend ist auch die dynamische Impedanz altersabhängig, was wir bei insgesamt jedoch geringer Varianzaufklärung an eigenen Daten zeigen konnten. ◻ Abb. 8.5 zeigt dies an einem Patientenkollektiv aus der Studie von Bundy und Kollegen (2010). Natürlich hängt die dynamische Impedanz bei der EKT auch schlicht vom Abstand der beiden Stimulationselektroden ab, diesbezügliche Untersuchungen gibt es jedoch leider nicht.

8.7 Einfluss durch konstante Strom- vs. konstante Spannungsstimulation

Warum werden die heutigen Geräte mit einem konstanten Rechteckimpulsstrom betrieben wie in ◻ Abb. 8.2 gezeigt? Genauso gut könnte man theoretisch die Spannungsamplitude des Recht-

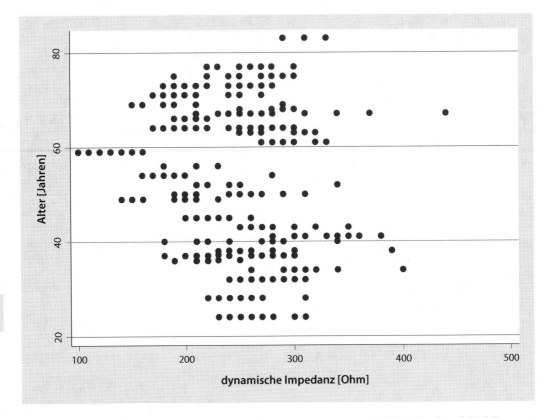

❏ **Abb. 8.5** Altersabhängigkeit der dynamischen Impedanz anhand eines Patientenkollektivs (Bundy et al. 2010). Der Zusammenhang ist klinisch relevant, da die dynamische Impedanz auch mit der Höhe der Krampfschwelle (negativ) korreliert. Insgesamt ist die Varianzaufklärung aber gering (hohe Streuung)

eckimpulses festlegen. Bei älteren oder genauer gesagt bei Patienten mit sehr hoher Krampfschwelle könnte eine sehr kleine dynamische Impedanz bei konstanter Spannungsabgabe aber eine sehr hohe Stromdichte zur Folge haben, was man auf jeden Fall vermeiden möchte. Zudem gibt es Hinweise, dass bei einer konstanten Stromabgabe (I = 0,9 A) insgesamt weniger Ladung appliziert werden muss und dass die Applikation stabiler über einen weiten Impedanzbereich erfolgen kann (McClelland u. McAllister 1988). Mit anderen Worten: Bei einer Applikation mit konstanter Spannung kam es weniger häufig zu einer suffizienten Anfallsinduktion, da der Strom bei niedriger Impedanz limitiert sein muss (McClelland u. McAllister 1988). Insgesamt ist die Studienlage diesbezüglich aber ebenfalls sehr spärlich, und es gibt zudem theoretische Hinweise, dass die definitorische Festlegung der Stromstärke auf 0,9 A zumindest für Patienten mit hoher

dynamischer Impedanz höher als notwendig sein könnte (Deng et al. 2011) bzw. dass eine Anpassung durch Verwendung niedrigerer Ströme zu geringeren Nebenwirkungsraten führen könnte.

8.8 Einfluss der Stimulusdosis (Ladungsmenge)

Wenig Zweifel gibt es bezüglich eines Zusammenhangs zwischen der Effektivität der EKT und der Stimulusdosis (oder genauer gesagt: der Ladungsmenge), was sich schon daran zeigt, dass die Krampfschwelle in klinischen und tierexperimentellen Studien mit der physikalischen Einheit der Ladungsmenge angegeben wird. Bei unilateraler EKT zeigten sich höhere Responseraten bis zu einer Stimulation mit einer Ladungsmenge 8- bis12-mal über der titrierten Krampfschwelle (McCall et al.

2000). Trotz (oder u. a. aufgrund) dieses weiten Spektrums (von 1,5-fach bis 12-fach über der Krampfschwelle) ist die wissenschaftliche Debatte, ob die Vorgehensweise bei der Stimulation durch Titration der Krampfschwelle oder durch simple Anwendung der Altersmethode pragmatischer bzw. effektiver ist, nicht beendet.

Bei der bilateralen EKT scheint sich ein »Deckeneffekt« bei der Wirksamkeit zu zeigen: Bereits bei einer Stimulation mit einer Ladungsmenge, die nur 1,5-fach über der Krampfschwelle liegt, zeigte sich eine vergleichbare Effektivität wie bei einer rechts unilateralen Stimulation mit einer Ladungsmenge, die 6-fach über der Krampfschwelle lag (Sackeim et al. 2000).

Ebenso wenige Zweifel gibt es in der Literatur, dass kognitive Nebenwirkungen ebenfalls mit der applizierten Dosis (in Relation zur Krampfschwelle) ansteigen.

Die diesbezügliche über Dekaden geführte Debatte (»Hocheffektiv« vs. »Minimierung der kognitiven Nebenwirkungen«) wird leider sehr ideologisch geführt. Auf der einen Seite wird argumentiert, dass Patienten immer eine möglichst effektive Therapie erhalten sollten (d. h. hohe titrierte Dosis, bilaterale Elektrodenposition) und die vorübergehenden reversiblen Nebenwirkungen aufgrund der Schwere der Grunderkrankung absolut vertretbar seien. Auf der anderen Seite werden die kognitiven Nebenwirkungen als nicht zu verantworten dargestellt, und aufgrund dessen solle eben alles unternommen werden, um diese zu verhindern (rechts unilaterale Elektrodenposition, ultrakurze Pulsbreite). Letztendlich scheint es eine klinisch sehr pragmatische Vorgehensweise zu sein, die Einstellungen in Abhängigkeit von der Schwere der aktuellen Erkrankung vorzunehmen. Das bedeutet, dass man hohe Ladungsmenge, bilaterale Stimulation und ≥ 1 ms Pulsbreite den schwerstkranken Patienten, bei denen eine rasche und definitive Verbesserung notwendig ist, vorbehalten sollte.

8.9 Einflüsse durch die Elektrodenposition

Schon in den ersten Jahren der klinischen EKT-Anwendung wurde intensiv über die optimale Elekt-

rodenkonfiguration nachgedacht. Die Idee, durch einen Wechsel der Elektrodenpositionen von EKT-Sitzung zu EKT-Sitzung Nebenwirkungen zu minimieren, entstand bereits Anfang der 1950er-Jahre. Rozhnov zeigte in seiner Studie, dass bilateral angebrachte und von EKT zu EKT jeweils von frontal ein weiteres Stück nach okzipital verschobene EKT-Elektroden zum einen gut vertragen wurden und dass zum anderen das Vorgehen ebenfalls effektiv war (Rozhnov et al. 1951; Swartz et al. 2005). Vor allem aber ist die Studie ein weiterer Beleg dafür, dass der ausgelöste Anfall das wirksame Agens ist und dass die Elektrodenposition (bei genügendem Abstand voneinander) **per se** bzgl. der Auslösung eines Anfalls keine große Rolle spielt.

Im Wesentlichen haben sich in der Literatur 2 Elektrodenpositionen durchgesetzt:
- die rechts unilaterale (RUL) und
- die bilaterale (BIL), letztere wird in der Literatur auch als bitemporal oder bifrontotemporal bezeichnet.

Erwähnenswert sind noch 2 weitere, neuere Positionen:
- links anterior rechts temporal (LART) und
- bifrontal (BF).

Die bilaterale Stimulation gilt bzgl. der Effektivität als weniger dosisabhängig als die unilaterale. Bei der bilateralen Stimulation ist bereits bei einer Dosis entsprechend dem 2,5-fachen der Krampfschwelle ein Deckeneffekt vorhanden, d. h. höhere Dosen sind nicht effektiver – sie führen höchstens zu mehr kognitiven Nebenwirkungen. Bzgl. der rechts unilateralen Stimulation gibt es Daten, die bis zu einem 12-fach über der Krampfschwelle liegenden Wert eine steigende Effektivität zeigen (McCall et al. 2000). Etwa gleich hohe Remissionsraten zeigen sich bei RUL und dem 6-fachen der Krampfschwelle versus BIL und dem 2,5-fachen der Krampfschwelle (oder synonym: 150 % über der Krampfschwelle) (Sackeim et al. 2000). Zu ähnlichen Ergebnissen kamen die Studien aus dem »Consortium for Research in Electroconvulsive Therapy« (CORE), allerdings wurde in dieser großen Kohorte gefunden, dass Patienten bei bilateraler Stimulation signifikant schneller eine Besserung zeigten (Kellner et al. 2010a).

Die vielen verschiedenen Elektrodenpositionen bei der EKT sind alle aus der Motivation entstanden, das Auftreten kognitiver Nebenwirkungen zu minimieren. Bei der rechts unilateralen Stimulation ist das Auftreten der kognitiven Nebenwirkungen in den meisten Studien geringer als bei bilateraler Stimulation, allerdings schmilzt der Unterschied, wenn bzgl. der Effektivität vergleichbare Dosierungen (wie z. B. RUL und das 6-Fache der Krampfschwelle vs. BIL und das 2,5-Fache der Krampfschwelle) verwendet werden (Kellner et al. 2010b).

Die beiden »neueren« Varianten LART und BT sind ebenfalls aus der Motivation entstanden, kognitive Nebenwirkungen zu reduzieren, was in frühen Studien auch demonstriert werden konnte. Neuere größere Studien zeigten zwar für die bifrontale Stimulation ähnliche Effektstärken wie für die rechts unilaterale Stimulation (Kellner et al. 2010a), aber ein schnelleres Ansprechen unter rechts unilateraler Stimulation (Sienaert et al. 2009), ohne dass sich die Verträglichkeit unterschied. Bei der LART Stimulation gibt es nicht genügend verfügbare Studien, um die Anwendung mit bisherigen Elektrodenpositionen bzgl. Effektivität und Nebenwirkungen vergleichen zu können.

Im klinischen Alltag wird daher oft die RUL Elektrodenposition verwendet. Beim Vorliegen einer klinischen Notwendigkeit für eine schnelle und definitive Verbesserung oder falls die unilaterale Behandlung sich trotz adäquater Dosis als ineffektiv erweist, sollte jedoch zur bilateralen Behandlung gewechselt werden.

Hierbei ist es wichtig zu beachten, dass die Krampfschwellen bei der unilateralen und der bilateralen Behandlung nicht identisch sind (van Waarde et al. 2009). Bei der bilateralen Stimulation ist die Krampfschwelle höher, so dass beim Wechsel von unilateraler zu bilateraler Stimulation ein Beibehalten der Stimulationsdosis (d. h. der abgegebenen Ladung) als erster Anhaltspunkt für eine korrekte Dosis gelten darf. Beispiel: Liegt die Krampfschwelle unilateral bei 70 mC und bilateral bei 110 mC, dann bedeutet das, dass eine RUL Stimulation 3-fach über der Krampfschwelle (280 mC) ca. einer BIL Stimulation 1,5-fach über der Krampfschwelle (275 mC) entspricht.

8.10 Technische Einflüsse sonstiger Art

Theoretisch gibt es keinen Grund zu der Annahme, dass die heute verwendete Pulsform (bidirektionaler Rechteckimpuls wie in ◘ Abb. 8.2b bei der EKT optimal ist. Beispielsweise wurde bereits vor 25 Jahren (in heutiger Analogie zur Theta-Burst rTMS) die Idee aufgebracht, anstelle jedes einzelnen z. B. 1 ms breiten Stimuluspulses, fünf 100 µs breite Pulse zu applizieren (◘ Abb. 8.4b) und dadurch die benötigte Ladungsmenge zu halbieren. In der Tat konnte hierdurch die Krampfschwelle tierexperimentell halbiert werden (Hyrman et al. 1985). Moderne klinische Studien zur Theta-Burst EKT existieren jedoch nicht.

8.11 Übersicht über die Einflussgrößen

Bei der modernen Elektrokonvulsionstherapie wird durch einen für wenige Sekunden (mittels zweier Elektroden) am Kopf angelegten Wechselstrom in Form bidirektionaler Kurzstrompulse ein epileptischer Krampfanfall ausgelöst. Der Strom ist notwendig, um den Anfall auszulösen, aber der Anfall selbst (bzw. die Mechanismen des Gehirns, diesen zu inhibieren) stellt das therapeutische Agens dar. Daher sollte der Strom technisch so bereitgestellt sein, dass ein Anfall zuverlässig ausgelöst wird, ohne dass unnötige Nebenwirkungen entstehen. Bei den hier diskutierten Nebenwirkungen handelt es sich im Wesentlichen um häufig auftretende, aber immer reversible kognitive Störungen. Klar belegt ist, dass eine höhere abgegebene Ladungsmenge mit einer Zunahme kognitiver Störungen einhergeht. In ähnlicher Weise scheinen sich breitere Pulse, bilaterale Stimulationen und höhere Stromstärken auszuwirken, wie ◘ Tab. 8.1 zeigt. Die Effektivität der Behandlung steigt jedoch ebenfalls mit der Verwendung höherer Ladungsmengen, breiterer Pulse (bis 1,5 ms) und bilateraler Behandlung. Zudem scheinen sich längere Stimuluszüge, niedrigere Frequenzen und vielleicht in Zukunft theta-burst Verfahren günstig auf die Effizienz auszuwirken.

⬛ **Tab. 8.1** Einfluss von Ladungsmenge (Q), Frequenz, Stimulusdauer und Pulsbreite auf die Effektivität der EKT, die kognitive Nebenwirkungsrate, die Krampfschwelle und die abgegebene Energie (W = U × Q)

	Effektivität	Kognitive Neben-wirkungen	Krampfschwelle	Abgegebene Energie
Ladung	+++	+++	∅	Linear
Frequenz	–	?	+	Linear
Stimulusdauer	+	?	–	Linear
Pulsbreite	+	+	–	Linear
Elektrodenpo-sition	BIL > RUL	BIL > RUL	BIL > RUL	Kein Einfluss

+++ sehr starke und gut gesicherte Zunahme (z. B. mehr Ladung → mehr Effektivität);
+ bzw. – weniger ausgeprägte oder schlechter gesicherte Zunahme oder Abnahme (z. B. längere Stimulusdauer → niedrigere Krampfschwelle);
? bisher kein gesicherter Zusammenhang;
∅ die Krampfschwelle ist üblicherweise über die notwendige Ladungsmenge definiert;
linear streng linearer Zusammenhang.

⊘ Zusammenfassend liegt der Eindruck nahe, dass Verbesserungen der kognitiven Nebenwirkungsraten zumeist auf Kosten der Effizienz der einzelnen EKT-Sitzung gehen und somit die Entscheidung über die Wahl der technischen Parameter in Abhängigkeit von der Schwere der klinischen Erkrankung gefällt werden sollte.

Literatur

Andrade C, Gangadhar BN, Subbakrishna DK et al (1988) A double-blind comparison of sinusoidal wave and brief-pulse electroconvulsive therapy in endogenous depression. Convuls Ther 4: 297–305

Andrade C, Kurinji S, Sudha S, Chandra JS (2002) Effects of pulse amplitude, pulse frequency, and stimulus duration on seizure threshold: a laboratory investigation. J ECT 18: 144–148

Bundy BD, Hewer W, Andres FJ, Gass P, Sartorius A (2010) Influence of anesthetic drugs and concurrent psychiatric medication on seizure adequacy during electroconvulsive therapy. J Clin Psychiatry 71: 775–777

Deng ZD, Lisanby SH, Peterchev AV (2011) Electric field strength and focality in electroconvulsive therapy and magnetic seizure therapy: a finite element simulation study. J Neural Eng 8: 016007-

Devanand DP, Lisanby SH, Nobler MS, Sackeim HA (1998) The relative efficiency of altering pulse frequency or train duration when determining seizure threshold. J ECT 14: 227–235

Enev M, McNally KA, Varghese G et al (2007) Imaging onset and propagation of ECT-induced seizures. Epilepsia 48: 238–244

Fox HA, Rosen A, Campbell RJ (1989) Are brief pulse and sine wave ECT equally efficient? J Clin Psychiatry 50: 432–435

Girish K, Gangadhar BN, Janakiramaiah N, Lalla RK (2003) Seizure threshold in ECT: effect of stimulus pulse frequency. J ECT 19: 133–135

Hyrman V, Palmer LH, Cernik J, Jetelina J (1985) ECT: the search for the perfect stimulus. Biol Psychiatry 20: 634–645

Kellner CH, Knapp R, Husain MM et al (2010a) Bifrontal, bitemporal and right unilateral electrode placement in ECT: randomised trial. Br J Psychiatry 196: 226–234

Kellner CH, Tobias KG, Wiegand J (2010b) Electrode placement in electroconvulsive therapy (ECT): A review of the literature. J ECT 26: 175–180

Kotresh S, Girish K, Janakiramaiah N et al (2004) Effect of ECT stimulus parameters on seizure physiology and outcome. J ECT 20: 10–12

Loo CK, Sainsbury K, Sheehan P, Lyndon B (2008) A comparison of RUL ultrabrief pulse (0.3 ms) ECT and standard RUL ECT. Int J Neuropsychopharmacol 11: 883–890

Malmivuo J, Plonsey R (1995) Bioelectromagnetism: Principles and applications of bioelectric and biomagnetic fields. Oxford University Press, New York NY

McCall WV, Reboussin DM, Weiner RD, Sackeim HA (2000) Titrated moderately suprathreshold vs fixed high-dose right unilateral electroconvulsive therapy: acute antidepressant and cognitive effects. Arch Gen Psychiatry 57: 438–444

McClelland R, McAllister G (1988) Comparison of electrical measurements on constant voltage and constant current ECT machines. Br J Psychiatry 153: 126–127

Niemantsverdriet L, Birkenhager TK, van den Broek WW (2011) The efficacy of ultrabrief-pulse (0.25 millisecond) versus brief-pulse (0.50 millisecond) bilateral electroconvulsive therapy in major depression. J ECT 27: 55–58

Peterchev AV, Rosa MA, Deng ZD et al (2010) Electroconvulsive therapy stimulus parameters: rethinking dosage. J ECT 26: 159–174

Pisvejc J, Hyrman V, Sikora J et al (1998) A comparison of brief and ultrabrief pulse stimuli in unilateral ECT. J ECT 14: 68–75

Quante A, Luborzewski A, Brakemeier EL et al (2011) Effects of 3 different stimulus intensities of ultrabrief stimuli in right unilateral electroconvulsive therapy in major depression: a randomized, double-blind pilot study. J Psychiatr Res 45: 174–178

Ranck JB Jr (1975) Which elements are excited in electrical stimulation of mammalian central nervous system: a review. Brain Res 98: 417–440

Robin A, De Tissera S (1982) A double-blind controlled comparison of the therapeutic effects of low and high energy electroconvulsive therapies. Br J Psychiatry 141: 357–366

Roepke S, Luborzewski A, Schindler F et al (2011) Stimulus pulse-frequency-dependent efficacy and cognitive adverse effects of ultrabrief-pulse electroconvulsive therapy in patients with major depression. J ECT 27: 109–113

Rozhnov VA (1951) Electroconvulsive therapy with the changing electrode position. Kirghiz State Medical Institute Proceedings VII: 365–371

Sackeim HA, Decina P, Portnoy S et al (1987) Studies of dosage, seizure threshold, and seizure duration in ECT. Biol Psychiatry 22: 249–268

Sackeim HA, Prudic J, Devanand DP et al (2000) A prospective, randomized, double-blind comparison of bilateral and right unilateral electroconvulsive therapy at different stimulus intensities. Arch Gen Psychiatry 57: 425–434

Sackeim HA, Prudic J, Nobler MS et al (2008) Effects of pulse width and electrode placement on the efficacy and cognitive effects of electroconvulsive therapy. Brain Stimul 1: 71–83

Sienaert P, Vansteelandt K, Demyttenaere K, Peuskens J (2009) Randomized comparison of ultra-brief bifrontal and unilateral electroconvulsive therapy for major depression: clinical efficacy. J Affect Disord 116: 106–112

Swartz CM, Manly DT (2000) Efficiency of the stimulus characteristics of ECT. Am J Psychiatry 157: 1504–1506

Swartz CM, Nelson AI (2005) Rational electroconvulsive therapy electrode placement. Psychiatry (Edgmont) 2: 37–43

Waarde JA van, Verwey B, van der Mast RC (2009) Meta-analysis of initial seizure thresholds in electroconvulsive therapy. Eur Arch Psychiatry Clin Neurosci 259: 467–474

Praktische Durchführung der EKT

Alexander Sartorius, Roger Pycha, Michael Grözinger, Andreas Conca

9.1 Vorbereitung der Behandlung

9.1.1 Indikation

Die Indikation zur EKT wird durch den behandelnden Psychiater gestellt. Zur diesbezüglichen **Basisdokumentation** sollten gehören (Abrams 2002; Conca et al. 2004; Folkerts 2011):

- Diagnose,
- Dauer der aktuellen Krankheitsepisode,
- bisherige medikamentöse und andere Therapieversuche,
- Schwere der aktuellen Krankheitsepisode (idealerweise dokumentiert durch psychometrische Verfahren wie z. B. Hamilton Depression Scale, HAMD),
- kognitiver Status (idealerweise dokumentiert durch psychometrische Verfahren wie z. B. Mini Mental State Examination, MMSE),
- das Vorliegen potenziell lebensgefährdender Umstände wie z. B. Suizidalität, Nahrungs- und Flüssigkeitsverweigerung, perniziöse Katatonie.

9.1.2 Einwilligung

Allgemein gilt wie für jede Diagnostik und Behandlung, dass Aufklärung und Einwilligung zur EKT schriftlich erfolgen müssen. Sie erfolgen getrennt: für die EKT selbst durch einen Psychiater und für die Narkose durch einen Anästhesisten. Bei nicht vorhandener oder fraglicher Einwilligungsfähigkeit muss der gesetzliche Vertreter des Patienten schriftlich einwilligen. Entfallen kann die Einwilligung nur bei Notfallindikationen, sie muss dann aber im Verlauf ggf. durch den gesetzlichen Vertreter nachgeholt werden. In den letzteren beiden Fällen sind die unterschiedlichen nationalen Standards und die verschiedenen Rechtsprechungen eigens zu beachten (▶ Kap. 15 und ▶ Kap. 16).

9.1.3 Voruntersuchungen

Ein aktuelles EKG und eine Laboruntersuchung (hier insbesondere Elektrolyte, Nierenfunktion, Leberfunktion und »kleines« Blutbild) sind notwendige Voruntersuchungen. Eine Schichtuntersuchung des Gehirns (CCT oder MRT) sowie die Durchführung eines EEG gehören in modernen Gesundheitssystemen heutzutage zum Standard bei der Abklärung schwerer psychiatrischer Erkrankungen. Alle zusätzlichen Voruntersuchungen sind in Abhängigkeit von somatischen Vor- oder Begleiterkrankungen zu wählen. Dies sollte stets in enger Absprache zwischen Psychiater, Anästhesisten und ggf. Internisten erfolgen. Eine anästhesiologische Freigabe der Patienten zur Kurznarkose ist obligat (Folkerts 1997, 2011; Conca et al. 2004).

Der **Behandlungsraum** sollte folgendermaßen ausgestattet sein:

- Narkoseeinrichtung für Sauerstoff-Maskenbeatmung,
- Möglichkeit zur Bronchusabsaugung,
- EKG-Monitoring,
- Blutdruckmonitoring,
- Pulsoxymetrie (Sauerstoffsättigung),
- Güdel-Tubus,
- Intubationsbesteck,
- Defibrillator.

Die vollmitigierte, auch als **modifiziert** bezeichnete, EKT wird in Kurznarkose mit Maskenbeatmung (ggf. Larynxmaske) und unter Muskelrelaxierung durchgeführt. Die Vitalfunktionen werden mittels EKG und Messung des Blutdrucks sowie der Sauerstoffsättigung fortlaufend überprüft. Anästhesiologische Notfallmedikamente müssen vorhanden sein einschließlich Substanzen zur Unterbrechung eines prolongierten Anfalls. Idealerweise sollte der Behandlungsraum groß genug sein, dass für mehrere Personen und die entsprechenden Geräte hinreichend Platz und Bewegungsspielraum ist. Ideal sind ein »Vorbereitungsraum«, der »Durchführungsraum« und ein »Ausleitungs-/Nachbeobachtungsraum«, insbesondere, wenn viele EKTs hintereinander durchgeführt werden (Weiner 2001; Conca et al. 2004).

9.2 Durchführung der Behandlung

9.2.1 Unmittelbare Durchführung

Zur Durchführung der EKT bedarf es eines **qualifizierten Behandlungsteams**, das sich mindestens aus einem Psychiater, einem Anästhesisten und im

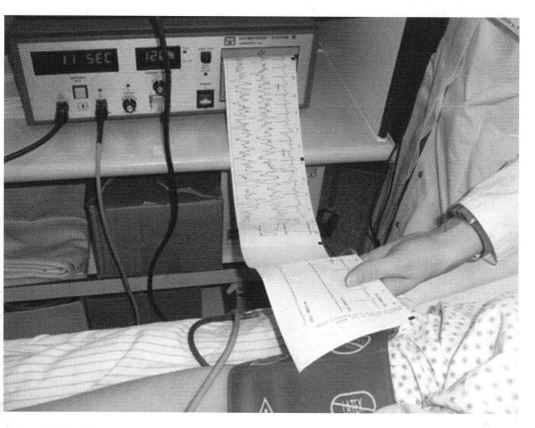

Abb. 9.1 EEG-Ableitung

idealen Fall aus jeweils einem Pflegemitarbeiter beider Fachbereiche zusammensetzen sollte.

Insbesondere bei der ersten EKT ist es von großer Bedeutung, dem Patienten jeden einzelnen Schritt zu erklären. Dabei ist es wünschenswert, dass der Patient von ihm vertrautem Bezugspersonal vor, während und nach der EKT begleitet wird.

Die Patienten müssen vor der EKT mindestens 6 Stunden (Nahrung) bzw. mindestens 2 Stunden (Nikotin) nüchtern sein. Kleinere Mengen Flüssigkeit (z. B. zur Medikamenteneinnahme) sind nach Absprache mit dem Anästhesisten meist erlaubt. Ein peripherer intravenöser Zugang sollte vorhanden sein, bei rechts unilateraler Stimulation idealerweise möglichst peripher an der linken oberen Extremität.

Die Blase sollte entleert und Zahnprothesen sollten entfernt sein; Lippenstift sowie Nagellack (zur besseren Beurteilung der peripheren Durchblutung und der Sauerstoffsättigung) und Haargel oder- spray dürfen nicht verwendet werden.

Von psychiatrischer Seite werden die Stellen der Elektrodenpositionierung entfettet (z. B. mit med. Benzin), also i.d.R. Schläfenbereich und Vertex.

Dann werden die Überwachungselektroden angebracht, d. h. für die Ableitung des frontomastoidalen EEGs beider Hemisphären je 2 Elektroden, für das EKG und das EMG je 2 weitere Elektroden sowie eine Referenzelektrode; bei Verwendung der Cuff-Methode wird empfohlen, das EMG von der oberen rechten, nicht relaxierten Extremität abzuleiten; liegt der i.v. Zugang rechts, kann das EMG am Fuß abgeleitet werden. Die Funktion der Ableitungen sollte getestet werden (**Abb. 9.1**).

»Cuff«-Methode Fakultativ ist die »Cuff«-Methode: Bevorzugt an der rechten Wade (wegen der Gelenksstabilität) wird eine Blutdruckmanschette angebracht, um vor der Injektion des Muskelrelaxans

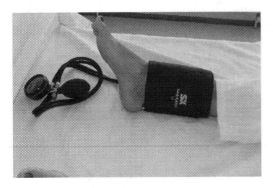

◘ Abb. 9.2   Cuff-Methode

durch einen Blutstau (über dem systolischen Blutdruck) das Einfluten des Muskelrelaxans zu verhindern (◘ Abb. 9.2). Das Verfahren bietet 2 Vorteile:

▬ Die Ableitung des EMGs an dieser Extremität ist problemlos möglich, und

▬ die Patienten haben für den (wenn auch nur selten auftretenden) Fall einer Unterdosierung des Anästhetikums die Möglichkeit, sich mit dieser Extremität bemerkbar zu machen.

Bei Patienten mit manifester Osteoporose sollte die »Cuff«-Methode allenfalls unter besonderen Vorsichtsmaßnahmen und nur an der Wade angewandt werden (Baethge u. Bschor 2003).

9.2.2 Position der Stimulationselektroden

Die Stimulationselektroden werden auf zuvor entfettete Stellen aufgebracht. Ihre Fixierung erfolgt entweder durch ein Gummiband oder es werden selbstklebende Elektroden benutzt; sie können natürlich auch manuell gehalten werden.

▪ **Standardlokalisationen**
Rechts unilaterale Positionierung (RUL)   Hier befindet sich die 1. Elektrode direkt auf dem Vertex oder etwas weiter rechts. Die 2. Elektrode befindet sich 1,5–2,5 cm oberhalb der Mitte der rechtsseitigen Meatokanthallinie (der Linie zwischen dem Meatus acusticus externus und dem Epikanthus lateralis). Zu empfehlen ist ein Mindestabstand zwischen den beiden Elektroden von 13 cm.

Bitemporale oder bifrontotemporale Position (BT)
Die Elektroden befinden sich links und rechts jeweils 1,5–2,5 cm oberhalb der Mitte der Meatokanthallinie.

Weniger gebräuchlich, aber insbesondere bei der Verwendung von Klebeelektroden möglich sind 2 weitere Lokalisationen:

Bifrontale Position (BF)   Die Elektroden befinden sich links und rechts jeweils ca. 5 cm oberhalb des lateralen Epikanthus.

Links anteriore rechts temporale Position (LART)
Die 1. Elektrode befindet sich mittig über der linken Augenbraue und die 2. rechts 1,5–2,5 cm oberhalb der Mitte der rechtsseitigen Meatokanthallinie (rechts also identisch zur bilateralen oder unilateralen Position).

Die Position der Elektroden zeigt ◘ Abb. 9.3.

Nach Anbringung der Stimulationselektroden sollten auch diese getestet werden. Hierzu dient der »**Impedanztest**«, mit dem ein Kurzschluss der Elektroden und ein zu hoher Widerstand vor der Stimulation identifiziert werden kann (z. B. beim Nichtanliegen der Elektroden oder wenn das Elektrodengel noch nicht hinreichend lange einwirken konnte).

▪ **Monitoring**
Gleichzeitig werden die **anästhesiologischen** Vorbereitungen getroffen, von denen hier nur das Monitoring beschrieben werden soll. Am Patienten werden hierzu ebenfalls ein EKG, die Pulsoxymetrie, ein nicht-invasives Blutdruckmonitoring und der i.v. Zugang (i.d.R. eine Ringer-Lösung) angeschlossen.

Manchmal ist die Verwendung eines **Relaxometers** zur objektiven Beurteilung der Muskelrelaxation hilfreich; dies kann z. B. der Fall sein, wenn andere Muskelrelaxantien verwendet werden müssen oder andere Dosierungen wie z. B.

▬ bei Allergien,

▬ veränderten Pseudocholinesterasen (**Dibucainzahl**) oder

▬ bei einem Cholinesterasemangel.

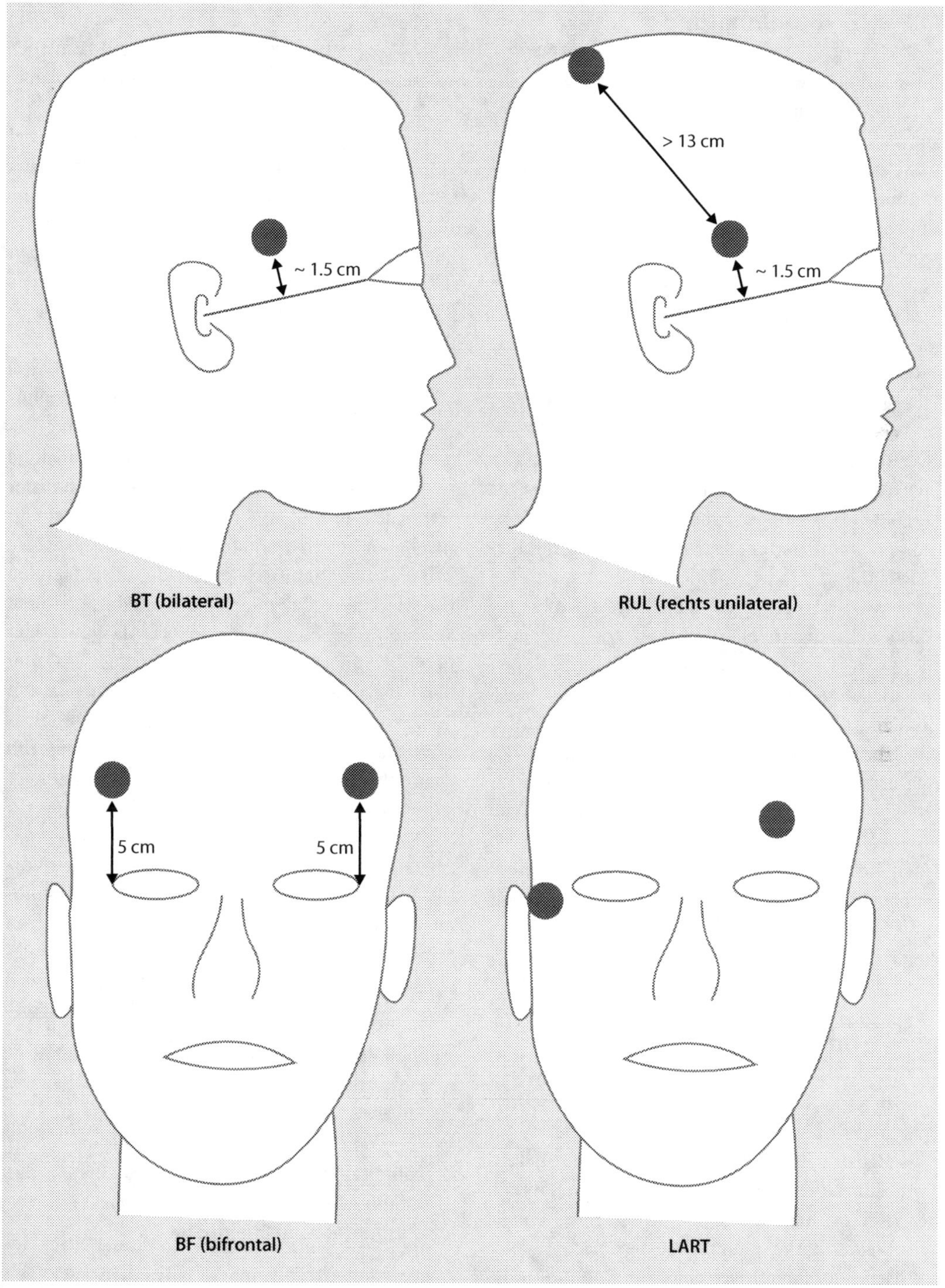

Abb. 9.3 Position der Stimuluselektroden bei der EKT

9.2.3 Narkoseeinleitung

Die eigentliche EKT beginnt mit der **Präoxygenierung** des Patienten über die vorgehaltene Maske mit reinem Sauerstoff über mehrere Minuten. Anschließend erfolgt als erstes die **Gabe des Anästhetikums**. Erst wenn der Patient eine hinreichende klinische Narkosetiefe erreicht hat (ca. 30–60 s), erfolgt die Gabe des **Muskelrelaxans** (i.d.R. Succinylcholin). Die Verzögerung ist wichtig, damit der Patient die Relaxierung nicht bewusst wahrnimmt. Nach weiteren 60–120 s, bei geriatrischen Patienten eher 120 s, in denen die Beatmung mit reinem Sauerstoff ununterbrochen fortgeführt wurde, werden dem Patienten ein **Zahnschutz** und ggf. die **Larynxmaske** eingeführt. Dieser ist trotz der Muskelrelaxation notwendig, da der M. masseter durch den Strom direkt stimuliert wird. Diese Kontraktion kann durch die Muskelrelaxation nicht vollständig verhindert werden. Bei Patienten, die keine Präkurarisierung erhalten, zeigen sich bis zur vollständig eingetretenen Wirkung des Succinylcholins feine, unregelmäßige Muskelkontraktionen (Faszikulationen) in der Peripherie (i.e. am Fuß). Zusätzlich kann die Relaxierung vom Arzt mittels Überprüfung des Patellarsehnenreflexes, des Achillessehnenreflexes sowie des plantaren Fluchtreflexes (Plantarreflex) festgestellt werden. Nach nochmaliger Elektrodenüberprüfung – auch durch einen Impedanztest – wird dann die Stimulation durchgeführt. Zur Optimierung der Präoxygenierung und zum Erreichen einer Hypokapnie kann eine Hyperventilation durchgeführt werden.

9.2.4 Stimulation

Das in der Neurologie oft zitierte »Alles oder Nichts« Prinzip für generalisierte Anfälle ist für EKT-Behandlungen nicht ausreichend differenziert. Aus zahlreichen Untersuchungen im Rahmen der EKT ist inzwischen gut belegt, dass Anfälle verschieden stark ausgeprägt sein können. Bei der EKT kann dies durch verschiedene **Behandlungsparameter** gesteuert werden wie z. B.:

- Stimulusintensität,
- Stimulusform,
- Elektrodenposition,
- Narkosetiefe,
- Narkosemittel,
- medikamentöse Vorbehandlung und
- Ausmaß der Hyperventilation.

Es gibt gute Hinweise, dass die Ausprägung eines Anfalls seine Wirksamkeit teilweise prädiziert. Ziel ist es, durch die Wahl der Behandlungsparameter einen »möglichst wirksamen« Anfall auszulösen und gleichzeitig die Nebenwirkungen zu begrenzen. Mehrere Qualitätsmerkmale haben sich etabliert.

■ Qualitätsmerkmale für das Anfallsgeschehen
Im iktalen EEG sollten sich nach einer wenige Sekunden dauernden Rekrutierungsphase bilateral synchrone Spike-Wave Wellen mit **ausreichender Amplitude** ausbilden. Diese sollten in beiden Hemisphären etwa gleich stark ausgeprägt sein. Die **Anfallsdauer** motorisch oder im EEG sollte eine Mindestdauer nicht unterschreiten (i.d.R. ca. mind. 20 s motorisch oder 25 s im EEG). Abgesehen von dieser Minimalbedingung kann man aus der Dauer des Anfalls nicht auf seine Qualität schließen. Als Zeichen dafür, dass durch den Anfall tiefe Hirnstrukturen erfasst werden, gelten **vegetative Reaktionen** in Puls und Blutdruck. Beide Parameter sollten während des Anfalls deutlich ansteigen.

Außerdem lässt sich die sog. **Konkordanz** abschätzen, die als Verhältnis der motorischen Anfallsdauer und der Anfallsdauer im EEG definiert ist. Idealerweise beträgt sie 1 (d. h. motorischer Anfall und Anfallsdauer im EEG sind gleich lang).

> Die Konkordanz ist wie der postiktale Suppressionsindex (ein Index, der das Ausmaß der EEG-Suppression oder »electrical silencing« direkt nach dem Anfall beschreibt) ein Maß für die zentrale Inhibitionsleistung des Gehirns (also ein Maß für die Fähigkeit, den Anfall zu unterdrücken) und möglicherweise ein direktes Korrelat der antidepressiven Effektivität.

Zwei weitere Surrogatmarker für einen effektiven Anfall sind die **maximalen Amplituden** während der Mitte des Anfalls (bei der automatischen Quantifizierung sollten sie mindestens 150–200 µV betragen) und die **Kohärenz** (oder Synchronisation) der Wellen über den beiden Hemisphären (bei der automatischen Quantifizierung sollte sie mindestens 90 % betragen). Eine Alternative zur Amplitudenbestimmung ist der **Anfallsenergieindex**, der ein Maß für die mittlere Amplitudenhöhe multipliziert mit der Dauer des Anfalls darstellt.

Die durch die sympathikotone Wirkung des Anfalls induzierte **Tachykardie** kann bei jüngeren, nicht kardial vorgeschädigten und nicht mit Betablockern medizierten Patienten ebenfalls als Maß für die Effektivität des Anfalls herangezogen werden. Ein Anfall ohne kardialen Frequenzanstieg hat wahrscheinlich eine geringere Güte.

Somit lassen sich aus dem iktalen EEG und EKG **5 unabhängige »Biomarker«** (Krystal et al. 1995; Weiner 2001; Tiller u. Ingram 2006; Petrides et al.2009) ermitteln, an denen sich die Qualität eines individuellen, induzierten Anfalls abschätzen lässt (Kranaster et al. 2013). Die Ausprägung der Spike-Slow-Wave-Grafoelemente wird dabei durch die Punkte 3 und 4 qualitativ beschrieben.

1. Dauer Erreicht die Dauer des motorischen Anfalls 20 s und/oder die Dauer des Anfalls im EEG 25 s, gilt der Anfall als ausreichend lang (bei über 75-jährigen Patienten motorisch > 15 s oder EEG > 20 s).

2. Zentrale Inhibitionsleistung Erreicht die **Konkordanz** 0.8 oder der **PSI** (**postiktaler Suppressionsindex**) 80 %, gilt die Inhibitionsleistung als suffizient.

3. Amplitude Erreicht die maximale iktale Amplitude (Thymatron IV: »**midictal amplitude**") 180 µV (bei über 75-jährigen Patienten 150 µV), gilt sie als hinreichend ausgeprägt.

4. Iktale Kohärenz (Synchronizität) Erreicht die iktale Kohärenz zwischen beiden Hemisphären (Thymatron IV: »**maximal sutained coherence**") 90 %, gilt sie als hinreichend ausgeprägt.

5. Tachykardie Die Tachykardie als Ausdruck einer sympathischen Aktivierung durch den generalisierten Anfall sollte eine Frequenz von 120 Schlägen pro Minute, bei älteren, kardial vorgeschädigten oder mittels Betablocker medizierten

Patienten von mindestens 110 Schlägen pro Minute erreichen.

9.2.5 Anfallsbeurteilung

Die Anfallsbeurteilung erfolgt gemäß den in ▶ Abschn. 9.2.4 »Qualitätsmerkmale für das Anfallsgeschehen« genannten Kriterien:
- **Idealer Anfall:** 5 Kriterien sind erfüllt.
- **Suffizienter Anfall:** 3–4 Kriterien sind erfüllt.
- **Insuffizienter Anfall:** 2 oder weniger Kriterien sind erfüllt.

Folgende Übersicht zeigt ein Beispiel für einen »idealen Anfall«.

> **Beispiel für einen idealen Anfall**
> - Motorische Dauer: > 20 s
> - EEG-Dauer: > 25 s
> - PSI: > 80 %
> - Amplitudenhöhe: 180 µV
> - Synchronizität: 90 %
> - Tachykardie: > 120/min

Sollte die **motorische Dauer nicht festgehalten** werden, empfiehlt sich folgende Beurteilung:
- **Idealer Anfall** : 4–5 Kriterien sind erfüllt
- **Suffizienter Anfall:** Mindestens 3 Kriterien sind erfüllt
- **Insuffizienter Anfall:** 2 oder weniger Kriterien sind erfüllt

Diese Parameter können ebenfalls zur Beurteilung der Anfallsqualität bei schizophrenen Patienten herangezogen werden, wenn auch die Evidenz deutlich geringer ist. (Abhishekh et al. 2012)

9.3 Klinik des Anfallsgeschehens

9.3.1 Klinische Anfallsbeurteilung

Mit der »Cuff-Methode« ist bereits während der max. 8 s dauernden Stimulation eine **tonische** Streckung oder Beugung des Fußes (oder des Armes) zu sehen, die danach (i.d.R. zeitlich nach

◘ Tab. 9.1   Praktisches Vorgehen bei der EKT gemäß den Beurteilungskriterien

Anfallsbeurteilung	Kriterien	Klinik	Maßnahmen
Ideal	4–5	Keine Besserung nach 3.– 6. Behandlung	Bilateral, Erhöhung der Effektivität
		Bei klinischer Besserung	Unverändert
Suffizient	3	Keine Besserung nach 6. Behandlung und/oder Stimulusintensität > 140 %	Bilateral, Erhöhung der Effektivität
		Ansonsten jeweils in der nächsten Sitzung	Erhöhung der Effektivität
Insuffizient	0–2	–	Restimulation mit Dosisanpassung

Beendigung der Stromapplikation) in eine **klonische Phase** übergeht.

Vegetativ überwiegen während der ersten 0–15 s des Anfalls die parasympathikotonen Wirkungen, die sich durch Asystolie, Bradykardie, erhöhte Speichel- und Schleimproduktion bemerkbar machen. Danach sind in der durch den sich ausbreitenden Anfall induzierten sympathikotonen Phase Arrhythmien (Nagler 2010), und v. a. ein Anstieg des Blutdrucks und der Herzfrequenz zu erwarten.

Durch den Psychiater wird beurteilt, ob ein idealer, ein suffizienter oder ein insuffizienter Anfall vorliegt. Unter Würdigung des klinischen Bildes (Krankheitsverlauf, Ansprechrate) wird über das weitere Vorgehen entschieden.

- **Idealer Anfall**

Die optimal mögliche Wirkung wird erwartet, keine Änderung der Behandlungsparameter (Ausnahme: bei klinischem Nicht-Ansprechen im Verlauf einer EKT-Serie trotz idealer Anfälle (▶ Abschn. 9.2.5, ◘ Tab. 9.1, ◘ Abb. 9.4).

- **Suffizienter Anfall**

Der therapeutische Effekt wird als verbesserbar angesehen. Eine Restimulation ist nicht erforderlich, aber nach klinischer Notwendigkeit eine Dosisanpassung bei der nächsten Behandlung (z. B. absolut um 10–20 %, d. h. von 50 % auf 60/70 % oder von 100 % auf 110/120 %).

Bei unilateraler Stimulation mit über 140 % empfehlen einzelne Autoren bei affektiven Störungen die Effektivität mittels Wahl der bilatera-

len Elektrodenplatzierung in der Intensität von 110–120 %. zu erhöhen (◘ Tab. 9.1).

Bei suffizienten Anfällen müsste man in der Regel, um die überschwellige Stimulation mit der unilateralen Elektrodenapplikation zu garantieren, vor dem Umsteigen auf die bilaterale Stimulation die 200 %ige Intensität vorher schon erreicht haben. Als Beispiel diene ◘ Abb. 9.5.

- **Insuffizienter Anfall**

Therapeutische Effekte sind eher unwahrscheinlich. Im Sinne der Effizienzoptimierung kann, je nach klinischem Verlauf und Zeitpunkt der EKT Serie, eine unmittelbare Restimulation mit Intensitätsanpassung erwogen werden wie im Folgenden beschrieben; in der Regel plus 50 % der vorherigen erfolglosen Ladungsmenge (◘ Abb. 9.6).

Bei einer erfolglosen Stimulationsintensität von > 140 % und unilateraler Elektrodenplatzierung und um die überschwellige Stimulation anzuwenden, empfiehlt es sich, auf die bilaterale Stimulation umzusteigen und eine Stimulationsintensität zwischen 100 und 120 % zu wählen.

> **Der klinische Verlauf ist wichtiger als die iktalen Qualitätskriterien.**

In mehreren Studien konnte gezeigt werden, dass alle iktalen Qualitätsparameter zusammen (auch andere als die hier dargestellten) nie mehr als 2/3 der prädiktiven Varianz erklärten. So gibt es immer wieder schwer kranke, gerade ältere Patienten, die »schlechte" Anfälle zeigen, aber trotzdem schnell und zuverlässig remittieren. Als Konsequenz sollte man in der ersten Sitzung optimale Anfälle ansteuern, in der Folge sich aber nicht auf »iktale EEG

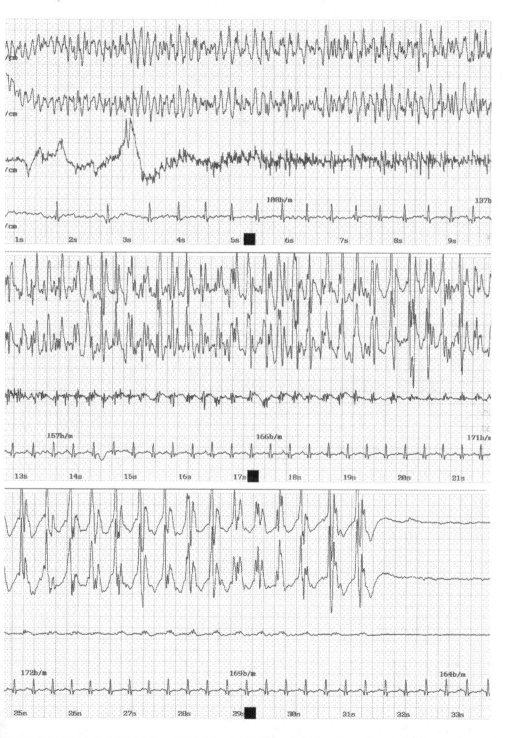

◘ **Abb. 9.4** Der ideale Anfall: Bei dieser EKT, bei der eine 25-jährige Patientin rechts unilateral mit 30 % stimuliert wurde, wurden alle 5 Qualitätskriterien erfüllt. Der Anfall dauerte motorisch 31 s und im EEG 32 s, hat damit eine hohe Konkordanz von fast 1, was sich auch im PSI von 97 % widerspiegelt. Die »midictal amplitude« betrug 186 uV, die Kohärenz (Synchronizität) 97 %. Die maximale Herzfrequenz betrug 176 Schläge/min

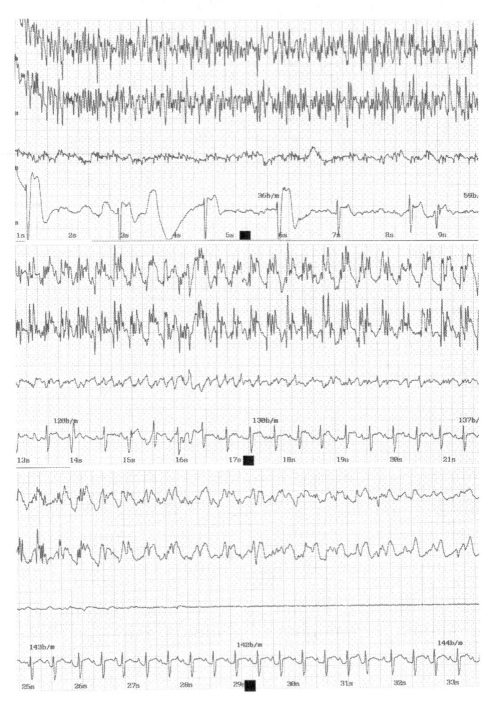

☐ Abb. 9.5   Der suffiziente Anfall: Bei dieser EKT erhielt eine 81-jährige Patientin eine rechts unilaterale EKT mit 120 % Stimulationsdosis. Der Anfall dauerte motorisch 28 s und im EEG 34 s, hat damit eine Konkordanz von knapp über 0.8 und erfüllt damit das Kriterium 2, auch wenn die PSI nicht ermittelt werden konnte. Die maximale Herzfrequenz betrug 146 Schläge/min. Midiktale Amplitude und maximale Kohärenz konnten nicht automatisch quantifiziert werden, jedenfalls waren mindestens 4 Qualitätskriterien erfüllt. Der Anfall ist sicherlich nicht »ideal«, aber die Patientin respondierte nach insgesamt 5 sehr ähnlichen Anfällen

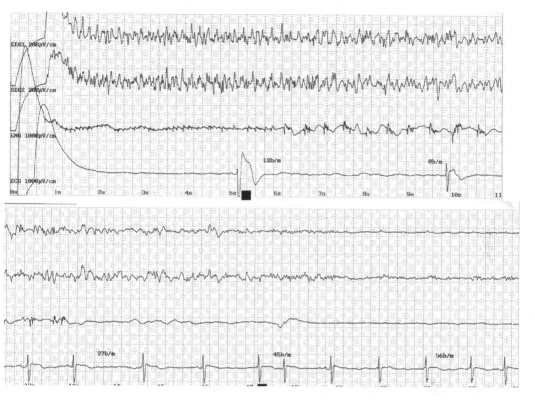

◘ Abb. 9.6 Der insuffiziente Anfall: EEG-Streifen einer geriatrischen Patientin, bei der mit 120 % rechts unilateral stimuliert wurde. Der Anfall dauerte motorisch 13 s und im EEG 18 s, und hat damit eine Konkordanz von 0.72. Der PSI wurde mit 47 % angegeben, wobei das Anfallsende vom Computer nicht exakt erkannt wurde (schwarzer Strich oben auf dem Streifen). Die Kohärenz betrug 71 %, die maximale Herzfrequenz 90 Schläge/min und die »midictal amplitude« 63 uV. Somit wurde keines der 5 Qualitätskriterien erfüllt, und es erfolgte eine Restimulation. Zu erkennen ist auch die bei geriatrischen Patienten sehr häufige (physiologische) Asystolie, die hier mit 12 s nach Stimulationsende bis zum Wiedererreichen eines Sinusrhythmus relativ ausgeprägt, aber nicht interventionsbedürftig ist

Kosmetik« beschränken. Die klinische Situation sollte Vorrang haben gegenüber einer Optimierung der Anfallsparameter.

Gütekriterien des Anfalls und klinische Handhabung

- **Dauer:** Dauer des Anfalls im EEG > 20–25 s
- **Zentrale Inhibitionsleistung:** PSI (Postictaler Supressionsindex) > 80 %
- **Amplitude:** Max. iktale Amplitude (Thymatron IV: "midictal amplitude") > 150–180 µV
- **Synchronizität Hemisphären:** Iktale Kohärenz (Thymatron IV: "maximal sustained coherence") > 90 %
- **Tachykardie:** Puls > 110–120/min

Eine Übersicht über Kriterien, Klinik und zu ergreifende Maßnahmen gibt ◘ Tab. 9.1.

9.3.2 Prolongierter Anfall

Prolongierte Anfälle haben eine Dauer von mindestens mehreren Minuten (Untergrenze 2 min). Sie treten selten auf und dabei wahrscheinlich oft aufgrund zu niedriger Stimulationsintensitäten. Auch Medikamente, die die Krampfschwelle senken, können eine Rolle spielen. Prolongierte Anfälle müssen pharmakologisch entsprechend den Behandlungsleitlinien des Status epilepticus beendet werden (siehe auch ► Abschn. 7.1.1, »Prolongierter Anfall bis zum Status epilepticus«).

* Benzodiazepine,
* dann Valproat
* dann erneute Gabe von Thiopental, Methohexital oder Propofol (► http://www.dgn.org/leitlinien-online-2012/inhalte-nach-kapitel/2303-ll-2a-2012-status-epilepticus-im-erwachsenenalter.html).

Im Rahmen der EKT und der damit garantierten Anwesenheit eines Anästhesisten ist wohl die Gabe von Benzodiazepinen und dann des Narkotikums im Sinne der besseren Medikamentensteuerung und der gegebenen fachkompetenten Pharmakovigilanz vorzuziehen. Bei Verdacht auf ein prolongiertes, nicht konvulsives Anfallsgeschehen sollte das EEG weiter beobachtet werden, weil solche Anfälle beim aufwachenden Patienten schwierig von postiktalen psychomotorischen Unruhezuständen zu unterscheiden sind.

9.3.3 Wahl der initialen Stimulusintensität

Um die Qualitätskriterien zu erreichen und damit optimale Anfälle von maximaler Wirksamkeit bei möglichst geringen Nebenwirkungen auszulösen, haben sich in der Praxis 2 in ihrer klinischen Wertigkeit äquivalente Methoden zur Bestimmung der initialen Stimulusintensität durchgesetzt:

* Altersmethode und
* Titrationsmethode.

■ Altersmethode

Bei der Altersmethode macht man sich den Umstand zunutze, dass die zur Induzierung eines suffizienten Anfalls notwendige Stimulationsintensität mit dem Alter ansteigt.

> ⟫ Bei der 1. EKT- Behandlung gilt als Faustregel: Alter entspricht Stimulationsdosis in Prozent von 504 mC (= 100 %) In der Regel wählt man als initiale Ladung bei RUL das Alter des Patienten in Prozent, bei BT kommt man mit der Hälfte aus (Petrides 2009).

Das bedeutet, dass ein Patient mit 65 Jahren bei der ersten EKT- und RUL-Stimulation mit 65 % (d. h.

0.65 × 504 mC Ladungsabgabe) stimuliert wird, bei BT mit 35 %.

Vorteile sind, dass mit einer hohen Wahrscheinlichkeit bei der 1. Behandlung nicht restimuliert werden muss und damit die Belastung des Patienten gering gehalten wird (Bennett 2012) sowie die Praktikabilität.

■ Titrationsmethode

Bei der Titrationsmethode wird die Krampfschwelle »titriert«, d. h. man beginnt mit der niedrigsten Einstellung (z. B. 5 % von 504 mC) und erhöht, falls notwendig, die Stimulationsdosis in folgenden Restimulationen (max. 2).

Sie folgt dem **Prinzip der überschwelligen Stimulation**, wofür es auch gute evidenzbasierte Daten gibt (Sackeim et al. 2000).

Die Steigerung kann z. B. nach einem 5 %-, dann 15 %-, dann 30 %-Schema erfolgen. Erfolgt bei 15 % kein Anfall und bei 30 % ein suffizienter Anfall, dann liegt die Krampfschwelle arithmetisch ermittelt bei 22.5 %. Die weiteren Behandlungen (ab der 2. EKT Sitzung) sollten dann rechts unilateral bei mindestens dem 4- bis 5-Fachen (in diesem Fall 90–110 %) der Krampfschwelle oder beim 1,5-Fachen der Krampfschwelle bei bilateraler Behandlung betragen (= 35 %). Die Titrationsmethode ist sicherlich das etwas aufwändigere Verfahren.

In Deutschland verwenden knapp zwei Drittel der Behandler die Altersmethode und ein gutes Drittel die Titrationsmethode (Loh et al. 2013).

9.3.4 Wie wird restimuliert?

Vor einer Restimulation muss wegen der Refraktärzeit des Nervengewebes ein Zeitabstand von mindestens einer Minute abgewartet werden (Kranaster et al. 2012a). Eine erneute Gabe eines Anästhetikums und/oder Muskelrelaxans kann abhängig von Narkosetiefe und Muskelrelaxationsgrad notwendig sein. Ein wichtiges Argument dagegen ist, dass eine erneute Gabe eines antikonvulsiv wirksamen Narkotikums (Thiopental, Methohexital, Propofol) zu einem erneut abortiven Anfall führen kann. Manche Autoren sind der Meinung, dass auch Etomidat im verwendeten Dosisbereich antikonvulsiv wirkt und die bei der Anflutung zu beobachtenden Myoklonien meistens kein iktales Korrelat sind.

⊗ **Während der Refraktärzeit muss der Patient mit Sauerstoff beatmet werden.**

Es ist bei der unilateralen Elektrodenplatzierung zu empfehlen, die abgegebene Ladung bei einer Restimulation 50 % über der vorherigen erfolglosen Ladungsmenge resp. 20–30 % bei einer bilateralen Platzierung, zu wählen (Weiner 2001). Falls zunächst gar kein Anfall ausgelöst wurde, kann man auch eine höhere Intensität verwenden. Die Verwendung derselben Stimulusintensität macht nur dann Sinn, wenn man die Stimulusintensität nicht entscheidend, d. h. 50 % resp 30 % über der letzten Ladung, erhöhen kann; diese sog. **Doppelstimulation** kann durchaus zu suffizienten Anfällen führen, bedeutet aber auch gleichzeitig, dass diese auch im weiteren Verlauf angewandt werden muss und somit mit dem deutlich erhöhten Risiko an Nebenwirkungen einhergeht.

⊗ **Die Notwendigkeit einer 2. Restimulation ist eine Rarität. Sie sollte analog zur 1. Restimulation durchgeführt werden. An mögliche Ursachen wie z. B. Alter, Geschlecht, Begleitmedikation, Anästhetikum, Elektrodenposition, zu geringer Elektrodenabstand sollte gedacht werden.**

Dokumentiert werden sollten für jeden Anfall – auch für die Restimulation:
- Dauer des Anfalls,
- verwendete Ladungsmenge (Intensität),
- idealerweise iktale Parameter wie
  - postiktaler Suppressionsindex,
  - maximale Amplitude,
  - maximale Herzfrequenz.

9.3.5 Postiktaler Unruhezustand und Delir

Postiktaler Unruhezustand Postiktale Unruhezustände sind mit ca. 3–5 % der Fälle relativ häufig und von kurzer Dauer. Diazepam, Lorazepam und Midazolam gelten je nach den patientenbezogenen

spezifischen Symptomen und den hausinternen Gepflogenheiten als Mittel der 1. Wahl. Patienten erleben im Gegensatz zum Delir und zum prolongierten Anfall diese Phase bewusst und können sich gut daran erinnern, wobei eine starke und sehr unangenehme innere Unruhe angegeben wird. Bei der postiktalen Unruhe sind daher eine ruhige Umgebung, beruhigende Zuwendung und ggf. ein erhöhter personeller Aufwand, um auch Stürze aus dem Bett zu vermeiden, notwendig. Eine mechanische Eingrenzung sollte vermieden werden, da sie die Unruhe verstärken kann. Die postiktalen Unruhezustände sind fast immer nach 15–30 min selbstlimitierend. Eine zu niedrige Narkosemittel- oder Succinylcholindosis könnte eine pathophysiologische Rolle bei postiktalen Unruhezuständen spielen (Kranaster et al. 2012b).

Delir Delirien (früher: akute Verwirrtheit) sind dagegen selten und nicht selbstlimitierend. Sie können direkt aus der Narkose heraus auftreten sowie, allerdings äußerst selten, auch im freien Intervall. Hier gilt es in jedem Fall die **Ursache zu identifizieren**, um eine möglichst spezifische Therapie beginnen zu können, wie z. B. (Cristancho et al. 2008):
- ein anticholinerges Delir aufgrund einer anticholinergen Begleitmedikation,
- gleichzeitige Verabreichung von Lithium,
- vorbestehende hirnorganische Veränderungen.

9.3.6 Ausleitung

Unmittelbar nach dem Ende des Anfalls wird der Patient bis zum Wiedererlangen einer ausreichenden Spontanatmung nachbeatmet und bis zum Wiedererlangen der Schutzreflexe und der Ansprechbarkeit anästhesiologisch weiterbehandelt. Anschließend sollte der Patient in unmittelbarer Nähe zum Behandlungsraum (idealerweise eine Art Aufwachraum) durch psychiatrisches Fachpflegepersonal nachbeobachtet werden. Die Dauer der Überwachung beträgt in der Regel ca. 30 min, gelegentlich auch länger (bis 60 min). Ziel ist das vollständige Erlangen der Vigilanz und eine Reorientierung des Patienten. Hierzu sollten Orientierung (Person, Situation, Ort, Zeit), Blutdruck, Herzfrequenz und evtl. Sauerstoffsättigung in regelmäßigen Abständen innerhalb der ersten halben Stunde sowie alle weiteren zusätzlich notwendigen Maßnahmen dokumentiert werden. Beachtenswert sind v. a. postiktale Unruhezustände, die einen höheren personellen Betreuungsbedarf nach sich ziehen können.

Nach der unmittelbaren Nachbeobachtungszeit können die Patienten wieder auf ihre Station gebracht werden und anschließend am regulären Stationsalltag teilnehmen.

9.3.7   Zeitlicher Ablauf einer EKT Serie

Üblicherweise werden EKT-Behandlungen 2- bis 3-mal pro Woche (in den meisten Kliniken entsprechend montags, mittwochs und freitags) angeboten. Es gibt keine Hinweis darauf, dass bei einer nur 2-mal wöchentlichen Anwendung die Effektivität sinkt, allerdings dauert die Behandlungsphase bei einer individuell gleich anzunehmenden EKT-Anzahl bis zur Remission entsprechend länger (Charlson et al. 2012). Der Vorteil liegt bei einer besseren Verträglichkeit, insbesondere bzgl. der reversiblen kognitiven Nebenwirkungen, so dass insbesondere bei geriatrischen Patienten eine 2-malige Behandlung pro Woche erwogen werden kann.

> ⓘ In der Regel beträgt die Dauer einer akuten Behandlungsserie 6–15 Behandlungen. Bei Indikationen aus dem schizophrenen Formenkreis können auch deutlich mehr, bis zu 30 Behandlungen erforderlich sein.

Akuter Beginn der Erkrankungshase, gutes Ansprechen auf Lorazepam, hohes Alter, Schwere der initialen Symptomatik und positive psychiatrische Heredität sind positive Prädiktoren auf ein rasches Ansprechen durch EKT. Die Ansprechrate der Behandlung wird auch durch die Dauer der Indexepisode mitbestimmt (Kho et al. 2005)

Der Zeitpunkt der letzten EKT ist leider bisher durch Studien nicht präzise festgelegt. Üblicherweise wird, falls zunächst eine kontinuierliche Besserung erzielt wird, bis zur Remission behandelt. Falls es nur zu einer Teilremission kommt und sich keine optimierbaren EKT-Parameter (▶ Abschn. 9.2.5)

finden, sollte nach weiteren 3 Behandlungen und damit stabiler Teilremission die Akutbehandlung beendet werden.

9.3.8   Steigerung der Wirksamkeit und Umgang mit kognitiven Nebenwirkungen

Wirksamkeit

Bei der EKT lassen sich die **Effektivität**, d. h. die Wahrscheinlichkeit des Erreichens einer Vollremission und die notwendige Anzahl der Behandlungen durch verschieden Parameter günstig beeinflussen. Alleine die Tatsache, dass es hier viele Möglichkeiten gibt (und nicht eine, die sich schon lange durchgesetzt hat) zeigt auf, dass diese Optimierungsmaßnahmen (Abrams 2002; Conca et al. 2004; Folkerts 2011; Haeck et al. 2011) auch ein Limit haben (◨ Tab. 9.2).

Nebenwirkungen

Wie bei allen Therapieformen ist ein offener und verhältnismäßiger Umgang mit Nebenwirkungen wichtig, sowohl in der Phase der Aufklärung des Patienten und der Angehörigen als auch später im klinischen Verlauf. Beispielsweise ist es wichtig, Patienten über **postiktale Kopfschmerzen** und deren Harmlosigkeit und Behandelbarkeit vor deren Auftreten zu informieren. Beim Auftreten **kognitiver Nebenwirkungen** sollte das Behandlungsteam gemeinsam mit Patienten und Angehörige ggf. wiederholt über den reversiblen Charakter dieser Nebenwirkungen informieren.

Kognitive Nebenwirkungen lassen sich durch verschiedene Parameter während der EKT minimieren (◨ Tab. 9.3), wobei oft Abwägungen erfolgen müssen (Loo et al. 2012; Perera et al. 2004; Charlson et al. 2012; Bundy et al. 2010; Sackeim et al. 2000).

9.4   Notfallindikationen

9.4.1   Allgemeine Gesichtspunkte

Bei einer Notfallindikation entfallen Aufklärung und Einwilligung, falls der Patient nicht einwilligungsfähig ist. Diese sind im Verlauf und/oder

◻ Tab. 9.2 Möglichkeiten zur Erhöhung der Effektivität

Maßnahme	Nachteil der Maßnahme, Limitationen
Erhöhung der Stimulusintensität	Mehr kognitive Nebenwirkungen
Bilateral statt unilateral	Mehr kognitive Nebenwirkungen
Verlängerung des Stimuluspulses (auf ≥ 1 ms)	Mehr kognitive Nebenwirkungen
Behandlungsfrequenz auf 3-mal pro Woche (5-mal pro Woche sollte auf Notfallindikationen beschränkt sein) erhöhen	Mehr kognitive Nebenwirkungen
Wechsel des Hypnotikums zu Ketamin oder Etomidat	Höherer postiktaler Blutdruck (bei Ketamin)
Niedrigere Dosis des Hypnotikums oder längere Pause zwischen Gabe und Stimulation	Flachere Narkose, Risiko von »Awareness« erhöht
Narkosetiefeüberwachung (BIS-Monitor) und Vermeidung zu tiefer Narkosen bei Stimulation	Aufwand, flachere Narkose (aber kontrolliert)
Dosisreduktion/Absetzen von Benzodiazepinen (falls klinisch möglich)	Entzugssymptome, klinische Verschlechterung bis zur Suizidalität
Falls möglich: niedrigere Frequenz bzw. längere Stimulusdauer bei unveränderter Stimulations-dosis	Mehr kognitive Nebenwirkungen
Narkose mit Larynxmaske und das Erreichen einer Hypokapnie zur Krampfschwellensenkung	Höherer technischer Aufwand, Gefahr prolongierter Anfälle

◻ Tab. 9.3 Möglichkeiten zur Reduktion kognitiver Nebenwirkungen

Maßnahme	Nachteil der Maßnahme, Limitationen
Verkürzung des Stimuluspulses (< 1 ms)	Möglich nur bis max. Stimulusintensität 100 % (= 504 mC)
Unilateral oder bifrontal statt bifrontotemporal	Möglicherweise geringere Effektivität
Individuelle Stimulusintensität (Titration) besser als fixe Hochdosisstimulation	Bei der eigentlichen Titration (1. EKT) kann aufgrund der Restimulation mit mehr kognitiven NW zu rechnen sein
Behandlungsfrequenz 2-mal pro Woche	Mögliche längere Gesamtdauer der Behandlung
Evtl. Dosisreduktion oder Absetzen von Antidepressiva, Lithium, Antikonvulsiva, Benzodiazepinen und anderen potenziell ZNS-gängigen Pharmaka	Wiedereindosierung nach Beendigung der EKT-Serie, Augmentationsverlust bei schizophrenen Störungen möglich
Wechsel des Hypnotikums zu Ketamin	Höherer postiktaler Blutdruck
Niedrigere Dosis des Hypnotikums oder längere Pause zwischen Gabe und Stimulation	Flachere Narkose

nach Einrichtung einer gesetzlichen Betreuung des Patienten nachzuholen. Da hier die höhere Wirkung vor den nur gering größeren Nebenwirkungen Vorrang hat, sollte die EKT bei dieser Indikation immer bilateral und mit einer zunächst hohen Behandlungsfrequenz durchgeführt werden (zu vermeiden sind ultrakurze Stimuluspulse und niedrige Stimulusintensitäten).

◘ Tab. 9.4 Perniziöse Katatonie, malignes neuroleptisches Syndrom und Serotoninsyndrom

Perniziöse Katatonie	Malignes neuroleptisches Syndrom	Serotoninsyndrom
Beginnt oft aus einer schizophrenen Episode heraus Fieber, Hyperthermie	Beginnt oft nach Ansetzen oder Dosisänderung antipsychotischer Medikation Fieber, Hyperthermie	Beginnt oft im Zusammenhang mit multipler serotonerger Stimulation (z. B. Li + SSRI) Fieber, Hyperthermie
Neuromuskuläres Syndrom (Hyperrigidität, Muskelkrämpfe, Tremor, Dys-, Hypo- und Hyperkinesien, letztere in Form abgegrenzter Erregungszustände, Flexibilitas Cerea)	Neuromuskuläres Syndrom (Hyperrigidität, Muskelkrämpfe, Tremor, eher Dys- und Hypokinesien, Flexibilitas Cerea)	Neuromuskuläres Syndrom (Hyperreflexie, Hyperrigidität, Myokloni, Tremor)
Autonome Funktionsstörungen (Tachykardie, Hypertonus, Tachypnoe, Hypersalivation, Hyperhidrose)	Autonome Funktionsstörungen (Tachykardie, Hypertonus, Tachypnoe, Hypersalivation, Hyperhidrose)	Tachykardie, Hypertonus, Tachypnoe, Hyperhidrose, Übelkeit, (akutes) Erbrechen, Durchfall, Pupillenerweiterung
Massiver CK-Anstieg	Massiver CK-Anstieg	
Zunehmende Bewusstseinstrübung	Delir	Delir
Rhabdomyolyse, Nierenversagen, Elektrolytentgleisungen, Exsikkose, Verbrauchskoagulopathie	Rhabdomyolyse, Nierenversagen, Elektrolytentgleisungen, Exsikkose, Verbrauchskoagulopathie	Gastrointestinale Symptome, Anfälle, Rhythmusstörungen, Verbrauchskoagulopathie
Akrozyanose, Petechien	Leukozytose	
Therapie: – Versuch mit Hochdosis Lorazepam (10–20 mg per diem i.v.) – EKT ist 1. Wahl plus symptomatisch – Gabe von Antipsychotika umstritten	**Therapie:** – Antipsychotika sofort absetzen – Dantrolen, alternativ Bromocriptin – Im Zweifel oder bei Nichtansprechen: EKT plus symptomatisch	**Therapie:** – Serotonerge Medikation absetzen – Methysergid oder Cyproheptadin sowie symptomatisch

Klassische Notfallindikationen (Folkerts 1997; Abrams 2002; Conca et al. 2004; Weiner 2001; Folkerts 2011; Lee et al. 2012)

- Perniziöse Katatonie
- Malignes neuroleptisches Syndrom
- Akute Suizidalität bei schweren affektiven oder schizophrenen Störungen
- Nahrungs- und Flüssigkeitsverweigerung aufgrund schwerer affektiver oder schizophrener Störungen
- Schwere affektive oder schizophrene Störungen in der Schwangerschaft mit Bedrohung des Fötus
- Schwere postpartale Störungen mit hohen Suizid- und/oder Infantizidrisiko
- Manisches Delir

9.4.2 Katatones Dilemma

Die Notfall-EKT stellt bei der **perniziösen Katatonie** eine lebensrettende Akutmaßnahme dar. Die Mortalitätsraten (8–9 %) steigen bei nicht unmittelbar begonnener Therapie mit EKT (i.e. später als nach 3 Tagen) oder mit Lorazepam stark an. Klinisch lässt sich bei fehlender Fremdanamnese die perniziöse Katatonie nicht immer sicher vom **malignen neuroleptischen Syndrom** unterscheiden (◘ Tab. 9.4). Die Verordnung von Antipsychotika 1. wie aber auch 2. Generation wird von einigen Autoren im Rahmen einer perniziösen Katatonie in Frage gestellt. Im Zweifelsfall, dem katatonen Dilemma mit Differenzialdiagnose zu malignem neuroleptischen Syndrom, müssen sie abgesetzt werden. Da das maligne neuroleptische Syndrom ebenfalls mittels EKT behandelt werden kann, sollte eher zur EKT gegriffen werden.

Auch die Abgrenzung zum **Serotoninsyndrom** kann bei fehlenden Informationen schwerfallen; sie ist aber wichtig, da hier eine EKT nicht indiziert ist.

Bezüglich der Narkose bei perniziösen Katatonien und malignen neuroleptischen Syndromen gibt es Befürchtungen, dass die Gabe von muskeldepolarisierendem Succinylcholin das Risiko einer zusätzlichen malignen Hyperthermie erhöhen könnte. Außerdem kann Succinylcholin bei immobilisierten Patienten über eine Erhöhung der Azetylcholin-Rezeptorempfindlichkeit zu einer starken Kaliumausschüttung führen mit nachfolgenden Herzrhythmusstörungen. Dementsprechend sollte die Behandlung eher mit einem nicht depolarisierenden Relaxans durchgeführt werden.

Literatur

Abhishekh HA, Thirthalli J, Manjegowda A et al (2012) Ictal EEG fractal dimension in ECT predicts outcome at 2 weeks in schizophrenia. Psychiatry Res, Dec 19, epub ahead of print

Abrams R (2002) Electroconvulsive Therapy, 4. Aufl. Oxford University Press, Oxford

Baethge C, Bschor T (2003) Wrist fracture in a patient undergoing electroconvulsive treatment monitored using the "cuff" method. Eur Arch Psychiatry Clin Neurosci 253(3): 160–162

Bennett DM, Perrin JS, Currie J et al (2012) A comparison of ECT dosing methods using a clinical sample. J Affect Disord 141(2–3): 222–226

Bundy BD, Hewer W, Andres FJ et al (2010) Influence of anesthetic drugs and concurrent psychiatric medication on seizure adequacy during electroconvulsive therapy. J Clin Psychiatry 71(6): 775–777

Charlson F, Siskind D, Doi SA et al (2012) ECT efficacy and treatment course: a systematic review and meta-analysis of twice vs thrice weekly schedules. J Affect Disord 138(1–2): 1–8

Conca A, Hinterhuber H, Prapotnik M et al (2004) Die Elektrokrampftherapie: Theorie und Praxis. Anwendungsempfehlungen der EKT. Neuropsychiatrie 18(1): 1–17

Cristancho MA, Alici Y, Augoustides JG, O'Reardon JP (2008) Uncommon but serious complications associated with electroconvulsive therapy: recognition and management for the clinician. Curr Psychiatry Rep 10: 474–480

Folkerts HW (1997) Elektrokrampftherapie. Ein praktischer Leitfaden für die Klinik. Enke, Stuttgart

Folkerts HW (2011) Electroconvulsive therapy. Indications, procedure and treatment results. Nervenarzt 82(1): 93–102

Haeck M, Gillmann B, Janouschek H, Grözinger M (2011) Electroconvulsive therapy can benefit from controlled hyperventilation using a laryngeal mask. Eur Arch Psychiatry Clin Neurosci 261(Suppl 2): S172–176

Kho KH, Zwinderman AH, Blansjaar BA (2005) Predictors for the efficacy of electroconvulsive therapy: chart review of a naturalistic study. J Clin Psychiatry 66: 894–899

Kranaster L, Janke C, Lewien A et al (2012a) Rethinking restimulation: a case report. J ECT 28(4): 248–249

Kranaster L, Janke C, Hoyer C et al (2012b) Management of severe postictal agitation after electroconvulsive therapy with bispectrum electroencephalogram index monitoring: a case report. J ECT 28(2): 9–10

Kranaster L, Hoyer C, Janke C, Sartorius A (2013) Bispectral index monitoring and seizure quality optimization in electroconvulsive therapy. Pharmacopsychiatry 46(4): 147–150

Krystal AD, Weiner RD, Coffey CE (1995) The ictal EEG as a marker of adequate stimulus intensity with unilateral ECT. J Neuropsychiatry Clin Neurosci 7(3): 295–303

Lee BS, Huang SS, Hsu WY, Chiu NY (2012) Clinical features of delirious mania: a series of five cases and a brief literature review. BMC Psychiatry 12: 65

Loh N, Nickl-Jockschat T, Sheldrick AJ, Grözinger M (2013) Accessibility, standards and challenges of electroconvulsive therapy in Western industrialized countries: A German example. World J Biol Psychiatry14(6): 432–440

Loo CK, Katalinic N, Martin D, Schweitzer I (2012) A review of ultrabrief pulse width electroconvulsive therapy. Ther Adv Chronic Dis 3: 69–85

Nagler J (2010) Placement of stimulus electrodes and heart rate during electroconvulsive therapy. Fortschr Neurol Psychiatr 78(10): 599–604

Perera TD, Luber B, Nobler MS et al (2004) Seizure expression during electroconvulsive therapy: relationships with clinical outcome and cognitive side effects. Neuropsychopharmacology 29(4): 813–825

Petrides G, Braga RJ, Fink M et al (2009) Seizure threshold in a large sample: implications for stimulus dosing strategies in bilateral electroconvulsive therapy: a report from CORE. J ECT 25(4): 232–237

Sackeim HA, Prudic J, Devanand DP et al (2000) A prospective, randomized, double-blind comparison of bilateral and right unilateral electroconvulsive therapy at different stimulus intensities. Arch Gen Psychiatry 57(5): 425–434

Tiller JW, Ingram N (2006) Seizure threshold determination for electroconvulsive therapy: stimulus dose titration versus age-based estimations. Aust N Z J Psychiatry 40(2): 188–192

Weiner RD (2001) The practice of electroconvulsive therapy: recommendations for treatment training, and privileging: A task force report of the American Psychiatric Association, 2. Aufl. American Psychiatric Association, Washington DC

Anwendung der EKT bei besonderen Patientengruppen

Nikolaus Michael, Jan Di Pauli

Spezielle Patientengruppen, wie in ◘ Tab. 10.1 aufgeführt, bedürfen besonderer Beachtung. Dieses Kapitel soll eine kompakte Übersicht zu der vielfältigen Literatur geben. Für die Beurteilung seltener Konstellationen kann meist nicht auf systematische Untersuchungen zurückgegriffen werden, oft finden sich lediglich kasuistische Berichte. Es ist daher bei Patienten mit speziellen Risiken notwendig, alle verfügbaren Informationen zusammenzutragen und sich bei Kollegen Rat zu holen, damit der Patient angemessen informiert und mit größtmöglicher Sorgfalt behandelt werden kann (American Psychiatric Association Commitee on ECT 2001).

10.1 Allgemeines zur Indikationsstellung bei speziellen Patientengruppen

EKT ist grundsätzlich eine Behandlung mit niedrigem Risiko. Dieses besteht u. a. in Komplikationen einer durch die Stimulation bedingten parasympathischen (Asystolie, Blutdruckabfall) und nachfolgend sympathischen (Arrythmien, Blutdruckanstieg) Reaktion sowie eines prolongierten Anfalls. Darüber hinaus besteht das Narkoserisiko. Dies kann sich aus leichteren Nebenwirkungen ergeben wie z. B. Übelkeit oder Schluckbeschwerden, aber auch schwerere Risiken umfassen wie Aspiration und die maligne Hyperthermie. Das Narkoserisiko ist bei sehr kranken Personen leicht erhöht. Generell beträgt die Gesamtmortalität bei der EKT 1 : 50000 wie etwa bei kleinchirurgischen Eingriffen.

Diese Risiken müssen anhand der individuellen Voraussetzungen eingeschätzt und gegen den potenziellen Nutzen abgewogen werden. Alle Überlegungen vor EKT sollten von einer sorgfältigen Anamnese, Untersuchung, Befunderhebung und – je nach Fragestellung – von zusätzlichen Untersuchungen ausgehen. Andere Fachärzte, in jedem Fall der Anästhesist, evtl. aber auch ein Internist, Kardiologe, Neurologe, Gynäkologe oder ein Kinder- und Jugendpsychiater sind bei Bedarf hinzuzuziehen. Schließlich ist dieser Entscheidungsprozess zu dokumentieren. Dabei ist auch das schwer zu beziffernde Risiko einer unterlassenen EKT in die Überlegungen einzubeziehen.

Unter komplizierten Bedingungen kommt dem Patientenwillen im Verhältnis zum ärztlicherseits eingeschätzten Patientenwohl eine entscheidende Bedeutung zu. Immer ist der Patient umfassend und ohne Vorfestlegung in die Entscheidung einzubeziehen.

Schritte zur Therapieentscheidung und Evaluation

1. **Anwendung kritisch prüfen:**
   - Indikation
   - Alternativen
   - Risiko der Unterlassung
2. **Risiken beachten:**
   - Somatische Komorbidität: ggf. andere Fachärzte hinzuziehen
   - Risikominderung: andere Therapien eventuell vorziehen und EKT aufschieben
3. **Entscheidung dokumentieren:**
   - Für und Wider der EKT
   - Spezifische Aufklärung und Einverständnis
   - Reevaluation unter EKT

10.2 EKT in besonderen Lebensabschnitten

10.2.1 Kinder und Jugendliche

Bei Kindern, d. h. bis zur Pubertät, wird EKT nur in Einzelfällen angewandt (Walter u. Rey 1997). Sowohl die längerfristigen Wirkungen und Folgen als auch das Risiko epileptischer Anfälle für das reifende Gehirn sind schwer einzuschätzen (Shoirah u. Hamoda 2011). Dennoch sind in Einzelfällen auch bei sehr jungen Kindern erfolgreiche Behandlungen berichtet worden (Esmaili u. Malek 2007). Hierbei handelte es sich um meist hochakute wahnhafte, katatone oder affektive Zustände, die bei Erwachsenen als besonders gut behandelbar gelten. Hierunter finden sich vermutlich auch bipolar erkrankte Kinder, wobei diese Diagnose in jungem Alter nicht immer sicher gestellt werden kann (Fink u. Carlson 1995). Einige Besonderheiten sind zu berücksichtigen) (Bertagnoli u. Borchardt 1990; American Academy of Child and Adolescence Psychiatry 2004).

◻ Tab. 10.1 Besonderheiten in der Anwendung

Besonderheit	Entsprechende Patienten-gruppen
Lebensabschnitt	Schwangerschaft, Kinder und Jugendliche, höheres Alter
Seltene Indikation	Abweichend von affektiven und psychotischen Erkrankungen
Zusätzliche Risiken	Körperliche und psychische Begleiterkrankungen

⟩ Die Indikation hat immer ein Facharzt für Kinder- und Jugendpsychiatrie zu stellen.

Bei Jugendlichen ähneln die klinischen Erscheinungsbilder schwerer psychischer Erkrankungen – hiermit sind affektive, katatone und schizophrene Psychosen gemeint, die Kernindikationen für eine EKT – zunehmend denen des Erwachsenenalters. Hier scheint EKT vergleichbar wirksam zu sein bei insgesamt guter Verträglichkeit. Sie bleibt jedoch den besonders schwer verlaufenden und medikamentös unzureichend behandelbaren Erkrankungen vorbehalten. Nicht ausreichend untersucht sind Fragen der praktischen Anwendung (Krampfschwelle, Stimulusdosierung, Frequenz) sowie Überlegungen, inwieweit ein möglichst frühzeitiges Eingreifen die Prognose beginnender psychotischer Erkrankungen im Jugendalter verbessern kann. Es gelten die im Kindes- und Jugendalter üblichen Regeln hinsichtlich der Aufklärung und Zustimmung (Sorgeberechtigte). Unter Umständen ist eine Genehmigung des Vormundschaftsgerichts zu erwirken, wobei man dort auf weitreichend fehlende Kenntnisse eingestellt sein muss.

Vorgehen bei Kinder und Jugendlichen
- **Indikationsstellung**
  - Durch Kinder- und Jugendpsychiater
- **Voraussetzungen**
  - Rechtliche Voraussetzungen (Einwilligung) klären
  - Vorliegen einer akuten Erkrankung wie Depression, Manie, schizoaffektive Erkrankung, Katatonie, Schizophrenie, malignes neuroleptisches Syndrom

- Bedrohlichkeit muss gegeben sein
- Versagen der adäquaten medikamentösen Therapie oder Vorliegen einer Notfallsituation
- **Durchführung**
  - Anästhesiefähigkeit klären
  - Durchführung wie bei Erwachsenen
  - Umfassende Dokumentation
  - Untersuchung nach jeder einzelnen EKT (Wirksamkeit, kognitive Beeinträchtigung)

10.2.2 Anwendung während der Schwangerschaft, im Wochenbett und in der Stillzeit

Schwangerschaft und Postpartum-Periode gelten als besonders risikobehaftet bezüglich des Auftretens affektiver oder anderer psychischer Erkrankungen. Hierzu kann beitragen, dass zum Schutz des Ungeborenen länger bestehende beispielsweise rezidivprophylaktische medikamentöse Behandlungen vor oder mit Auftreten der Schwangerschaft unterbrochen wurden. Das Risiko einer EKT ist gegen das Risiko einer Pharmakotherapie, insbesondere im 1. Trimenon, sowie gegen das Risiko einer unbehandelten psychischen Erkrankung für Mutter und Ungeborenes abzuwägen (Forray u. Ostroff 2007; Anderson u. Reti 2009).

Wegen des erhöhten abdominellen Drucks in der Schwangerschaft ist die Aspirationsgefahr mit fortschreitender Schwangerschaft erhöht. Für die EKT gelten besondere Vorsichtsmaßnahmen: Es sollte ein **Antazidum** bzw. **Histamin-Rezeptorblocker** (unbedenklich) verordnet und eine Aspiration infolge einer Regurgitation bei verzögerter Magenentleerung sorgfältig vermieden werden.

Die Ausschüttung von Hormonen (Oxytocin) kann Uteruskontraktionen begünstigen, weshalb eine **Tokolyse** indiziert sein kann, eine Verabreichung von **Magnesium** ist mit dem Gynäkologen abzustimmen.

Eine ausreichende **Volumenzufuhr** ist wichtig, ebenfalls muss eine Hyperventilation vermieden werden. Zur Vermeidung eines potenziell verminderten Plazenta-Blutflusses infolge einer aortocavalen Kompression durch den Uterus ab etwa dem 6. Schwangerschaftsmonat sollte ein Keil unter die rechte Hüfte geschoben werden. In jedem Fall ist eine gynäkologische Mitbehandlung angebracht, um die fetale Herzaktion zeitnah zu erfassen. Bei Kopfschmerzen dürfen im 3. Trimenon NSAR wegen der Gefahr eines verfrühten Verschlusses des Ductus arteriosus nicht mehr verabreicht werden.

Insbesondere bei gefährlichen Wahnsymptomen und drohender – auch erweiterter – **Suizidalität** im Wochenbett kann die EKT zu einer durchgreifenden und raschen Besserung führen, was für die bedrohte Beziehung zwischen Mutter und Kind wie auch die weitere Entwicklung entscheidend sein kann. EKT bietet den Vorteil, dass ohne Bedenken weiter gestillt werden kann. Allerdings lässt man zur Sicherheit wegen der lipophilen Narkotika ein 24-stündiges Intervall nach der Behandlung verstreichen, ein vorheriges Abpumpen der Muttermilch wird empfohlen.

10.2.3 Gerontopsychiatrische Patienten

Mit der demografischen Entwicklung steigt der Anteil älterer und sehr alter Patienten, die depressiv werden, stetig an. Damit befassen sich in den letzten Jahren eine ansteigende Anzahl wissenschaftlicher Publikationen (Tew et al. 1999; Wong u. Wright 2002; Kok et al. 2009).

Grundsätzlich vertragen ältere Patienten EKT nicht schlechter als jüngere, und die Wirksamkeit ist eher besser (van der Wurff et al. 2003). Gleichwohl ist zu beachten, dass in fortgeschrittenem Alter die körperlichen wie psychischen Reserven eingeschränkt sind und in der Regel somatische Erkrankungen bestehen, die insgesamt das Risiko einer EKT erhöhen können.

Eine Besonderheit besteht darüber hinaus in der mit steigendem Alter geringer werdenden Lebenserwartung. Es können beispielsweise 6 Monate einer schweren, ineffizient behandelten Erkrankung einen beträchtlichen Teil der noch verbleibenden Lebenszeit ausmachen: Somit bleibt nicht »alle Zeit der Welt« zur Behandlung. Es kann folglich sinnvoll sein, eine EKT früh einzusetzen und

einer pharmakologischen Behandlung vorzuziehen (Mulder et al. 2012).

Folgende **Begleiterkrankungen** sind häufig zu berücksichtigen:

- Erkrankungen des kardiovaskulären Systems, z. B.
  - Bluthochdruck,
  - Herzrhythmusstörungen,
  - Herzinsuffizienz;
- zerebrale Vorschädigungen, z. B.
  - vaskuläre Läsionen,
  - beginnende Demenzen,
  - Delirien,
  - kognitive Störungen;
- motorische Beeinträchtigungen;
- schlechter Allgemeinzustand (Marasmus, Schwäche);
- Sturzgefährdung.

Begleitende Erkrankungen sollten vor Beginn der EKT ausreichend behandelt sein, um eine möglichst stabile Ausgangsposition zu erreichen. Eine umfangreiche Medikation ist zuvor kritisch zu hinterfragen, die EKT kann Anlass sein, eine riskante Mehrfachmedikation zu reduzieren. Insbesondere ist die Gabe von Benzodiazepinen und arrhythmogenen Substanzen, hierunter Antipsychotika, zu hinterfragen. Suchterkrankungen (Medikamentenabhängigkeit, Alkohol) sind im Hinblick auf Entzugskomplikationen gezielt zu erfragen. Probleme der somatischen Multimorbidität werden noch gesondert behandelt.

Berücksichtigt man die mit höherem Alter exponentiell **ansteigende Demenzhäufigkeit** und deren Assoziation mit depressiven Erkrankungen, so müssen schwere Gedächtnisstörungen nach EKT nicht alleinige Folge der Behandlung, sondern können durch eine subklinische Demenz mit bedingt sein. Auch bei demenziell erkrankten Patienten kann eine Verbesserung der kognitiven Leistungsfähigkeit mit Rückgang der depressiven Symptome aus klinischer Erfahrung erwartet werden, wenngleich hierzu systematische Untersuchungen bisher fehlen.

Wegen der altersbedingt erhöhten Gefahr **durch Osteoporose** ist auf eine gute Muskelrelaxation und stabile Lagerung hinzuweisen. Bei einem **Glaukom** ist ein vorübergehender Druckanstieg unter EKT möglich, weswegen in unklaren Fällen eine augenärztliche Untersuchung und ggf. Behandlung im Vorfeld sowie Kontrolle nach EKT anzustreben ist. Auch andere während einer EKT-Serie auftretende Sehverschlechterungen sollten in jedem Falle augenärztlich untersucht werden.

10.3 Seltene Indikationen

In der Vergangenheit wurde EKT erfolgreich bei **Morbus Parkinson** angewandt (Moellentine et al. 1998). Dadurch kann eine Verbesserung der motorischen Symptome erreicht werden, da EKT die dopaminerge neuronale Aktivität steigert. Angesichts der vielfältigen pharmakologischen Behandlungsmöglichkeiten ist diese Indikation heute nur noch in sehr seltenen Fällen gegeben. Allerdings sind günstige Wirkungen auf die Bewegungsstörungen bei schwer depressiv erkrankten Parkinson-Patienten ein gewünschter Nebeneffekt. Bei fortgeschrittenen und schwer therapierbaren Hypokinesen mit »on-off«-Phänomen kann man in diesem Zusammenhang vorübergehende Besserungen beobachten, auch bessern sich gelegentlich **Dyskinesien** unter EKT.

Bei **Epilepsie** kann der antikonvulsive Effekt der EKT genutzt werden. Es gibt vielfältige Berichte, auch bei Kindern, die einen günstigen Effekt beschreiben. Im frühen Stadium eines nicht beherrschbaren **Status epilepticus** kann EKT als ultima ratio indiziert sein. In Einzelfällen wurde EKT mit erstaunlichem Erfolg eingesetzt, dann vorzugsweise von Beginn an mit bitemporaler Elektrodenposition und hoher Stimulusdosierung, ggf. auch mit mehreren Stimulationen in kürzerer Folge (Kamel et al. 2010).

Bei der **perniziösen Katatonie**, einer lebensbedrohlichen Ausprägung der Katatonie, gilt die EKT als Therapie der Wahl (Ozer et al. 2005) und kann lebensrettend sein. Ähnliches gilt auch für das **maligne neuroleptische Syndrom**, das klinisch schlecht von einer perniziösen Katatonie abgrenzbar sein kann. Hinsichtlich der Bedrohlichkeit und des meist fulminanten Verlaufes wird bei beiden Erkrankungen eine möglichst rasche und effektive Therapie angestrebt, daher beginnt man in der Regel bereits mit einer bitemporalen Stimulation (Detweiler et al. 2009).

10.4 EKT bei zusätzlichen Risiken

10.4.1 Kardiovaskuläre Risiken

Wegen der kardialen Belastung durch die Kurznarkose und den Anfall zählen **kardiovaskuläre Vorerkrankungen** zu den wesentlichen Risiken bei der EKT(Rice et al. 1994; Rabheru 2001):
- vorausgegangener Herzinfarkt,
- Angina pectoris,
- koronare Herzerkrankung (KHK),
- chronische Myokardinsuffizienz,
- Klappenfehler,
- Herzrhythmusstörungen, darunter
  - Vorhofflimmern,
  - Überleitungsstörungen,
  - Extrasystolen und
- arterielle Hypertonie.

In Fällen einer unzureichenden Abklärung oder Behandlung dieser Erkrankungen, beispielsweise eines nicht eingestellten Hypertonus oder einer ungenügend kompensierten Myokardinsuffizienz, sollte vor EKT eine fachärztliche Mitbetreuung erfolgen. Neben dem EKG (PQ-Zeit, korrigierte QT-Zeit, SVES, VES) können eine Echokardiografie und ein Belastungs-EKG dem Kardiologen zusätzliche Hinweise zur Risikobewertung liefern.

Eine **Herzinsuffizienz** ist vor einer EKT in jedem Fall klinisch einzuschätzen (Orthopnoe, Rasselgeräusche, Belastungsdyspnoe, Ödeme, Venenstauung, insbesondere V. jugularis, auch während der EKT). Vorsicht ist bei einer auf weniger als 50 % reduzierten linksventrikulären Ejektionsfraktion geboten. Herzentlastende Medikamente (z. B. Nitrate, Antihypertensiva) sind in jedem Fall vor der EKT zu verabreichen. Um Komplikationen einer gefüllten Blase zu vermeiden (Harnabgang, in 2 berichteten Fällen sogar eine Ruptur), ist die Blase kurz vor EKT zu entleeren. Aus diesem Grund wird empfohlen, Diuretika erst nach der EKT zu verabreichen. Bei der Gabe von Atropin ist auf eine Tachykardie und Blasenentleerungsstörungen, bei Beta-Rezeptorenblockern auf eine verminderte Pumpleistung und somit erhöhte Herzlast zu achten. **Klappenfehler**, insbesondere **Klappenstenosen** (z. B. Aortenklappenstenose), erfordern in jedem Falle eine vorausgehende

Echokardiografie zur Risikobewertung, ein kritischer Blutdruckabfall unter EKT kann zur Minderperfusion und sogar zu einem Myokardinfarkt führen. Daher ist bei derartigen Risikopatienten eine ausreichende Oxygenierung und gegebenenfalls Volumensubstitution zur Blutdruckregulation besonders wichtig.

Auch **Dysrhythmien**, z. B. **Extrasystolen**, sollten Anlass zu einer gesonderten Bewertung des Behandlungsrisikos geben. Eventuell ist eine vorangehende antiarrhythmische Therapie nötig, da die starke sympathische Reaktion zur akuten Blutdruckerhöhung wie auch Zunahme von Arrhythmien führen kann. Vorsicht ist auch bei **arrhythmogenen Medikamenten** geboten (z. B. Antipsychotika, Theophyllin). Hinsichtlich der starken vagalen Reaktion unter der Stimulation ist zur Verhinderung einer kritischen Bradykardie oder gar eines Sinusarrests eine Atropingabe zu empfehlen; insbesondere bei unterschwelliger Stimulation, also auch bei Ermittlung der Krampfschwelle, kann dieses Problem auftreten. Ob das zentral weniger anticholinerg wirksame Glycopyrrolat hierbei Vorteile bietet, ist lediglich aus theoretischen Überlegungen heraus anzunehmen, jedoch nicht wissenschaftlich belegt und daher auch nicht generell zu empfehlen. Beta-Rezeptorenblocker können einen Sinusarrest oder eine Bradykardie begünstigen, wobei eine kürzlich begonnene Therapie vermutlich als riskanter zu bewerten ist im Vergleich zu einer seit Langem bestehenden Behandlung.

Vorhofflimmern kann einerseits unter EKT auftreten, andererseits unter EKT in einen Sinusrhythmus konvertieren. Mit dem **Kardiologen** sind im Vorfeld daher folgende Fragen zu klären:

- Ist eine Antikoagulation (längerfristig mit Cumarinen oder kurzfristig mit Heparinen) nötig?
- Sollte eine transösophageale Echokardiografie zur Thrombussuche erfolgen?
- Ist eine Kardioversion sinnvoll?

Ein stabiles Vorhofflimmern unter **Antikoagulation** spricht nicht gegen eine EKT. Die Unterbrechung der Antikoagulation oder ein Wechsel auf Heparine ist nicht allgemein anzuraten. Bei einer **tiefen Venenthrombose** ist die Organisation des Thrombus abzuwarten; es sollte die übliche The-

rapie, d. h. Kompression und Antikoagulation mit entsprechenden sonografischen Kontrollen erfolgen.

Bei einer **akuten kardialen Erkrankung** ist vor Beginn der EKT eine möglichst stabile Ausgangssituation anzustreben, was in der Regel ohne größere Nachteile möglich ist. Nach frischem Myokardinfarkt wird empfohlen, mit einer Behandlung nicht vor 3 Monaten zu beginnen. Bei allen ischämischen Herzerkrankungen (KHK, Angina pectoris, Eingriffen zur Revaskularisierung, ACVB) sind kritische Blutdruckerhöhungen zu vermeiden bzw. zu behandeln. Hier bieten sich Nitrate, Urapidil oder Kalziumantagonisten an; der hinsichtlich der sympathikolytischen Wirkung günstige kombinierte Alpha/Beta-Rezeptorenblocker Labetalol wird in Deutschland nicht, dagegen in den U.S.A. erfolgreich eingesetzt.

10.4.2 EKT bei Schrittmacher

Ein Schrittmacher ist unproblematisch für die Durchführung einer EKT (Dolenc et al. 2004). Vor der Behandlung sollte eine Kontrolle erfolgen (Funktion, Kabelbrüche), um das Risiko einer Fehlstimulation auszuschließen. Bei der Behandlung ist auf eine korrekte Erdung aller Geräte zu achten, d. h. es dürfen nur geprüfte und korrekt mit dem Stromnetz verbundene Geräte eingesetzt werden, und vor Inbetriebnahme ist der korrekte Sitz der Stecker zu prüfen. Auch die Elektroden sollten zur Sicherung eines optimalen Stromflusses gut fixiert sein; kurz vor Stimulation sollte daher eine nochmalige Impedanzmessung erfolgen. Unter allen Umständen ist ein abweichender Stromfluss durch den Körper des Patienten (über eine Erdung der Liege) zu vermeiden. Ein intrakardial implantierter **Defibrillator** sollte vor EKT in dieser Funktion deaktiviert werden, um eine unnötige Auslösung auszuschließen.

10.4.3 EKT bei pulmonalen Risiken

Eine **chronisch obstruktive Atemwegserkrankung** (COPD, komorbide Nikotinabhängigkeit!) ist nur selten für die EKT einschränkend. Bei ausgeprägtem

Emphysem ist zu beachten, dass die Spontanatmung erst verzögert wieder einsetzen kann, da bei chronischer Hyperkapnie ein reduzierter Sauerstoffpartialdruck wesentlicher Atemantrieb wird. Bronchodilatatoren, zumeist per inhalationem appliziert, sind vor der EKT zu verabreichen.

> ⚠ **Vorsicht ist bei Theophyllin wegen kardialer Arrhythmien und verlängerter Krampfzeiten geboten.**

Wenn Theophyllin nicht abgesetzt werden kann, sollten eine Spiegelbestimmung und eine möglichst geringe Dosierung erfolgen. Bei Unsicherheiten empfiehlt sich eine Lungenfunktionsanalyse vor Behandlung.

10.4.4 EKT bei Diabetes mellitus

Bei Diabetikern sollte die EKT morgens so früh wie möglich erfolgen, um Blutzuckerschwankungen gering zu halten. Wo dies nicht möglich ist, muss die Diabetesbehandlung den Gegebenheiten der EKT angepasst werden. Gefährlich sind kurzfristige Unterzuckerungen. Auf die Gabe oraler Antidiabetika sollte, wenn die Patienten länger nüchtern bleiben, verzichtet werden. Bei insulinpflichtigem Diabetes ist die morgendliche Insulingabe ggf. zu reduzieren. Einzelheiten sind mit dem Diabetologen abzustimmen (Weiner u. Sibert 1996). Gelegentlich kommt es mit Rückgang der psychischen Symptome zu einer verbesserten Blutzuckerregulation, was wiederum mit der Gefahr einer Hypoglykämie einhergeht.

10.5 EKT bei Patienten mit Risiken im Bereich des ZNS

Neurologische Erkrankungen gehen oft mit psychischen Begleiterkrankungen einher, beispielsweise treten depressive Störungen nach Hirninfarkt oder bei M. Parkinson auf. Je nach Vorschädigung des Gehirns kann es zu prolongierten Anfällen, zu Ödembildung oder verstärkten kognitiven Nebenwirkungen kommen.

10.5.1 EKT nach Hirninfarkt, Blutung oder Trauma

Diese Erkrankungen gehen mit einem erhöhten Risiko für depressive Folgeerkrankungen einher. Daher kann sich bei unzureichender medikamentöser Behandelbarkeit die Frage nach einer EKT stellen. Jede Schädigung des Cerebrums kann im Zusammenhang mit einer EKT das Risiko eines Delirs oder auch prolongierten Anfalls erhöhen. Grundsätzlich sollte eine EKT wegen der Gefahr einer perifokalen **Ödembildung** bei kurz zuvor eingetretenen Schädigungen nicht angewandt werden, eine weitgehende klinische Stabilisierung ist in der Regel zunächst abzuwarten. Nach einem ischämischen Infarkt sollte ein Abstand von 2–3 Monaten bis zur EKT verstreichen. Ausgedehnte **Territorialinfarkte** (z. B. Mediastromgebiet) sind kritischer zu bewerten als kleine **lakunäre Infarkte**. Ebenso sind **intrazerebrale Blutungen**, deren Resorption und Ödemrückbildung abgewartet werden sollten, mit einem größeren Risiko behaftet als beispielsweise kleinere **subarachnoidale Blutungen**. Ausschlaggebend für das Risiko ist die Gefahr einer Ödemzunahme wie auch einer Perfusionsstörung. Eine sorgfältige Blutdruckregulation muss beachtet werden, sowohl Blutdruckanstiege als auch deutliche Blutdruckabfälle sind zu vermeiden.

Ein **chronisch subdurales Hämatom** ist danach zu beurteilen, ob es raumfordernd ist. Kleinere, nicht-raumfordernde subdurale Hämatome stellen keine absolute Kontraindikation für die EKT dar.

10.5.2 EKT bei intrakraniellen Raumforderungen

Für die Risikobeurteilung sind zu bewerten:
- Neigung zur Ödembildung,
- Größe,
- raumfordernde Wirkung mit ggf. Massenverschiebung,
- Lokalisation.

Kleinere gutartige Tumoren sind hinsichtlich des Risikos einer EKT günstiger zu bewerten als große, schnell und destruktiv wachsende Tumoren oder **disseminierte Metastasen** oder gar **Lymphome** mit ihrer ausgeprägten Neigung zur perifokalen Ödembildung. EKT ist weniger bedenklich hinsichtlich einer Hirndrucksteigerung oder schlecht kontrollierbarer Anfälle, wenn die klinische Situation stabil ist, d. h. die Tumorerkrankung keine rasche Progredienz aufweist. Dies ist in der Bildgebung zu dokumentieren und schlägt sich meist in gering ausgeprägter oder fehlender neuologischer Symptomatik nieder. Wenn eine Zunahme eines Ödems zu befürchten ist, empfiehlt sich eine antiödematöse Therapie (Diuretika, Corticosteroide). Auf eine Begrenzung des Anfalls auf weniger als 60 s und eine sorgfältige Blutdruckregulation ist zu achten, außerdem sollte der Kopf zur Stimulation etwas erhöht gelagert werden. Kleinere und umgrenzte Raumforderungen wie **Meningeome** oder **Zysten** stellen zumeist kein Problem dar.

10.5.3 EKT bei vaskulären Malformationen

Kleinere **Aneurysmen** sind vergleichsweise häufig und werden in der Regel klinisch nicht erfasst. Sie bedeuten kein wesentlich erhöhtes Risiko. Dagegen stellen raumfordernde und zur Blutung neigende Aneurysmen eine relative Kontraindikation dar. In diesen Fällen wie auch bei größeren venösen oder arteriovenösen Gefäßmalformationen ist ein Neurochirurg zu Rate zu ziehen. In jedem Fall muss ein deutlicher Blutdruckanstieg unter EKT vermieden werden.

10.5.4 EKT nach Schädeloperationen

Bei stabilen klinischen Verhältnissen, beispielsweise nach Tumorentfernung, Aneurysma-Clipping, Hypophysenadenomreduktion oder Meningeomentfernung kann EKT mit vertretbarem Risiko angewandt werden. Bei größeren Kalottendefekten ist zu beachten, dass die Stimulationselektroden in einiger Entfernung, wenn nötig auch atypisch lokalisiert, angebracht werden sollten, damit nicht der fehlende Widerstand zu einer Stromflusskonzentration an der Stelle des Defekts führt.

10.5.5 EKT bei Demenz

Bei entsprechender Indikation ist EKT auch bei Vorliegen einer **Demenz** möglich (Hausner et al. 2011). Grundsätzlich ist, bedingt durch die zerebrale Schädigung, das Risiko des Auftretens postiktaler **Delirien** und prolongierter Verwirrtheitszustände erhöht. Eine bitemporale Stimulation sollte daher, wenn möglich, vermieden werden. Es fehlen prospektive kontrollierte Studien, daher ist der Einwand, EKT könnte einen zusätzlichen schädigenden Einfluss auf die kognitive Leistungsfähigkeit, insbesondere die Gedächtnisfunktion, haben, wissenschaftlich nicht belegt. Dagegen kann eine depressive Störung die kognitive Leistungsfähigkeit zusätzlich beeinträchtigen und eine solche Verschlechterung ist mit Besserung der Zielsymptomatik zumindest teilweise reversibel (Price u. McAllister 1989). Eine konsequente Behandlung ist daher anzustreben, und bei entsprechender Indikation sollte Demenzerkrankten die EKT nicht vorenthalten werden.

Bei einer **Alzheimer-Demenz** wie auch **vaskulärer Demenz** können prolongierte Verwirrtheitszustände auftreten.

Die Effektivität der Behandlung scheint bei subkortikalen Demenzformen besser zu sein als bei kortikal-degenerative Demenzformen (Price u. McAllister 1989). Eine zuvor bestehende Therapie mit Acetylcholinesterase-Inhibitoren kann fortgeführt werden, eine mögliche Hemmung der Abbauenzyme für Succinylcholin ist dabei zu bedenken. Beim **Normaldruck-Hydrozephalus** (NPH) kann eine Verschlechterung der Inkontinenz und der Gangstörung mit Verwirrtheit eintreten. Hier empfiehlt sich in jedem Fall eine gründliche diagnostische Klärung der Druckverhältnisse und, wenn indiziert, vorherige Shunt-Implantation.

Auch beim **Morbus Huntington** kann im Zuge schwerer affektiver Episoden EKT hilfreich sein. Beobachtungen sprechen dafür, dass diese Behandlung bei dieser Grunderkrankung angewandt werden sollte (Ranen et al. 1994).

Multisystemdegenerationen einschließlich **Morbus Parkinson** stellen keine Kontraindikation für eine EKT dar. Es ist auch keine Verschlechterung der Erkrankung zu erwarten. Mit der Frequenz der Behandlung sollte man sich am klinischen Bild orientieren und die EKT eher nur 2-mal wöchentlich anwenden. Dyskinetische Bewegungsstörungen zeigen, wie oben angesprochen, gelegentlich eine symptomatische Besserung unter EKT, die meist nur vorübergehend anhält.

10.5.6 EKT bei entzündlichen ZNS-Erkrankungen und Myasthenie

Autoimmunerkrankungen mit zerebraler Beteiligung, insbesondere die **multiple Sklerose** (MS) und der **Lupus erythematodes** (LE) mit ZNS-Beteiligung, schließen bei entsprechender psychiatrischer Indikation EKT nicht aus. Auch hier besteht eine erhöhte Gefahr postiktaler Delirien. Es bestehen keine Anhaltspunkte dafür, dass die EKT einen ungünstigen Einfluss auf die Grunderkrankung hat. Um Risiken gering zu halten, wird eine Behandlung im akuten Stadium eines Krankheitsschubs vermieden.

Bei **Myasthenie** sind Besonderheiten zu beachten. Die Behandlung der Grunderkrankung mit Cholinergika kann das Risiko eines Sinusarrests oder einer Bradyarrhythmie erhöhen. Ob von der Gabe des depolarisierenden Succinylcholins in diesem Fall oder gar generell bei **neuromuskulären Erkrankungen** abzuraten ist, bleibt strittig (Addonizio u. Susman 1987; Hermesh et al. 1988); in vielen Fällen wurde es komplikationslos eingesetzt. Das gilt übrigens auch für das **maligne neuroleptische Syndrom** (MNS), für das wegen einer möglichen Verwandtschaft mit der **malignen Hyperthermie** ebenfalls nicht-depolarisierende Muskelrelaxantien zum Einsatz vorgeschlagen wurden. Angesichts fehlender wissenschaftlicher Untersuchungen hierzu wird man bestrebt sein, durch Verwendung nicht-depolarisierender Muskelrelaxantien ein mögliches Risiko gering zu halten. Hier ist die Einschätzung von anästhesiologischer Seite entscheidend.

10.5.7 EKT bei Epilepsie

Eine Epilepsie stellt keine Kontraindikation für die EKT dar (Lunde et al 2006). Die Befürchtung, durch induzierte Anfälle könne sich die Epilepsie verschlimmern, ist unbegründet. Vielmehr hat die EKT einen, meist vorübergehenden, stabilisierenden Effekt aufgrund ihrer antikonvulsiven Wirkung. Auch kann sich eine begleitende affektive Störung bessern. EKT sollte somit entsprechend der psychiatrischen Indikationen angewandt werden. Antikonvulsiva sollten wegen der Gefahr prolongierter Anfälle oder gar eines Status epilepticus nicht abgesetzt, sondern entsprechend Dosis, Spiegel und Krampfqualität vorsichtig reduziert werden. Bei einem medikamentös nicht zu durchbrechenden **Status epilepticus** kann eine EKT erwogen werden.

10.5.8 EKT bei geistiger Behinderung

Geistig Behinderte (auch als »mental retardiert« bezeichnet) profitieren bei Vorliegen einer zum Indikationsspektrum gehörigen psychischen Erkrankung ebenso von EKT wie psychoorganisch Gesunde (Reinblatt et al. 2004). Dies gilt für Menschen mit frühkindlicher Hirnschädigung wie für genetische Syndrome, z. B. das **Down-Syndrom**. Es empfiehlt sich ein vorsichtiges Vorgehen, d. h. die Frequenz der Behandlung sollte niedriger gewählt und vorzugsweise eine unilaterale Stimulation vorgenommen werden (Lazarus et al. 1990).

Literatur

Abrams R (2002) Electroconvulsive therapy. Oxford University Press, Oxford

Addonizio G, Susman VL (1987) ECT as a treatment alternative for patients with symptoms of neuroleptic malignant syndrome. J Clin Psychiatry 48(3): 102–105

American Academy of Child and Adolescence Psychiatry (2004) Practice parameter for use of electroconvulsive therapy with adolescents. J Am Acad Child Adolesc Psychiatry 43: 1521–1539

American Psychiatric Association Commitee on ECT (2001) Electroconvulsive therapy: recommendations for treatment, training, and privileging. American Psychiatric Press, Washington DC

Anderson EL, Reti IM (2009) ECT in pregnancy: a review of the literature from 1941 to 2007. Psychosom Med 71(2): 235–242

Baghai TC, Frey R et al (Hrsg) (2004) Elektrokonvulsionstherapie. Springer, Wien

Bertagnoli MW, Borchardt CM (1990) A review of ECT for children and adolescents. J Am Acad Child Adolesc Psychiatry 29(2): 302–307

Detweiler MB, Mehra A et al (2009) Delirious mania and malignant catatonia: a report of 3 cases and review. Psychiatr Q 80(1): 23–40

Dolenc TJ, Barnes RD et al (2004) Electroconvulsive therapy in patients with cardiac pacemakers and implantable cardioverter defibrillators. Pacing Clin Electrophysiol 27(9): 1257–1263

Esmaili T, Malek A (2007) Electroconvulsive therapy (ECT) in a six-year-old girl suffering from major depressive disorder with catatonic features. Eur Child Adolesc Psychiatry 16(1): 58–60

Fink M, Carlson GA (1995) ECT and prepubertal children. J Am Acad Child Adolesc Psychiatry 34(10): 1256–1257

Forray A, Ostroff RB (2007) The use of electroconvulsive therapy in postpartum affective disorders. J Ect 23(3): 188–193

Hausner L, Damian M et al (2011) Efficacy and cognitive side effects of electroconvulsive therapy (ECT) in depressed elderly inpatients with coexisting mild cognitive impairment or dementia. J Clin Psychiatry 72(1): 91–97

Hermesh H, Aizenberg D et al (1988) Risk of malignant hyperthermia among patients with neuroleptic malignant syndrome and their families. Am J Psychiatry 145(11): 1431–1434

Kamel H, Cornes SB et al (2010) Electroconvulsive therapy for refractory status epilepticus: a case series. Neurocrit Care 12(2): 204–210

Kok RM, Nolen WA et al (2009) Outcome of late-life depression after 3 years of sequential treatment. Acta Psychiatr Scand 119: 274–281

Lazarus A, Jaffe RL et al (1990) Electroconvulsive therapy and major depression in Down's syndrome. J Clin Psychiatry 51(10): 422–425

Lunde ME., Lee EK, Rassmussen KG (2006) Electroconvulsive Therapy in patients with epilepsy. Epilepsy Behav 9(2): 355–359

Moellentine C, Rummans T et al (1998) Effectiveness of ECT in patients with parkinsonism. J Neuropsychiatry Clin Neurosci 10(2): 187–193

Mulder ME, Verwey B et al (2012) Electroconvulsive therapy in a terminally ill patient: when every day of improvement counts. J ECT 28: 52–53

Ozer F, Meral H et al (2005) Electroconvulsive therapy in drug-induced psychiatric states and neuroleptic malignant syndrome. J Ect 21(2): 125–127

Price TR, McAllister TW (1989) Safety and efficacy of ECT in depressed patients with dementia: a review of clinical experience. Convuls Ther 5: 61–74

Rabheru K (2001) The use of electroconvulsive therapy in special patient populations. Can J Psychiatry 46(8): 710–719

Ranen NG, Peyser CE et al (1994) ECT as a treatment for depression in Huntington's disease. J Neuropsychiatry Clin Neurosci 6(2): 154–159

Rasmussen KG, Rummans TA et al (2004) ECT in the medically ill. In: Levenson J (Hrsg) The American Psychiatric Publishing textbook of psychosomatic medicine. American Psychiatric Publishing, Washington DC, S 957–977

Reinblatt SP, Rifkin A et al (2004) The efficacy of ECT in adults with mental retardation experiencing psychiatric disorders. J Ect 20(4): 208–212

Rice EH, Sombrotto LB et al (1994) Cardiovascular morbidity in high-risk patients during ECT. Am J Psychiatry 151(11): 1637–1641

Shoirah H, Hamoda HM (2011) Electroconvulsive therapy in children and adolescents. Expert Rev Neurother 11(1): 127–137

Swartz CM (2009) Electroconvulsive and neuromodulation therapies. Cambridge University Press, New York

Tew JD Jr, Mulsant BH et al (1999) Acute efficacy of ECT in the treatment of major depression in the old-old. Am J Psychiatry 156(12): 1865–1870

Wurff FB van der, Stek ML et al (2003) The efficacy and safety of ECT in depressed older adults: a literature review. Int J Geriatr Psychiatry 18(10): 894–904

Walter G, Rey JM (1997) An epidemiological study of the use of ECT in adolescents. J Am Acad Child Adolesc Psychiatry 36(6): 809–815

Weiner RD, Sibert TE (1996) Use of ECT in treatment of depression in patients with diabetes mellitus. J Clin Psychiatry 57(3): 138

Wong E, Wright B (2002) Drug and ECT treatment of depression in the elderly, 1996–2001: a literature review. Biol Psychiatry 52: 265–284

Anästhesiologische Aspekte der EKT

Benjamin Gillmann, Alexander Sartorius, Michael Grözinger

Das therapeutische Agens der Elektrokonvulsionstherapie (EKT) ist der generalisierte Anfall. Ohne Schutzmaßnahmen tritt dabei eine starke plötzliche Muskelanspannung auf, die gefährliche Verletzungen nach sich ziehen kann. Daneben kann das Sistieren der Atmung zu einer Hypoxie führen. Seit der Einführung des Succinylcholins zu Beginn der 1950er-Jahre hat sich deshalb, ausgehend von den USA, die sog. **modifizierte Form der EKT** durchgesetzt, bei der die Patienten vor der Behandlung hyperoxygeniert werden und dann die Muskulatur relaxiert wird. Da davon auch die Atemmuskulatur betroffen ist, müssen die Patienten vorübergehend beatmet werden. Dies wiederum erfordert eine begleitende Kurznarkose von wenigen Minuten, damit die Patienten ihre Unfähigkeit, eigenständig zu atmen, nicht bewusst erleben. Die Kombination von Kurznarkose mit Muskelrelaxation ist in der Anästhesie häufig praktizierte Routine und in der Regel problemlos. Zweifellos fällt es auch den Behandlern und der Öffentlichkeit leichter, die EKT in ihrer modifizierten Form zu akzeptieren.

11.1 Anforderungen der EKT-Kurznarkose an die Anästhesie

Die EKT ist eine wenige Minuten dauernde medizinische Intervention, die von Anästhesisten und Psychiatern ein hohes Maß an Kooperation erfordert. Sie wird meist bei somatisch nicht akut kranken Patienten durchgeführt, ist nicht mit Schmerzen verbunden, induziert eine postiktale Amnesie und muss innerhalb mehrerer Wochen vielfach wiederholt werden. Der generalisierte Anfall sollte durch die anästhesiologische Behandlung so wenig wie möglich gedämpft werden, und alle somatischen und kognitiven Funktionen der Patienten sollten danach schnell wiederhergestellt sein. Das Risiko von Komplikationen sollte sehr gering sein. Hieraus ergibt sich ein besonderes Anforderungsprofil an die Anästhesie, das in ◘ Tab. 11.1 differenziert dargestellt ist.

Trotz des einfachen Prinzips gibt es Besonderheiten der Behandlung, die eine Herausforderung für den Anästhesisten darstellen. Die hämodynamischen Veränderungen, die durch einen Krampfanfall ausgelöst werden (Apfelbaum et al. 2011; Wells u. Davie 1987), können bei schweren internistischen Vorerkrankungen u. U. nicht schnell genug kompensiert werden. Unmittelbar zu Beginn des Anfalls kommt es zu einer parasympathischen Aktivierung, die meistens nach 5–15 s von einer sympathischen Reaktion gefolgt wird (Wagner et al. 2005). In den folgenden Minuten steigen das Herzzeitvolumen (HZV) im Mittel um 81 % und die Herzfrequenz (HF) um 34 % an (Wells u. Davie 1987). Ein gesundes Herz wird diese Leistung erbringen, ein vorgeschädigtes Herz kann an seine Grenzen stoßen und die kardiale Reserve ausschöpfen (Wagner et al. 2005). Außerdem kann die zeitliche Abfolge von parasympathischer und sympathischer Aktivierung das Auftreten von Arrhythmien begünstigen. Erfreulicherweise gibt es aber auch bei vorbelasteten Patienten wenig kardiale Komplikationen und Stensrud (2009) beschreibt pathologische Veränderungen im Elektrokardiogramm (EKG) während der Prozedur, die keine weiteren Komplikationen zur Folge hatten.

Neben **kardialen Komplikationen** kann die EKT-Narkose noch andere Herausforderungen an den Anästhesisten stellen, wie z. B.
- nichtkardiale internistische Probleme,
- häufige Wiederholung der Behandlung,
- psychischen Symptome der Patienten,
- Wechselwirkungen von psychiatrischen und anästhesiologischen Medikamenten,
- prolongierte Anfälle.

Erschwerend kann hinzukommen, in den Räumlichkeiten der Psychiatrischen Klinik zu arbeiten, ohne dass die üblichen Ressourcen einer anästhesiologischen Abteilung zur Verfügung stehen. Die adäquate Ausstattung eines solchen Arbeitsplatzes nach internationalen Standards ist jedoch unabdingbar.

Im Hinblick auf eine größtmögliche Sicherheit der Patienten muss bei der anästhesiologischen Vorbereitung allen Befunden nachgegangen werden, die eine weitere Abklärung und ggf. Therapie indizieren (Geldner et al. 2010).

◻ Tab. 11.1 Anforderungen an eine Kurznarkose im Rahmen der EKT

Bestandteil	Anforderung	Grund
Arbeitsplatz	Entsprechend den Richtlinien der Deutschen Gesellschaft für Anästhesiologie und Intensivmedizin (DGAI), antikonvulsive Medikamente	Bereitstellung interventionsspezifischer Ressourcen
Team	Kleines Team, das die spezifischen Probleme der EKT und der Patienten kennt. Kollegen von Anästhesie und Psychiatrie sind gefordert, die Besonderheiten des anderen Fachs intellektuell und emotional zu begreifen. Kontinuität und Konstanz sind deshalb sehr förderlich.	Interdisziplinäre Behandlung, besonderes Klientel, häufige Intervention
Monitoring	Basismonitoring u. U. erweitert um Kapnometrie und Relaxometrie	Bereitstellung interventionsspezifischer Überwachung
Hypnotika	Schneller Wirkungseintritt, gute Steuerbarkeit, kurze Wirkdauer und schnelles Erwachen, wenig Nebenwirkungen, geringer antikonvulsiver Effekt	Sehr kurze Dauer und häufige Wiederholung der Intervention
Analgesie	Nur zur Potenzierung der Hypnotika oder postiktal zur Therapie von Kopfschmerzen	Einsparung von Hypnotika
Relaxation	Schneller Wirkungseintritt, gute Steuerbarkeit, ausreichende Wirkung, schneller Wirkverlust	Sehr kurze Dauer und häufige Wiederholung der Intervention

> **Bei sorgfältiger Berücksichtigung dieser Vorsichtsmaßnahmen ist das Risiko der EKT-Narkose gering und das Letalitätsrisiko entspricht dem anderer Kurznarkosen (Mankad et al. 2010). Es wird mit 2–4 pro 100.000 Behandlungen angegeben.**

11.2 Organisation des Behandlungsablaufs

Neben der fachgerecht durchgeführten routinemäßigen Kurznarkose muss aufgrund der u. U. schwerwiegenden bis letalen Komplikationen die Behandlung dieser seltenen Ereignisse gewährleistet sein. Die hierfür notwendigen Ressourcen und organisatorischen Voraussetzungen sind unbedingt zu planen und bereitzustellen. Da es sich bei einer EKT fast immer um eine elektive Maßnahme handelt, sollte sie – abgesehen von Notfällen – in der Regeldienstzeit durchgeführt werden.

In einem Krankenhaus mit anästhesiologischer Fachabteilung kann die EKT beispielsweise im Aufwachraum durchgeführt werden. Vorteilhaft ist dabei, dass dort alle personellen und materiellen Ressourcen bereitgehalten werden, um Komplikationen zu behandeln. Es gibt auch Kliniken, die die EKT in den Operationsräumen selbst durchführen. Das Ein- und Ausschleusen der Patienten erfordert jedoch einen unnötig hohen Aufwand und ist für die Patienten zusätzlich mit psychischen Belastungen verbunden. Aus eigener Erfahrung raten wir von diesem Vorgehen ab. Bei einem dezentralen Arbeitsplatz, beispielsweise in der Psychiatrischen Klinik, sollte im Vorfeld geklärt werden, wo und wie im Fall einer Komplikation Personal und Material zur Verfügung stehen. Neben den üblichen Notfallmedikamenten, nach Standard des jeweiligen Hauses und nach aktuellen ERC Leitlinien (European Resuscitation Council bzw. der nationalen Organisation), müssen antikonvulsive und antihypertensive Medikamente sowie – bei Verwendung von Succinylcholin – Dantrolene ausreichend vorhanden sein. Teilweise sind diese Medikamente gekühlt zu lagern.

In einem psychiatrischen Fachkrankenhaus ohne anästhesiologische Fachabteilung muss ein komplett eingerichteter anästhesiologischer Arbeitsplatz vorhanden sein (Opderbecke u. Weissauer 2006). Dazu gehören eine **Sauerstoffversorgung**, die Möglichkeit der **Beatmung** und des **Monitorings**. Die entsprechenden Medikamente müssen ebenfalls vorgehalten werden. Es sollten

Absprachen mit einem geeigneten Akutkrankenhaus zur Behandlung von Komplikationen bestehen. Nach der EKT müssen die Patienten bis zum Erreichen eines ausreichenden Vigilanzniveaus und bis zur Erfüllung weiterer Entlasskriterien (z. B. Aldrete Score) überwacht werden können. Besonders nach der ersten Sitzung ist dies wichtig, da man die individuelle Reaktion des Patienten noch nicht abzuschätzen vermag. Auch für die **postoperative Überwachung** müssen verfügbar sein:

- Pulsoxymetrie zur Messung der Sauerstoffsättigung im peripheren Blut (SpO_2),
- nichtinvasive Blutdruckmessung (NIBP),
- Elektrokardiogramm (EKG),
- Sauerstoff,
- entsprechend geschultes ärztliches und pflegerisches Personal.

Bei ambulanter Durchführung der EKT gelten die Kriterien einer ambulanten Operation. Vor Entlassung muss der Patient mobilisiert sein, gegessen und getrunken sowie Wasser gelassen haben. Soweit Übelkeit und Erbrechen aufgetreten sind, müssen diese ausreichend therapiert sein. Während 24 Std darf der Patient nicht aktiv am Straßenverkehr teilnehmen, weder als Führer eines Fahrzeugs noch als Fußgänger ohne Begleitperson, und er darf keine gefährlichen Maschinen bedienen bzw. Vertragsabschlüsse tätigen. Eine telefonische Erreichbarkeit und die Aufsicht einer erwachsenen Person müssen gewährleistet sein. Weiterführend wird auf die »Vereinbarung zur Qualitätssicherung ambulante Anästhesie« (DGAI 2011b) sowie White und Eng (2009) verwiesen. Zwischen den Fachabteilungen der Anästhesie und der Psychiatrie sollte eine Absprache erfolgen, wer dokumentiert und sicherstellt, dass der Patient zu Hause gemäß den Kriterien versorgt wird.

11.3 Präoperative Evaluation der Patienten

Bei der präoperativen Evaluation sollten eine gründliche somatische Anamnese, eine körperliche Untersuchung sowie u. U. Zusatzuntersuchungen erfolgen. Der anästhesiologische Kollege sollte berücksichtigen, dass eine schwere psychiatrische Erkrankung vorliegt, meistens eine Psychose oder Depression. Die Patienten sind teilweise verlangsamt oder kognitiv eingeschränkt, so dass die Exploration zeitaufwändig und schwierig sein kann.

Bei der **Anamnese** ist gezielt nach der Verträglichkeit von vorausgegangenen Narkosen im Rahmen einer EKT oder von Operationen zu fragen. Dies beinhaltet die aktive Exploration hinsichtlich Übelkeit, Erbrechen, Kopfschmerz, Verwirrtheitszuständen, Unverträglichkeiten, Allergien, prolongierten Aufwachphasen und Problemen mit den Atemwegen.

Succinylcholin und Mivacurium Wenn bei den EKT-Narkosen Succinylcholin oder Mivacurium verwendet wird, ist besondere Aufmerksamkeit im Hinblick auf einen **Mangel von Pseudocholinesterase** (PChE) notwendig. Da das Enzym die beiden Substanzen metabolisiert, kann die Nachbeatmungszeit bei einem Defizit erheblich verlängert sein. Eine Familienanamnese ist diesbezüglich hilfreich. Immerhin findet sich eine atypische PChE heterozygot bei ungefähr einem von 25, homozygot bei einem von ungefähr 2.500 Patienten (DGAI 1998). Da Succinylcholin heute in der anästhesiologischen Routine nur noch selten verwendet wird und Mivacurium nicht in jedem Krankenhaus gelistet ist, ist die Eigenanamnese des Patienten nicht immer aussagekräftig. Bei entsprechenden Hinweisen ist ein Test der PChE-Aktivität sinnvoll. Eine gefürchtete, sehr seltene Nebenwirkung von Succinylcholin ist die **maligne Hyperthermie** (Inzidenz 1 : 50.000). Eine gezielte Anamnese und Familienanamnese ist diesbezüglich zu erheben.

▪ Kopf-Hals-Bereich

Klinisch relevante Erkrankungen im Kopf-Hals-Bereich umfassen

- Krampfanfälle,
- zerebrale Insulte,
- Augenerkrankungen wie das Glaukom (relative Kontraindikation für Succinylcholin),
- den Zahnstatus einschließlich des letzten Zahnarztbesuchs,
- Erkrankungen im HNO Bereich
- das obstruktive Schlafapnoesyndrom (OSAS),
- Struma und Schilddrüsenerkrankungen.

Obstruktives Schlafapnoesyndrom (OSAS) Beim OSAS ist die Gefahr von postoperativen Komplikationen generell erhöht. Herzrhythmusstörungen, Blutdruckdysregulationen und auch Apnoephasen treten vermehrt auf. Falls der Patient nicht mit einem Continuous Positive Airway Pressure (CPAP) Gerät ausgestattet ist, muss er nach der Narkose ausreichend lange überwacht werden. Die Standards hierzu sind von Krankenhaus zu Krankenhaus verschieden.

Neben Veränderungen der oberen Atemwege sind Erkrankungen der Halswirbelsäule von Interesse, da diese die Reklination einschränken und Probleme bei Ventilation und Intubation bereiten können (American Society of Anesthesiologists 2006).

■ **Kardiopulmonales System**

Die Anamnese des kardiopulmonalen Systems umfasst Fragen nach

- der körperlichen Belastbarkeit,
- nach Angina pectoris und deren Äquivalenten (z. B. Luftnot, Kieferschmerz, epigastrische Schmerzen, Rückenschmerz),
- nach kardiovaskulären Risikofaktoren,
- Herzrhythmusstörungen,
- arterieller Hypertonie sowie
- pulmonalen Erkrankungen wie z. B.
  - chronisch obstruktiven Lungenerkrankungen (COPD) und
  - Asthma.

Die Auskultation von Herz, Lunge und Karotiden ist obligat. Für die Entscheidung, ob weitergehende Untersuchungen notwendig sind, kann neben der Anamneseerhebung und körperlichen Untersuchung eine nichtinvasive pulsoxymetrische Sauerstoffsättigungsmessung oder in manchen Fällen eine Ruheblutgasanalyse hilfreich sein. Eine Röntgenaufnahme des Thorax sollte nicht routinemäßig angefertigt werden und ist nur bei klinischem Verdacht mit Konsequenzen für das weitere Vorgehen indiziert (Geldner et al. 2010). Ein Lungenfunktionstest (LuFu) kann bei neu aufgetretenen Symptomen zur Abklärung indiziert sein. Die Untersuchung erfordert die aktive Mitarbeit des Patienten, was bei einer psychischen Grunderkrankung erschwert sein kann. Erkrankungen des Gefäßsystems wie Aneurysmen der Aorta bilden keine absolute Kontraindikation, müssen aber in die Risiko-Nutzen-Abwägung einbezogen werden. Sie sollten dem Anästhesisten bekannt sein, damit der Blutdruck in engen Grenzen gehalten werden kann.

Ein 12-Kanal-EKG ist wegen der arrhythmogenen Wirkung vieler in der Psychiatrie gebräuchlicher Medikamente erforderlich (Übersicht bei Lange-Aschefeldt 2007).

Ein **internistisches bzw. kardiologisches Konsil** ist zur präzisen Diagnosestellung bzw. mit der Frage nach einer möglichen präinterventionellen Optimierung indiziert (Geldner et al. 2010):

- bei Hinweis auf eine bisher unbekannte kardiale Vorerkrankung,
- bei neu aufgetretenen kardialen Symptomen,
- bei eingeschränkter Belastbarkeit oder
- bei Progredienz kardialer Symptomatik.

Da während des Anfalls kurzfristig Blutdruckspitzen auftreten, sollte die Einstellung des Ruheblutdrucks optimiert werden. Ein Herzschrittmacher stellt keine Kontraindikation für eine EKT dar, die Programmierung sollte allerdings von einem Kardiologen entsprechend überprüft und eingestellt werden (Rozner 2009). Implantierte Defibrillatoren (ICD) sollten während der Behandlung deaktiviert werden. Eine etablierte antikoagulatorische Therapie mit Vitamin-K-Antagonisten kann unter INR Kontrolle beibehalten werden, eine Umstellung auf Heparinoide braucht nicht zu erfolgen. Mit neueren Medikamente wie Faktor X-Inhibitoren oder oralen direkten Thrombininhibitoren, die zunehmend in der Therapie des Vorhofflimmerns und der Prävention von Schlaganfällen sowie der Therapie der venösen Thrombose eingesetzt werden, liegen derzeit noch kaum Erfahrungen im Zusammenhang mit EKT vor. Diese Medikamente können nicht im Routinelabor kontrolliert werden.

■ **Abdomen**

Im Bereich des Abdomens sind Erkrankungen der Leber (Zirrhose, Hepatitis) und der Nieren (Insuffizienz, renale Hypertonie) relevant. Beachtung verdienen Erkrankungen von Magen und Oesophagus. Das Risiko einer Aspiration ist bei Patienten mit Reflux- und Ulkusanamnese, Oesophagusdivertikeln und axialen Hernien erhöht und erfordert ein entsprechendes anästhesiologisches Vorgehen.

☐ Tab. 11.2   Obligate und fakultative Zusatzuntersuchungen vor einer EKT-Kurznarkose

Untersuchung	Wann erforderlich	Konsequenz
Auskultation, klinische Untersuchung	Obligat	Nach Befund
Inspektion von Mund und Rachen (Mallampati Score, Zahnstatus)	Obligat	Zahnärztliches Konsil n. Befund
EKG, ggf. mit Rhythmusstreifen	Obligat	Kardiologisches Konsil n. Befund
Röntgen-Thorax	Nur bei klinischer Indikation	Weitere Diagnostik
Lungenfunktion, Ruheblutgasanalyse	Nur bei klinischer Indikation	Anpassung oder Einleitung einer medikamentösen Therapie
Routinelabor	Obligat	Nach Befund, Dosisanpassung von Medikamenten
Pseudocholinesterase	Anamnestische Hinweise auf eigene oder familiäre Belastung	Auswahl des Muskelrelaxans
Blutzuckertagesprofil	Bei auffälligem Routinelabor	Internistisches Konsil
Diagnostik der Veranlagung auf maligne Hyperthermie	Anamnestische Hinweise auf eigene oder familiäre Belastung	Triggerfreie Narkose
Schwangerschaftstest	Anamnese obligat	Überprüfung der Indikationsstellung, Anpassung der Narkose
Serologie hinsichtlich Infektion (HIV, Hepatitis)	Anamnestische Hinweise, Laborbefund	Einleitung einer Therapie, Leberfunktionstest, ggf. Anpassung von Medikamenten, Mitarbeiterschutz
Kardiologisches Konsil, Echokardiografie, Schrittmacherkontrolle	Anamnestische oder klinische Hinweise auf kardiale Fehlfunktion, Herzschrittmacher	Weitere Abklärung, Anpassung der Therapie, Umprogrammierung des Schrittmachers, Überprüfung der Indikationsstellung
Zahnärztliches Konsil	Anamnestische oder klinische Hinweise auf schlechten Zahnstatus oder entzündlichen Fokus	Dokumentation, Aufklärung, Sanierung, Anpassung des Beißschutzes

Bei Hernien besteht das Risiko, dass es durch die Druckerhöhung während des Anfalls zu einer Inkarzeration kommt. Eine chirurgische Abklärung ist notwendig.

■ **Substanz- und Alkoholabusus**

Ein früherer intravenöser Substanzabusus kann mit einem schlechten Venenstatus, einer HIV-Infektion, einer Hepatitis und anderen komplizierenden Faktoren einhergehen. Durch langjährigen Nikotinabusus können pulmonale Probleme bestehen, die die Ventilation erschweren. Bei Alkohol- und Substanzabusus kann eine Dosisanpassung der Narkosemedikamente notwendig sein. An dieser Stelle sei auf die »Gemeinsame Empfehlung der

Deutschen Gesellschaft für Anästhesiologie und Intensivmedizin und Deutschen Gesellschaft für Innere Medizin und Deutschen Gesellschaft für Chirurgie zur Präoperativen Evaluation erwachsener Patienten vor elektiven, nicht kardiochirurgischen Eingriffen« verwiesen (Geldner et al. 2010).

Einen Überblick über die Zusatzuntersuchungen gibt ☐ Tab. 11.2.

11.4   Anästhesiologische Aufklärung

Die Patienten müssen spätestens am Vortag der ersten Behandlung durch einen Anästhesisten umfassend über das Prozedere und die Risiken der Kurz-

▣ Tab. 11.3	Maßnahmen vor einer EKT-Kurznarkose
Prämedikation	Möglichst keine Benzodiazepine, da diese die Krampfaktivität hemmen. Bei Schlaflosigkeit oder Unruhe kann ein sedierendes Antidepressivum oder ein niederpotentes Antipsychotikum in niedriger Dosis verabreicht werden (z. B. 7,5 mg Mirtazapin, 40 mg Pipamperon).
Dauermedikation	Medikamente, deren Einnahme zeitlich unkritisch ist, nicht im Nüchternzeitraum geben. Dagegen antihypertensive Dauermedikation unbedingt zeitgerecht vor der EKT verabreichen, da es im Rahmen des Anfalls regelhaft zu Blutdruckanstiegen kommt.
Nüchternheit	Bis 6 h vor Narkose kleine Mahlzeit, Milch. Bis 2 h vor Narkose klare Flüssigkeit (Apfelbaum et al. 2011;Geldner et al. 2010). Medikamente bis kurz vor Eingriff mit einem Schluck Wasser (Geldner et al. 2010). Kaugummi: Zuckerfrei bis 2 h vor Narkose
Nikotin	Für die meisten Anästhesisten bedeutet Nüchternheit Nikotinabstinenz. Andere sind liberaler (Weiß u. Jakob 2008). Bei starken Rauchern sind bis 10 % des Hämoglobins mit Kohlenstoffmonoxid besetzt. Bei einem Zwischenfall fehlt dieser Anteil als Sauerstofftransportkapazität und -reserve. Es wird empfohlen, 12 h vor der EKT-Kurznarkose nicht zu rauchen. Andererseits erhöht bei starken Rauchern eine langdauernde Nikotinabstinenz die Magensäureproduktion durch Entzugsstress. Daher empfiehlt es sich, die EKT früh morgens durchzuführen. Alternativ wird eine Karenz von 3 h in unserer Klinik für ausreichend erachtet
Darm- und Blasenentleerung	Bei Krampfanfällen kann es zum Abgang von Stuhl und Urin kommen.
Ablegen von Schmuck, Toupet, Prothesen, Kosmetika	Nagellack vor Narkose zur Messung der Sauerstoffsättigung entfernen. Make-up kann Zyanose oder Flush verdecken. Ringe können im Fall eines Paravasates an der Hand zu nekrotischen Abschnürungen führen. Haarspray kann Probleme mit der Impedanz verursachen.
Venenzugang	Venenzugang muss sicher und gut fixiert sein, da es während oder nach dem Anfall zu unkontrollierten Bewegungen kommt. Es reicht ein dünner Zugang (20 o. 22G). Bei schlechtem Venenstatus und voraussichtlich langer Therapiedauer im Einzelfall Anlage eines Ports erwägen.

narkose aufgeklärt werden. Dies kann in Deutschland als **Sammelaufklärung** für eine Serie von EKT-Behandlungen erfolgen. Im Rahmen einer Erhaltungstherapie sollte sie regelmäßig erneuert werden, in der Klinik der Autoren erfolgt dies mindestens 2-mal pro Jahr. Die Häufigkeit variiert von Klinik zu Klinik und von Land zu Land sehr, so dass auf feste Schemata hier verzichtet wurde.

Bei einem einwilligungsunfähigen Patienten muss der gesetzliche Betreuer an seiner Stelle einwilligen. Falls kein Betreuer bestimmt ist, muss, abgesehen von Notfällen, vor der Behandlung eine Betreuung eingerichtet werden (▶ Kap. 15). Bei der Aufklärung wird der Patient auch über prä- und postoperative Verhaltensweisen instruiert. Mit Problemen der Compliance hinsichtlich Nüchternheit, Medikamenteneinnahme und Nikotinkarenz sollte trotzdem gerechnet werden. Eine reibungslose Zusammenarbeit mit der betreuenden Station muss gewährleistet sein.

11.5 Narkosevorbereitungen

Um eine größtmögliche Sicherheit für die Patienten zu garantieren, muss ein standardisiertes Vorgehen vor EKT-Kurznarkosen eingehalten werden (▣ Tab. 11.3). Die Mitarbeit des Patienten sollte nicht vorausgesetzt, sondern überprüft oder abgefragt werden.

11.6 Medikamente im Rahmen der EKT-Narkose

In jedem EKT-Zentrum bildet sich hinsichtlich des Vorgehens bei der EKT schnell eine eigene Klinikkultur aus. Die Auswahl der Medikamente und das Prozedere ihrer Verabreichung sollte nach einem festen Schema erfolgen. Dies optimiert den Ablauf und steigert die Sicherheit. Natürlich müssen solche Schemata auf den Patienten abgestimmte Vorgehensweisen zulassen.

Bei den unten aufgeführten Medikamenten sind Kontraindikationen und Nebenwirkungen zu beachten. Außerhalb der hier erwähnten Eigenschaften gelten die Angaben der Hersteller. Generell ist zu beachten, dass sedierende Substanzen, wie sie bei psychischen Erkrankungen häufig angewandt werden, die Wirkung der anästhesiologischen Medikamente potenzieren können.

🛑 **Bei Patienten, die Antidepressiva aus der Klasse der Monoaminooxidase (MAO)-Hemmer erhalten, sind serotonerg wirkende Substanzen streng kontraindiziert (Zieglmeier 2009). Dies schließt einige Opioide wie Pethidin ein.**

Bei Patienten, die mit Theophyllin mediziert sind, können **protrahierte Anfälle** auftreten. Dasselbe wurde unter Clozapin beobachtet. Eine Kontrolle der Serumspiegel ist sinnvoll. Falls hohe Spiegel klinisch erforderlich sind, kann bei den ersten EKTs eine Narkose mit einem stärkeren antikonvulsiven Profil wie Propofol erwogen werden.

Die Frage nach dem optimalen Hypnotikum für EKT-Narkosen kann nur individuell entschieden werden. Viele Medikamente, die in der Anästhesiologie verwendet werden, wirken **dosisabhängig antikonvulsiv**. Dazu gehören insbesondere Benzodiazepine, Thiopental und Propofol (Voss et al. 2008). Im Vergleich dazu ist die Krampfaktivität unter Etomidat und Ketamin stärker ausgeprägt. Eine sorgfältige Auswahl und Dosierung dieser Substanzen ist notwendig. So kann bei Patienten, die prolongiert krampfen, die Verwendung von Propofol als Hypnotikum einen Sicherheitsvorteil darstellen. Bei Patienten, bei denen die Anfälle sehr schlecht ausgeprägt sind, kann eine Narkose mit Ketamin weiterhelfen. Bei einigen Hypnotika erzeugt die Applikation ein starkes Brennen.

11.6.1 Hypnotika

- **Etomidat**

Etomidat ist zusammen mit Propofol das derzeit in Deutschland am häufigsten verwendete Hypnotikum im Rahmen der EKT. Die Substanz wirkt im Vergleich zu Propofol und den Barbituraten kaum kardiodepressiv. Die Krampfdauer ist im Vergleich zu Propofol verlängert. Myoklonien bei der Injektion sind bekannte Nebenwirkungen und dürfen nicht mit einem Krampfanfall verwechselt werden. Vereinzelt wurden aber auch spontane Anfälle nach der Gabe von Etomidat beschrieben. Im Verhältnis zu anderen Substanzen soll vermehrt Übelkeit und Erbrechen (PONV: Postoperative Nausea and Vomiting) auftreten, was unserer klinischen Erfahrung jedoch nicht entspricht (Grundmann u. Oest 2007).

Bereits Einzeldosen von Etomidat können eine **Depression der Nebennierenrinde** zur Folge haben. In Kollektiven somatisch schwer kranker Patienten führte dies zu erheblichen Komplikationen. Im Zusammenhang mit EKT-Kurznarkosen wurde bisher aber nicht über solche Komplikationen berichtet. Auch eine kürzlich veröffentlichte Untersuchung zu diesem Thema zeigte keine wesentliche Depression der Nebennierenrinde (Wang et al. 2011).

- **Propofol**

Verglichen mit Etomidat wird eine höhere Ladung zur Krampfauslösung benötigt (Rosa et al. 2008) und die Krampfdauer ist verkürzt (Gábor et al. 2007). Bei niedriger Dosierung scheint dies die Behandlungsergebnisse eher nicht zu beeinflussen. Durch die Kombination der Opiate Remifentanil oder Alfentanil mit niedrig dosiertem Propofol lässt sich die erforderliche Stimulusintensität reduzieren (Akcaboy et al. 2005). Dabei wird eine Dosierung von maximal 1 mg/kg KG Propofol empfohlen (Wagner et al. 2005).

- **Thiopental**

Thiopental ist das am stärksten verbreitete Barbiturat in der Anästhesie. Wie alle Barbiturate besitzt die Substanz einen kardiodepressiven Effekt. Im Vergleich zu Etomidat wird eine höhere Ladung zur Krampfauslösung benötigt (Rosa et al. 2008) und die Anfälle sind kürzer (Conca et al. 2003). Der ausgeprägte antikonvulsive Effekt kann zur Unterbrechung eines Status epilepticus genutzt werden. Paravasate von Thiopentol können zu Gewebenekrosen führen.

- **Methohexital**

Die Substanz wird oftmals als Referenzhypnotikum für EKTs in der Literatur angeführt (Wagner et al. 2005; Stensrud 2009; Mann u. Möllenberg 2004). Wie alle Barbiturate besitzt die Substanz einen kardiodepressiven Effekt. Der antikonvulsive Effekt ist nicht so stark ausgeprägt wie bei Thiopental.

- **Ketamin, Esketamin**

Ketamin bzw. Esketamin wird in Deutschland im Rahmen der EKT nur von wenigen Kliniken eingesetzt. Esketamin ist das S-Enantiomer des Racemats Ketamin. Unter der Substanz treten vermehrt Blutdruckspitzen auf, und ein erhöhter Verbrauch von Urapidil wurde beschrieben (Kranaster et al. 2011). Schwindel und Übelkeit sind häufige Komplikationen und werden insbesondere bei Mobilisierung als unangenehm empfunden. Halluzinationen und Albträume sind als Nebenwirkungen bekannt, werden in der Praxis aber eher selten beobachtet. Die sonst bei Ketamin übliche ergänzende Gabe von Benzodiazepinen sollte, soweit möglich, unterbleiben. Die Qualität des Krampfgeschehens ist in der Regel sehr gut ausgeprägt, so dass die Substanz insbesondere bei Patienten hilfreich sein kann, bei denen andere Hypnotika nicht zu suffizienten Anfällen führen (Krystal et al. 2003). Sowohl die Wirklatenz als auch die Aufwachphase sind gegenüber den anderen Hypnotika etwas verlängert. Bei der Narkoseeinleitung sollte deshalb soweit möglich etwas gewartet werden, bevor eine ergänzende Dosis verabreicht wird. Wegen der verstärkten Reizempfindlichkeit unter Ketamin ist eine ruhige, abgedunkelte Umgebung hilfreich.

11.6.2 Benzodiazepine

- **Midazolam, Lorazepam, Clonazepam, Diazepam**

Diese Substanzen setzen mit ihrer starken antikonvulsiven Potenz die Krampfaktivität herab und sind deshalb bei EKT-Kurznarkosen nach klinischer Notwendigkeit möglichst niedrig zu dosieren. Insbesondere bei schweren wahnhaften Depressionen, Katatonien und langer Einnahmedauer sollten sie jedoch nicht abgesetzt werden. Daneben werden Benzodiazepine zur Unterbrechung prolongierter Anfälle eingesetzt. Außerdem haben sie oft eine gute Wirkung bei postiktaler Unruhe. Nach dem Anfall kann Midazolam in Milligramm-Schritten titriert werden.

- **Flumazenil**

Wenn bei Patienten nicht auf die Gabe von Benzodiazepinen verzichtet werden kann, lässt sich deren Wirkung für die Dauer der EKT-Behandlung antagonisieren. Dazu wird direkt nach dem Hypnotikum 0,4–1 mg Flumazenil i.v. verabreicht. Eine frühere Gabe könnte bewusst erlebte Entzugssymptome provozieren. Da die Halbwertszeit der Substanz etwa 2 Std beträgt, muss in einigen Fällen direkt nach der Behandlung ein Benzodiazepin verabreicht werden, um einer Entzugssymptomatik entgegenzuwirken.

11.6.3 Muskelrelaxanzien

Die Verwendung von Muskelrelaxanzien setzt die Fähigkeit zur Sicherung der Atemwege voraus. Sie dürfen nur angewendet werden, wenn entsprechende Ausrüstung und geschultes Personal zur Verfügung steht.

- **Succinylcholin**

Im Rahmen der EKT ist das depolarisierende Muskelrelaxans Succinylcholin wegen seiner kurzen Wirkdauer ideal (DGAI 2002). Aufgrund des Nebenwirkungsprofils, insbesondere der Komplikationen bei PChE-Mangel und bei maligner Hyperthermie, wird es von der Deutschen Gesellschaft für Anästhesiologie und Intensivmedizin (DGAI 2011b) für die Routineanwendung bei anderen elektiven Eingriffen nicht mehr empfohlen.

Succinylcholin führt durch die Depolarisation der Muskelzellen zu einer vorübergehenden Kaliumerhöhung. Bei Paraplegikern und anderen immobilisierten Patienten sind die ACh-Rezeptoren in der Muskulatur empfindlicher, und es kann zu einer verstärkten Depolarisation und Kaliumliberation kommen. Dementsprechend sollte eine reduzierte Dosis eingesetzt werden. Bei Patienten mit einer Disposition zu maligner Hypertonie, bei Katatonien und malignem neuroleptischem Syndrom sollte Succinylcholin aus demselben Grund vermieden werden und ein nichtdepolarisierendes Muskelrelaxans zum Einsatz kommen.

> ⊕ **Succinylcholin löst eine Kaliumerhöhung aus und darf unter bestimmten Umständen nur in reduzierter Dosis verabreicht werden bzw. es muss ein nichtdepolarisierendes Muskelrelaxans Verwendung finden.**

Als unangenehme Nebenwirkung von Succinylcholin kann ein Muskelkater auftreten, der durch die Depolarisation der Muskulatur entsteht. Um diesen Effekt und die Kaliumliberation abzuschwächen, wird vor der Gabe von Succinylcholin in der klinischen Routine häufig ein nichtdepolarisierendes Muskelrelaxans verabreicht. Durch diese sog. Präcurarisierung sollen anschließend weniger motorische Endplatten durch das Succinylcholin depolarisiert werden, weil sie bereits von dem nichtdepolarisierenden Muskelrelaxans blockiert sind. Man verwendet dabei in der Routine 3–5 % der Intubationsdosis des nichtdepolarisierenden Muskelrelaxans. Durch Lithium kann die Wirkung von Succinylcholin verlängert werden, was praktisch jedoch selten Konsequenzen hat.

- **Rocuronium**

Die Substanz ist als nichtdepolarisierendes Muskelrelaxans nur in Kombination mit dem Antagonisten Sugammadex eine Alternative zu Succinylcholin. Da ein vergleichbar schneller Wirkeintritt und eine kurze Wirkdauer durch eine alleinige Gabe von Rocuronium nicht erreicht werden können und Wachheitserlebnissen vermieden werden müssen, muss das Hypnotikum dabei u. U. mehrfach verabreicht werden. Aufgrund der hohen Kosten von Sugammadex bleibt eine Kombinationstherapie von Rocuronium und Sugammadex Fällen vorbehalten, bei denen Succinylcholin kontraindiziert ist.

- **Mivacurium**

Mivacurium ist als weiteres nichtdepolarisierendes Muskelrelaxans mit einer allerdings im Vergleich zu Rocuronium deutlich kürzeren Wirkdauer von ca. 15 min eine weitere Alternative. Ähnlich wie bei Rocuronium ist das Hypnotikum u. U. zu repetieren.

> ⊕ **Bei PChE-Mangel kann eine verlängerte Nachbeatmung erforderlich werden.**

11.6.4 Opioide für Kombinationsnarkosen

- **Remifentanil, Alfentanil**

Remifentanil und Alfentanil werden bei modernen Kombinationsnarkosen eingesetzt, weil sie die Wirkung der Hypnotika potenzieren, ohne die Kreislaufstabilität zu beeinträchtigen. Da dieser Effekt zumindest teilweise einer Schmerzreduktion zugeschrieben werden kann und EKT nicht mit Schmerzen einhergeht, bleibt der Zusatznutzen fraglich. In einigen Studien fanden sich tatsächlich Hinweise auf positive Effekte (Recart et al. 2003; Akcaboy et al. 2005). Dagegen stehen die Dämpfung des Atemantriebs und die damit potenziell einhergehende erhöhte Kohlendioxidkonzentration (CO_2), die die Krampfaktivität hemmt. Ein weiterer Nachteil ergibt sich, wenn Remifentanil als Bolus appliziert wird. Durch die erhöhte Thoraxrigidität kann die Beatmung erschwert werden. Daher wird empfohlen, die Injektion über mindestens 30 s zu verteilen (Fachinformation des Herstellers). In der Klinik der Autoren wird die Substanz langsam verabreicht.

- **Pethidin, Tramadol**

Pethidin und Tramadol haben eine serotoninerge Wirkung.

> ⊕ **Wegen der Gefahr von Wechselwirkungen mit Monoaminooxidase- (MAO-)Hemmern oder selektiven Serotoninantagonisten (SSRI) ist Vorsicht geboten (Geldner et al. 2010; Ziegelmeier 2009).**

11.6.5 Ergänzende Medikamente

Paracetamol, Ibuprofen und **Metamizol** sind bei Kopfschmerzen indiziert und können bereits vor der Behandlung gegeben werden, wenn die Beschwerden postiktal regelhaft auftreten.

Setrone (5-HT3-Antagonisten) können bereits vor der Behandlung gegeben werden, falls der Patient anamnestisch Übelkeit nach Narkosen oder nach vorangegangenen EKT-Behandlungen angegeben hat.

◘ Tab. 11.4 Dosierungsvorschläge für häufig verwendete Medikamente bei der EKT-Narkose

Medikament	Dosierung	Bemerkung
Etomidat	0,15–0,3 mg/kg KG	Insbesondere bei Eindosierung Faszikulationen, selten spontane Krampfanfälle
Propofol	1(–2) mg/kg KG	Wirkt antikonvulsiv
Thiopental	2–5 mg/kg KG	Wirkt antikonvulsiv, cave Paravasat
Metohexital	0,5–1 mg/kg KG	Geringster antikonvulsiver Effekt im Vergleich der Barbiturate
Ketamin	0,5–1,5 mg/kg KG	Esketamin 0,25–1 mg/kg KG
Succinylcholin	1–1,5 mg/kg KG	Ggf. Präcurarisierung z. B. mit 3 mg Rocuronium
Rocuronium	0,3–0,5 mg/kg KG	Wirkdauer bis 90 min. Auch als Kombination von Rocuronium und postiktaler Antagonisierung mit 16 mg/kg KG Sugammadex
Alfentanil	10 µg/kg	
Remifentanil	Als Bolus: 1 µg/kg KG Kontinuierlich: 0,1 µg/kg/min	Bolus langsam über 30 s wegen Thoraxrigidität

Dimenhydrinat ist ein Antihistaminikum mit antiemetischer Wirkung. Es sollte wegen seiner sedierenden Wirkung und möglicher Wechselwirkung mit Hypnotika erst nach erfolgtem Anfall appliziert werden.

Droperidol und **Dexametason** werden manchmal bei postoperativer Übelkeit verabreicht. Im Bereich der EKT-Kurznarkosen sollte auf beide Substanzen wegen möglicher psychischer Nebenwirkungen verzichtet werden.

Clonidin (zentraler alpha-2-Agonist) kann bei postikaler Verwirrtheit, Unruhe oder Shivering verabreicht werden.

Glyccopyronium wird zur Dämpfung der Hypersalivation und zur Abschwächung der parasympathischen Reaktion, insbesondere der Bradykardie, eingesetzt. Es macht eine weniger ausgeprägte Tachykardie im Vergleich zum alternativ einsetzbaren **Atropin**. In der Klinik der Autoren wird Glykopyronium routinemäßig bei EKT-Narkosen eingesetzt, sofern keine Kontraindikationen vorliegen.

◘ Tab. 11.4 zeigt Dosierungsvorschläge für häufig verwendete Medikamente bei der EKT-Narkose. Generell ist aus psychiatrischer Sicht eine niedrige Dosierung vorzuziehen, da bei den meisten Hypnotika der Anfall dann besser ausgeprägt ist. Dagegen ist aus anästhesiologischer Sicht ein Wachheitserlebnis des relaxierten Patienten unbedingt zu vermeiden. In der Praxis sind die beiden Ziele meistens vereinbar.

11.7 Ventilation und Sicherung der Atemwege

Die Ventilation dient primär einer ausreichenden Oxygenierung. Daneben kann durch geeignete Beatmung der arterielle CO_2-Partialdruck verändert werden. Bei Hypokapnie reichen geringere Stimulationsintensitäten aus, um einen suffizienten Anfall auszulösen wie in ► Abschn. 11.8 ausführlicher beschrieben.

▪ Maskenbeatmung

Die meisten Zentren führen die EKT-Narkose in Maskenbeatmung durch. Sie ist wenig aufwändig und kostengünstig. Allerdings können eine kontrollierte Beatmung und ausreichende Hyperventilation dabei u. U. schwierig bis unmöglich sein. Außerdem bietet das Vorgehen keinen Aspirationsschutz, und der Magen kann unter ungünstigen Umständen überbläht werden, was zu Übelkeit und Erbrechen führen kann.

Supraglottische Atemwegssicherungen wie **Larynxmaske** und **Larynxtubus** erfordern gegenüber der Maskenbeatmung einen geringen Mehraufwand, ermöglichen dafür aber eine kontrollierte

11

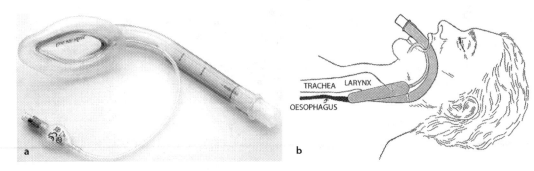

a   b

🔲 **Abb. 11.1a,b**   a Larynxmaske, b supraglottische Platzierung. (Abb. 11b mit freundlicher Genehmigung der Teleflex Medical GmbH)

Beatmung und eine sichere Hyperventilation. Die Larynxmaske ist – insbesondere am relaxierten Patienten – leicht zu applizieren und legt sich wie ein luftgefülltes Kissen supraglottisch über die Stimmritze (🔲 Abb. 11.1a, b). Auch sie bietet allerdings keinen sicheren Aspirationsschutz.

■ **Endotrachealtubus**

Für EKT-Narkosen erfolgt in der Regel keine endotracheale Intubation. Seltene Ausnahme können Patienten mit hohem Aspirationsrisiko oder Problemen bei der Ventilation sein. Die Möglichkeit zur endotrachealen Intubation muss jedoch für den Notfall immer gegeben sein. Das Personal muss entsprechend geschult sein.

■ **Chirurgischer Atemweg (Koniotomie und Nottracheotomie)**

Für den äußerst unwahrscheinlichen Fall einer **Cannot Ventilate Cannot Intubate** (CICV) Situation muss die entsprechende Ausrüstung vorgehalten werden und das Personal geschult sein. Von CICV spricht man, wenn es nicht möglich ist, mit einer der o. g. Atemwegssicherungen eine suffiziente Beatmung durchzuführen und höchste Gefahr der Hypoxie besteht.

11.8   Anästhesiologisches Monitoring

Unabdinglich für das anästhesiologische Monitoring sind
- EKG,
- Pulsoxymetrie und
- nichtinvasive Blutdruckmessung (NIBP).

Darüber hinaus stehen mehrere optionale Überwachungsmethoden zur Verfügung.

Kapnometrie   Die Anwendung der Kapnometrie wird von den Autoren empfohlen. Dabei wird die CO_2-Konzentration in der Ein- und Ausatemluft des Patienten kontinuierlich auf dem Monitor angezeigt, was einerseits hilft, Beatmungsprobleme zu erkennen und andererseits aus der CO_2-Konzentration am Ende der Ausatmung (endtidale CO_2-Konzentration, etCO$_2$) eine Abschätzung des arteriellen CO_2-Partialdrucks (pCO$_2$) erlaubt. Auf diese Weise ist es möglich, vor dem Auslösen des Anfalls durch kontrollierte Hyperventilation den pCO$_2$-Partialdruck im Blut zu senken. Es reicht dann eine geringere elektrische Stimulusintensität, um suffiziente Krampfanfälle auszulösen, so dass auch geringere Nebenwirkungen erwartet werden können. Werte des etCO2-Partialdrucks von unter 30 mm Hg werden angestrebt (Haeck et al. 2011). Eine alternative Möglichkeit bietet die **transkutane CO_2-Messung**, deren Messergebnisse in sehr viel geringerem Ausmaß von der Hyperventilationstechnik abhängen. Allerdings bestehen die Nachteile in Form höherer Kosten und einer Messzeitverzögerung von knapp 60 s.

Relaxometrie   Relaxometrie (neuromuskuläres Monitoring, NMM) ist die Überwachung der neuromuskulären Reizübertragung beim Einsatz von Muskelrelaxanzien. Dabei werden periphere motorische Nerven wie der N. ulnaris elektrisch stimuliert und das Ausmaß der Muskelantwort gemessen. Die Relaxometrie ist routinemäßig nicht notwendig und nur indiziert, wenn eine verlängerte

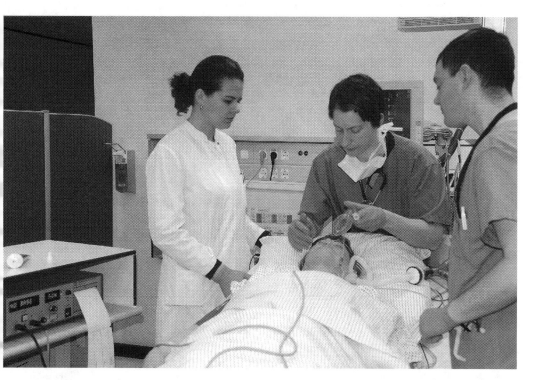

Abb. 11.2 Beispiel für die Platzierung von Patient, Anästhesist, Anästhesiehelfer, Psychiater und EKT-Gerät während einer Behandlung

Relaxanzienwirkung vermutet wird, z. B. wenn die Spontanatmung nicht wieder einsetzt.

> **Bei verlängerter Relaxanzienwirkung ist unbedingt ein Wachheitserlebnis durch zusätzliche Gabe von Hypnotika zu vermeiden.**

Cuff-Methode Die Cuff-Methode dient in vielen Zentren zur Messung der Dauer der motorischen Krampfaktivität. Dazu wird mit Hilfe eines Tourniquets eine Extremität von der arteriellen Blutversorgung abgebunden. Da das Muskelrelaxans die motorischen Endplatten nicht erreicht, kann man den Anfall an dieser Extremität beobachten.

Temperatur Die Körpertemperatur ändert sich während der EKT nicht so stark, dass Maßnahmen ergriffen werden müssen (Modell et al. 2008). Eine Messung unterbleibt deshalb in der Regel.

BIS Monitoring BIS Monitoring ist eine Methode, die Narkosetiefe aus elektrischen Signalen abzuschätzen, die an der Stirn abgeleitet werden. Das Verfahren wird hauptsächlich für wissenschaftliche Fragestellungen bei EKT-Narkosen eingesetzt. In der klinischen Routine spielt es eine geringe Rolle.

11.9 Praktische Durchführung der EKT-Narkose

Zunächst sollte der Patient nach aktuellen Beschwerden befragt werden und nach Problemen im Zusammenhang mit der letzten Behandlung. Insbesondere Kopfschmerzen, Übelkeit und Erbrechen sind von Bedeutung. Wie bei **Safe Surgery** sollten Name, Allergien und Nüchternheit abgefragt sowie die Ausrüstung (Beatmung, Monitoring, Absaugung) überprüft werden. Auf Seiten der Psychiatrie muss die ordnungsgemäße Einsatzbereitschaft des EKT-Gerätes sichergestellt sein. Eine Ansicht des Settings bietet ☐ Abb. 11.2.

Der Patient liegt mit erhöhtem Oberkörper, das anästhesiologische und psychiatrische Monitoring sind angeschlossen, die Ausgangswerte gemessen und ein sicherer Venenzugang ist garantiert. Um Verletzungen zu vermeiden, darf der Patient weder Kopf- noch Bodenplatte des Bettes berühren. Bei entsprechender Körpergröße muss das Bett entsprechend umgebaut werden. Zunächst wird der Patient mit Sauerstoff präoxygeniert, also die Lunge denitrogeniert. Dadurch wird eine Sauerstoffreserve in der funktionellen Residualkapazität der Lunge aufgebaut. Die Sauerstoffsättigung sollte im gesamten weiteren Verlauf 100 % oder wenig darunter betragen. Vor dem Hypnotikum kann Glykopyronium oder Atropin gegen die Hypersalivation gegeben werden, Opiate und präcurarisierende Medikamente können appliziert werden. Die letztgenannten Substanzen werden von den Zentren nicht einheitlich genutzt. Um eine Hypoventilation auf Grund der Atemdepression zu vermeiden, ist der Patient zum Atmen zu motivieren (Kommandoatmung). Dann wird das Hypnotikum appliziert und nach Verlust des Bewusstseins mit der Maskenbeatmung begonnen. Vor der Gabe des Muskelrelaxans muss immer sichergestellt werden, dass der Patient problemlos zu beatmen ist. Danach kann relaxiert werden. Ab Einleitung der Narkose sollte zügig gearbeitet werden, da besonders die Wirkung von Succinylcholin sehr schnell nachlässt und dann kein sicherer Schutz vor anfallsbedingten Verletzungen mehr gewährleistet ist.

Falls ein anderer Atemweg als die Maske verwendet wird (z. B. Larynxmaske), wird dieser nun eingeführt. In jedem Fall ist ein Beißschutz zu platzieren. Zu diesem Zweck hat sich eine Rolle Mullbinde (2–3 cm Durchmesser) bewährt. Mit Hilfe der Kapnometrie wird sichergestellt, dass der Patient mild hyperventiliert wird, ein etCO2-Partialdruck von weniger als 30 mm Hg wird angestrebt. Anschließend wird der Anfall mit der voreingestellten Ladung ausgelöst. Durch die elektrische Stimulation kommt es nahezu unabhängig vom Ausmaß der Muskelrelaxation zu einer peripheren Erregung des N. fazialis mit Aktivierung der Kaumuskulatur.

Unmittelbar nach dem Auslösen des Anfalls müssen EKG und SpO_2 genau überwacht werden und eine NIBP Messung erfolgen (◘ Abb. 11.3). Während des Anfalls sollte nicht weiter beatmet werden, da der durch den verstärkten Metabolismus bedingte Anstieg des pCO_2-Partialdrucks hilft, die Krampfaktivität zu terminieren. Wird weiterbeatmet, kann ein prolongierter Anfall auftreten. Nur bei Abfall der Sättigung muss der Patient ventiliert werden.

Gelegentlich ist es wegen mangelnder Krampfqualität notwendig, den Patienten im Rahmen derselben Narkose ein 2. Mal zu stimulieren. Ein zeitlicher Abstand von mindestens einer Minute sollte eingehalten werden, um nicht während der Refraktärperiode zu stimulieren. Der Patient wird zwischenzeitlich weiterbeatmet, ggf. müssen erneut Hypnotikum und Muskelrelaxans appliziert werden. Zu beachten sind hier die Höchstdosen von Etomidat mit 60 mg und Succinylcholin mit 200 mg.

Nach dem Ende des Anfalls muss der Patient bis zum Einsetzen der Spontanatmung ventiliert werden. Wird eine verlängerte Wirkung des Muskelrelaxans beobachtet, muss zur Vermeidung von Wachheit unter Relaxation erneut Hypnotikum appliziert werden. Danach muss sichergestellt werden, dass der Patient wieder suffizient spontan atmet.

Einige Minuten nach Wiedereinsetzen der Spontanatmung erlangt der Patient in der Regel das Bewusstsein wieder. Die **anästhesiologische Überwachung endet**, wenn er
- kreislaufstabil und normoton ist,
- suffizient atmet,
- ausreichende Schutzreflexe hat sowie
- wach und in der Regel auch orientiert ist.

11.10   Komplikationen

11.10.1 Verwirrtheitszustände

Bei postiktalen Verwirrtheitszuständen oder Unruhe in der Reorientierungsphase können Patienten um sich schlagen, sich verletzen oder aufstehen und stürzen. Meist liegt die Dauer dieser Periode in einem Bereich bis 20 min, kann aber in seltenen Fällen bis zu Stunden anhalten. Eine ausreichende Überwachung muss unbedingt sichergestellt werden. In schweren Fällen kann medikamentös

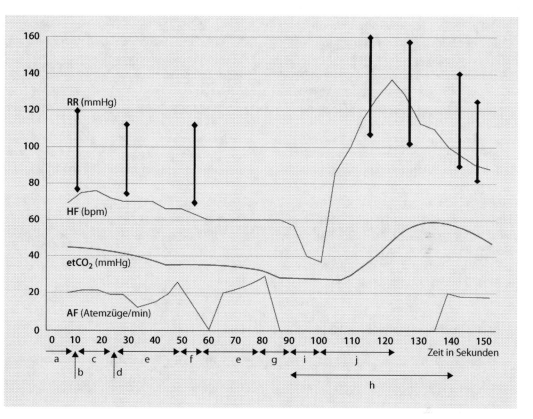

● **Abb. 11.3** Schematischer Verlauf einiger physiologischer Parameter während einer EKT-Behandlung. Alle Zahlenangaben sind typisch gewählt und unterliegen in der Praxis einer erheblichen Variabilität. Die senkrechten Balken zeigen die Blutdruckamplitude an, die Kurvenverläufe von oben nach unten: Herzfrequenz (HF), endtidale CO_2-Konzentration (etCO_2) und Atemfrequenz (AF). Zeitpunkte und Zeitintervalle: **a** Sauerstoffgabe über Maske, **b** Verabreichung des Hypnotikums, **c** Prüfung der Maskenbeatembarkeit, **d** Verabreichung des Muskelrelaxans, **e** Hyperventilaion, **f** Applikation der Larynxmaske und des Beißschutzes, **g** elektrische Stimulation, **h** generalisierter Anfall, **i** vagotone Phase des Anfalls, **j** sympatikotone Phase des Anfalls

behandelt werden. Midazolam (z. B. 1–2 mg), ggf. in Kombination mit Clonidin (30–45 µg), haben sich therapeutisch bewährt. Allerdings sollte nicht zu früh medikamentös eingegriffen werden (»time is not toxic«). Unter Umständen muss eine stärkere Personalbindung in Kauf genommen werden. Eine beruhigende, aber nicht zu intensive Zuwendung ist einer mechanischen Fixierung unbedingt vorzuziehen. Bei einem deliranten Zustand, der nicht unmittelbar auf den Anfall folgt, sondern zwischen den Behandlungen auftritt, sind eine Abklärung der Ursache und eine kausale Behandlung erforderlich.

> ❯ Bei einem postiktalen Verwirrtheitszustand sollte an ein anticholinerg oder serotonerg bedingtes Delir oder einen nichtkonvulsiven Status gedacht werden.

11.10.2 Kardiale Komplikationen

Kardiovaskuläre Komplikationen sind die Hauptursache schwerer Komplikationen bei der EKT. Trotzdem können auch Patienten mit kardialen Vorerkrankungen bei entsprechender Überwachung relativ sicher behandelt werden (Zielinski et al. 1993). Schwere kardiale Komplikationen sind fast immer auf eine kardiale Vorschädigung, angeborene

Herzfehler oder vorbestehende Herzrhythmusstörungen zurückzuführen (Grundmann u. Oest 2007). Bei Herzrhythmusstörungen muss mit Bradyarrhythmien und Tachykardien als sympathische Gegenregulation gerechnet werden. Solange der Patient stabil ist, braucht man nicht einzugreifen. Sollten Arrhythmien wiederholt auftreten, muss die Medikation überprüft werden; z. B. kommt eine zu hohe oder zu niedrige Dosierung von Betablockern als Ursache in Frage. Ein Rhythmusstreifen, der das Ereignis dokumentiert, ist für ein kardiologisches Konsil und bei der Diagnosestellung hilfreich. Veränderungen der ST-Strecke können folgenlos auftreten (Stensrud 2009). Im Zweifelsfall wie beispielsweise bei Angina pectoris oder persistierenden ST-Veränderungen ist ein Infarktausschluss durch EKG und Labor durchzuführen.

11.10.3 Pulmonale Komplikationen

Pulmonale Komplikationen umfassen Asthmaanfälle, sowie Broncho- oder Laryngospasmen. Junge Patienten können bei zu geringer Muskelrelaxation im Rahmen des Anfalls sehr stark pressen. Nach einem solchen Ereignis kam es in der Klinik der Autoren einmalig zu Hämoptysen. Im Falle einer Aspiration muss der Patient überwacht werden und bei klinischen Zeichen einer Pneumonie oder respiratorischen Insuffizienz entsprechend behandelt werden. Bei spontanen epileptischen Anfällen sind als Komplikationen außerdem Atemstillstand, andere pathologische Atemmuster und Lungenödem bekannt (Devinsky 2011). Bei akuter Dyspnoe muss auch an eine Restrelaxation und an Angina pectoris gedacht werden. Luftnot kann ein sog. AP-Äquivalent sein (▶ Abschn. 11.10.2).

11.10.4 Hypertonie

Bei fast allen Patienten tritt direkt nach dem Anfall eine hypertone Kreislaufreaktion auf. Zum Teil liegen dann Blutdruckwerte über 200 mm Hg systolisch vor (Grundmann u. Oest 2007). In Anbetracht dessen sind auffällig wenige Fälle zerebraler Blutungen publiziert (Lee 2006). Bei den meisten Patienten fallen die systolischen Blutdruckwerte

bereits nach weniger als einer Minute wieder deutlich ab. Ist dies nicht der Fall, kann man versuchen, mit einer Antitrendelenburg-Position (leichte Fußtieflage) den Blutdruck zu senken. Bringt dies keinen Erfolg, hat sich die Gabe von Urapidil (5–10 mg i.v.) bewährt. Wenn auch die wiederholte Applikation von Urapidil erfolglos bleibt, müssen andere Ursachen ausgeschlossen werden. Zunächst ist an einen deliranten Zustand zu denken, der am besten durch eine titrierte Sedierung, z. B. mit Midazolam oder Clonidin behandelt werden kann. Aber auch Harndrang oder starke Kopfschmerzen können die Ursache sein. Häufig kommt es vor, dass die Antihypertensiva-Dauermedikation vor der EKT nicht eingenommen wurde. Wenn trotz einer Überprüfung dieser Umstände regelmäßig eine abnorme Blutdruckreaktion auftritt, sollte eine latente oder schlecht eingestellte arterielle Hypertonie ausgeschlossen oder behandelt werden.

11.10.5 Prolongierter Anfall bis zum Status epilepticus

In wenigen Fällen kommt es vor, dass ein Krampfanfall im Rahmen einer EKT länger als 2 min anhält. Er muss dann medikamentös unterbrochen werden. Allerdings sollte auch nicht überreagiert werden, solange die Sauerstoffsättigung nicht absinkt. In diesem Punkt sind EKT-Behandlungen und spontane epileptische Anfälle nicht gleichzusetzen. Im deutschsprachigen Raum bietet die Leitlinie »Status epilepticus im Erwachsenenalter« der Neurologischen Gesellschaften der Schweiz, Österreichs und Deutschlands eine exzellente Handlungsanweisung. Die schriftliche Anweisung sollte zusammen mit den dafür benötigten Notfallmedikamenten deponiert werden. Lorazepam, Clonazepam und Diazepam sind gemäß der genannten Leitlinie die Medikamente der 1. Wahl zum Unterbrechen prolongierter Anfälle, die 2. Eskalationsstufe bilden Phenytoin, Valproat oder Phenobarbital. Wenn beide Schritte nicht helfen, muss eine Narkose mit Propofol, Thiopental oder Midazolam unter intensivmedizinischer Überwachung erfolgen (Rosenow 2012 bzw. ▶ www.dgn.org). Unter den Benzodiazepinen ist Lorazepam zu bevorzugen; die anderen

Benzodiazepine kommen nur zum Einsatz, wenn dieses nicht vorhanden ist (Lorazepam Ampullen sind derzeit gekühlt zu lagern und daher nicht überall gut vorhaltbar).

In seltenen Fällen kann auf eine EKT-Behandlung mit einem zeitlichen Abstand ein weiterer spontaner konvulsiver oder nichtkonvulsiver Anfall folgen. Insbesondere im zweiten Fall kann die diagnostische Einordnung eines solchen Ereignisses Schwierigkeiten bereiten. Ein EEG oder die probatorische Gabe von Benzodiazepinen sind differenzialdiagnostisch hilfreich.

■ **Interdisziplinäre Zusammenarbeit**

Anästhesie und Psychiatrie sind keine naturgemäß benachbarten Fachgebiete der Medizin. Umso wichtiger ist es für alle an der EKT-Behandlung beteiligten Kollegen, sich im Rahmen der dabei potenziell auftretenden Situationen im jeweils anderen Fachgebiet fortzubilden und auf eine gute kooperative Zusammenarbeit zu achten.

Danksagung Für die Durchsicht und Korrektur des Manuskripts bedanken wir uns bei Herrn Univ. Prof. Dr. Rolf Rossaint und Frau Dr. Linda Bertram.

11.10.6 Andere Komplikationen

Bei bekannten postiktalen Kopfschmerzen hat es sich bewährt, bereits vor der Behandlung 1 g Paracetamol i.v. zu applizieren, sofern keine Kontraindikationen vorliegen. Persistierende Kopfschmerzen bedürfen der Abklärung. Übelkeit und Erbrechen können mit 5-HT3-Serotoninantagonisten (z. B. Ondansetron) oder Dimenhydramin (erst nach dem Anfall applizieren) therapiert werden.

Zungenbiss und Zahnschäden werden durch einen adäquaten Beißschutz in der Regel verhindert. Bei Patienten mit schlechtem Zahnstatus muss besonders sorgfältig auf die richtige Platzierung des Beißschutzes geachtet werden. Auch geringe Fehlbelastungen können in solchen Fällen zu Verletzungen oder einem Zahnschaden führen. Knochenbrüche, Verletzungen am Bett und Stürze können durch sorgfältige Vorbereitung und Überwachung vermieden werden. Eine chirurgische Begutachtung ist bei Verletzungen obligat.

Einnässen, häufig als klinisches Zeichen eines Krampfanfalls interpretiert, kommt bei der EKT kaum vor, wenn die Blase vorher entleert wird. Einkoten ist ein sehr seltenes Ereignis. Ggf. kann eine pflegerische Vorbereitung z. B. mit einer Schutzhose erfolgen. Bei spontanen epileptischen Anfällen sind als Komplikationen außerdem Atemstillstand, pathologische Atemmuster und Lungenödem bekannt (Devinsky 2011). Hypersalivation kann prophylaktisch mit Glycopyrronium oder Atropin behandelt werden.

Literatur

Akcaboy ZN, Akcaboy EY, Yigitbasl B et al (2005) Effects of remifentanil and alfentanil on seizure duration, stimulus amplitudes and recovery parameters during ECT. Acta Anaesthesiol Scand 49: 1068–1071

American Society of Anesthesiologists (2006) Practice guidelines for the perioperative management of patients with obstructive sleep apnea: a report by the American Society of Anesthesiologists Task Force on Perioperative Management of patients with obstructive sleep apnea. Anesthesiology 104: 1081–1093

Apfelbaum JL, Caplan RA, Connis RT et al (2011) Practice guidelines for preoperative fasting and the use of pharmacologic agents to reduce the risk of pulmonary aspiration: application to healthy patients undergoing elective procedures: an updated report by the American Society of Anesthesiologists Committee on Standards and Practice Parameters. Anesthesiology 114(3): 495–511

Conca A, Germann R, König P (2003) Etomidate vs. thiopentone in electroconvulsive therapy. An interdisciplinary challenge for anesthesiology and psychiatry. Pharmacopsychiatry 36(3): 94–97

Devinsky O (2011) Sudden, unexpected death in epilepsy. N Engl J Med 365: 1801–1811

DGAI (1998) Empfehlung im Auftrag des Engeren Präsidiums der DGAI zum Vorgehen bei prolongierter Apnoe nach Succinylcholin und Mivacurium. Anästh Intensivmed 39: 413–414

DGAI (2002) Verwendung von Succinylcholin. Anästh Intensivmedizin 43: 831

DGAI (2011a) Perioperatives Nüchternheitsgebot bei elektiven Eingriffen. In: DGAI und BDA (Hrsg) Entschließungen – Empfehlungen – Vereinbarungen, 5. Aufl.. Aktiv Druck & Verlag GmbH, Ebelsbach

DGAI (2011b) Vereinbarung zur Qualitätssicherung ambulante Anästhesie. In: DGAI und BDA (Hrsg) Entschließungen – Empfehlungen – Vereinbarungen, 5. Aufl. Aktiv Druck & Verlag GmbH, Ebelsbach

Gábor G, Judit T, Zsolt I (2007) Comparison of propofol and etomidate regarding impact on seizure threshold during electroconvulsive therapy in patients with schizophrenia. Neuropsychopharmacol Hung 9(3): 125–130

Geldner G, Mertens E, Wappler F, Zwissler B (DGAI), Kelm M, Leschke M, Meyer C, Mössner J (DGIM), Obertacke U, Schwenk W (DGCH) (2010) Präoperative Evaluation erwachsener Patienten vor elektiven, nicht kardiochirurgischen Eingriffen. Anästh Intensivmed 51: 787

Grundmann U, Oest M (2007) Anästhesiologische Aspekte bei Elektrokrampftherapie. Anaesthesist 56(3): 202–211

Haeck M, Gillmann B, Janouschek H, Grözinger M (2011) Electroconvulsive therapy can benefit from controlled hyperventilation using a laryngeal mask. Eur Arch Psychiatry Clin Neurosci 261 Suppl 2: 172–176

Kranaster L, Kammerer-Ciernioch J, Hoyer C, Sartorius A (2011) Clinically favourable effects of ketamine as an anaesthetic for electroconvulsive therapy: a retrospective study. Eur Arch Psychiatry Clin Neurosci 261 (8): 575–582

Krystal AD, Weiner RD, Dean MD et al (2003) Comparison of seizure duration, ictal EEG, and cognitive effects of ketamine and methohexital anesthesia with ECT. J Neuropsychiatry Clin Neurosci 15(1): 27–34

Rosenow F et al (2012) Status epilepticus im Erwachsenenalter. In: Diener HC, Weimar C (Hrsg) Leitlinien für die Diagnostik und Therapie in der Neurologie, 5. Aufl. Thieme, Stuttgart

Lange-Asschenfeldt C (2007) Psychopharmaka bei internistischen Erkrankungen. Handbuch der Psychopharmakotherapie, 1. Aufl. Springer, Heidelberg

Lee K (2006) Acute embolic stroke after electroconvulsive therapy. J ECT 22(1): 67–69

Mankad MV, Beyer JL, Weiner RD (2010) Weiner clinical manual of electroconvulsive therapy, 1. Aufl. American Psychiatric Publishing, Arlington VA

Mann R, Möllenberg O (2004) Anästhesie bei neurologischen, neuromuskulären und psychiatrischen Erkrankungen. In: Rossaint, Werner, Zwissler (Hrsg) Die Anaesthesiologie, 1. Aufl. Springer, Heidelberg

Modell JH, Gravenstein N, Morey TE (2008) Body temperature change during anesthesia for electroconvulsive therapy: implications for quality incentives in anesthesiology. Anesth Analg 107(5): 1618–1620

Opderbecke HW, Weissauer W (2006) Qualitätssicherung in der Anästhesiologie Entschließungen – Empfehlungen – Vereinbarungen – Leitlinien, 4. Aufl. Aktiv Druck & Verlag GmbH, Ebelsbach

Recart A, Rawal S, White PF et al (2003) The effect of remifentanil on seizure duration and acute hemodynamic responses to electroconvulsive therapy. Anesth Analg 96(4): 1047–1050

Rosa MA, Rosa MO, Belegarde IM et al (2008) Recovery after ECT: comparison of propofol, etomidate and thiopental. Rev Bras Psiquiatr 30(2): 149–151

Rozner M (2009) Implantable cardiac pulse generators: pacemakers and cardioverter-defibrillators (Chapter 43).

In: Miller RD (Hrsg) Millers Anasthesia, 7. Aufl. Elsevier, Oxford

Stensrud PE (2009) Electroconvulsive therapy (Chapter 79). In: Miller RD (Hrsg) Millers Anasthesia, 7. Aufl. Elsevier, Oxford

Voss LJ, Sleigh JW, Barnard JP, Kirsch HE (2008) The howling cortex: seizures and general anesthetic drugs. Anesth Analg 107(5): 1689–1703

Wagner KJ, Möllenberg O, Rentrop M et al (2005) Guide to anaesthetic selection for electroconvulsive therapy. CNS Drugs 19(9): 745–758

Wang N, Wang XH, Lu J, Zhang JY (2011) The effect of repeated etomidate anesthesia on adrenocortical function during a course of electroconvulsive therapy. J ECT 27(4): 281–285

Weiß G, Jacob M (2008) Präoperative Nüchternheit. Anaesthesist 57: 857–872

Wells DG, Davie GG (1987) Hemodynamic changes associated with electroconvulsive therapy. Anesth Analg 11: 1193–1195

White PF, Eng MR (2009) Ambulatory (outpatient) anesthesia (Chapter 78). In: Miller RD (Hrsg) Millers Anasthesia, 7. Aufl. Elsevier, Oxford

Zieglmeier M (2009) Die wichtigsten Arzneimittelinteraktionen bei der Therapie neuropathischer Schmerzen Therapie Tabellen Neurologie/Psychiatrie, 3. akt Aufl. Westermayer, Pentenried

Zielinski RJ, Roose SP, Devanand DP et al (1993) Cardiovascular complications of ECT in depressed patients with cardiac disease. Am J Psychiatry 150(6): 904–909

EKT: Komedikation und begleitende Therapien

Anna Christina Schulz-Du Bois, Andreas Conca

Dem bio-psycho-sozialen Modell folgend ist es eher selten, dass psychisch kranke Patienten in Monotherapie behandelt werden. Tatsache ist, dass man sich im klinischen Setting häufig die Frage stellen muss, ob sich die verschiedenen evidenzbasierten, wirksamen Therapieformen kombinieren lassen und wenn ja, wie? (Dirmaier et al. 2012)

Die Therapie psychisch schwer erkrankter Menschen erfordert somit einen multimodalen Ansatz, dessen einzelne Interventionen personalisiert abgestimmt sein sollten. In einem solchen Gesamtbehandlungsplan stellt die Elektrokonvulsionstherapie (EKT) einen Baustein vergleichbar mit Psychopharmakotherapie, Psychotherapie, Soziotherapie und weiteren evidenzbasierten Behandlungsformen dar. Diese Therapien sollten sinnvoll miteinander kombiniert und gezielt indiziert werden. So wird EKT häufig mit Psychopharmaka in verschiedenen Indikationen als Augmentationsstrategie angewandt. Bei somatischen Komorbiditäten stellt sich die Frage nach der gleichzeitigen Verabreichung von internistischen Medikamenten. Besonders interessant ist auch das Feld der Kombinationsbehandlung der EKT mit der Psychotherapie sowie der gleichzeitigen Anwendung der EKT mit anderen nicht medikamentösen biologischen Therapieverfahren, wie z. B. der Lichttherapie oder der tiefen Hirnstimulation.

12.1 EKT plus Psychopharmakotherapie

Anwender handhaben Psychopharmaka während einer EKT-Behandlung sehr unterschiedlich: vom gänzlichen Absetzen aller Medikamente, über eine Reduktion bis hin zur Beibehaltung der Ausgangsmedikation einschließlich von Antikonvulsiva und Benzodiazepinen. Es gibt aber empirische und evidenzbasierte Gründe, diese Kombinationsbehandlungen, EKT plus Psychopharmaka, gezielt einzusetzen.

Die EKT kann erfolgen:
- im Sinne einer **Augmentationsstrategie** einer bestehenden Psychopharmakotherapie
  - in der Indexserie,
  - in der Erhaltung sowie

- mit dem Ziel einer **rein medikamentösen Erhaltungstherapie** nach Abschluss einer erfolgreichen EKT-Serie.

Die spezifischen Nebenwirkungs- und Sicherheitsprofile müssen berücksichtigt werden.

12.1.1 EKT plus Antidepressiva

Augmentationsstrategie

Akutserie
Besteht die Indikation zur EKT, werden im klinischen Alltag zumeist die letztverschriebenen Antidepressiva belassen, auch bei nur geringem Ansprechen entsprechend einer nicht zufriedenstellenden Teilremission. Nur selten werden sie abgesetzt. Entscheidet man sich für Letzteres, sollte dies wegen des Absetzsyndroms nur langsam erfolgen.

In mehreren Studien konnte belegt werden, dass folgende Maßnahmen in der Kombination den therapeutischen Effekt deutlich verbessern (Muller 1961; Imlah et al. 1965; Lauritzen et al 1996; Nelson et al. 1989; Dolenc et al. 2004; Baghai et al. 2006; Sackeim et al. 2009; Eraslan et al. 2011):
- EKT plus MAO-Hemmer,
- EKT plus Trizyklika,
- EKT plus SSRI,
- EKT plus Venlafaxin/Duloxetin,
- EKT plus Mirtazapin.

Im direkten Vergleich war die Kombination von EKT plus Imipramin der von EKT plus Paroxetin in der Indexserie überlegen, in der reinen medikamentösen Erhaltungsphase profitierten die Patienten dagegen eher vom SSRI als vom TCA (Lauritzen et al 1996).

Ähnlich verhält es sich mit der Kombination von EKT plus Venlafaxin, die zwar effektiver als EKT plus Placebo war, jedoch der Kombination EKT plus Nortriptylin in Bezug auf Effektivität und Auswirkung auf kognitive Defizite in der Akutserie unterlegen war (Sackeim et al 2009).

Außerdem zeigte sich eine signifikante Verbesserung der therapeutischen Effektivität unter der Kombination EKT plus Mirtazapin im Vergleich zu der Kombination EKT plus Venlafaxin und EKT ohne Medikation (Baghai et al. 2006).

Daraus lässt sich ableiten, dass die Kombinationen EKT plus Imipramin resp Nortriptylin sowie EKT plus Mirtazapin sehr gut wirken.

Erhaltungsphase

Navarro et al. 2008 führten eine Studie zur Rückfallprophylaxe bei älteren Patienten mit wahnhafter Depression durch, die erfolgreich mit EKT behandelt worden waren. Die Autoren verglichen eine Patientengruppe, die im Anschluss an die EKT-Serie mit Nortriptylin behandelt wurde, mit einer Gruppe, die eine Erhaltungs-EKT plus Nortriptylin erhielt. Diese 2. Gruppe zeigte im Vergleich eine signifikant niedrigere Rückfallrate bei gleich guter Verträglichkeit.

Rein medikamentöse Erhaltungstherapie

In mehreren Untersuchungen konnte nachgewiesen werden, dass eine rein antidepressive Behandlung nach erfolgreicher EKT das hohe Rückfallrisiko innerhalb des ersten Jahres nach Behandlung signifikant zu senken vermag.

In einer Studie von Sackeim und Mitarbeitern (2001) war Nortriptylin in Monotherapie Placebo deutlich überlegen. Die beste Rückfallprophylaxe zeigte jedoch die Kombination aus Nortriptylin und Lithium. Die ausgewählte Medikation sollte möglichst zügig eingesetzt werden, möglichst auch noch während der laufenden EKT-Behandlungsserie in niedriger Dosierung begonnen werden, um das Rückfallrisiko zu minimieren.

In der Post-EKT-Phase zeigte sich Paroxetin als wirksame Prophylaxe (Lauritzen et al. 1996).

Die Rückfallprophylaxe stand auch im Fokus einer Studie von Yildiz und Mitarbeitern (2010). Ein früher Einsatz von Sertralin nach der 4. EKT zeigte mit 12,5 % eine deutlich niedrigere Rückfallrate als die Gruppe, die erst nach der 8. EKT Sertralin erhielt (28 %). In der Placebogruppe lag die Rückfallrate bei 67 %.

Sicherheitsprofil

- **EKT plus trizyklische Antidepressiva**

Eine Kombinationsbehandlung von EKT plus triczyklische Antidepressiva ist möglich, und in der Literatur werden relativ wenige kardiale und anticholinerge Nebenwirkungen beschrieben.

Die Kombination von **EKT plus Nortriptylin** wirkt sich sogar positiv auf die kognitiven Defizite aus (Sackeim et al 2009).

Bei alten Menschen und Menschen mit kardialer Vorschädigung sollte die Indikation zur Kombinationsbehandlung jedoch zurückhaltend gestellt werden. Trizyklische Antidepressiva haben einen prokonvulsiven Effekt (Boggs 1997), der Einfluss auf die Dauer des Anfalls scheint jedoch klinisch nicht relevant.

Bezüglich der kardialen Nebenwirkungen und Länge des Anfalls fanden Bernardo und Mitarbeiter (2000) keinen Unterschied zwischen Venlafaxin (150 mg/Tag), Imipramin (150–300 mg/Tag) und Clomipramin (150–250 mg/Tag).

- **Venlafaxin/Duloxetin plus EKT**

Venlafaxin sollte während EKT eher niedrig dosiert werden. Gonzalez-Pinto und Mitarbeiter (2002) fanden in ihrer Untersuchung Asystolien und Bradykardien nach Stimulation bei Patienten mit Venlafaxindosen von 300–375 mg/Tag, nicht jedoch bei niedrigen Dosierungen.

Kranaster und Kollegen (2011) berichteten in einem Fallbeispiel von einer **postiktalen Asystolie** bei einer älteren Patientin unter Venlafaxin 75 mg/Tag mit einem sehr hohen Desmethylvenlafaxinspiegel, vermutlich durch eine Medikamenteninteraktion. Einzelfallberichte teilten ebenfalls postiktale Asystolien während EKT plus Venlafaxin mit. Diese kardiologische Komplikation ist vermutlich im Zusammenhang mit dem noradrenergen Wirkanteil des Venlafaxin zu sehen, der in höheren Dosen des Präparats zum Tragen kommt.

> Wenn Venlafaxin als Komedikation während einer EKT-Behandlung gegeben werden soll, so sind eine niedrige Dosierung und eine Spiegelkontrolle des Präparats vor Beginn der EKT-Serie anzuraten. Bei älteren und kardial vorgeschädigten Patienten ist die Indikation zur Kombinationsbehandlung von EKT plus Venlafaxin kritisch zu stellen.

Duloxetin hingegen scheint ein gut verträgliches Medikament unter EKT zu sein (Ersan et al. 2011)

- **EKT plus SSRI (selektive Serotonin-Wiederaufnahmehemmer)**

Die Verträglichkeit der Kombinationsbehandlung von EKT plus SSRI wird überwiegend gut beurteilt. Es werden nur wenige Nebenwirkungen beschrieben. Hervorgehoben werden eine Verlängerung der Anfallsdauer und eine Absenkung der Krampfschwelle. Es gibt aber auch Berichte, die keinen Einfluss von SSRI auf die Krampfdauer beschreiben. In einer Studie wurde auch kein Einfluss auf die Krampfdauer bei normalen Fluoxetindosen gesehen, bei sehr hohen Dosen kam es zu einer Verkürzung der Anfallsdauer (Gutierrez-Esteinou et al. 1989).

- **EKT plus Mirtazapin**

In einem kurzen Bericht stellt Farah 1997 zwei Fälle dar, in denen EKT plus Mirtazapin gut vertragen wurde und keine Nebenwirkungen auftraten.

Eine aktuelle Veröffentlichung beschreibt anhand einer Fallserie die positive Wirkung von Mirtazapin auf die EKT-Nebenwirkungen Nausea und Kopfschmerz. Dies wird in ursächlichem Zusammenhang mit der antagonistischen Wirkung von Mirtazapin an den postsynaptischen 5-HT2 und 5-HT3 Rezeptoren gesehen (Li et al. 2011).

- **EKT plus MAO-Hemmer**

Die Aussage zur Gefährlichkeit der Kombination EKT plus MAO-Hemmer geht letztlich auf 4 Fälle zurück, die alle auch andere Gründe für Komplikationen aufwiesen wie gefährliche Medikamenteninteraktionen und Überdosierung (Dolenc et al 2004). Über 100 Fälle sind in der Literatur beschrieben, bei denen keine relevanten Komplikationen auftraten.

> Der Anästhesie muss der Einsatz von MAO-Hemmern mitgeteilt werden, um die Kombination mit indirekten Sympathomimetika oder auch Schmerzmitteln wie Tramadol und damit potenziell schwere Komplikationen zu vermeiden.

- **EKT plus Bupropion**

In 4 Einzelfallberichten wurden bei EKT plus Bupropion **prolongierte Anfälle** beschrieben. In einem Fall kam es zu einem fokalen epileptischen Status, der medikamentös nicht beeinflussbar war

und über 12 Tage anhielt. Die Autoren empfehlen daher EEG-Untersuchungen vor und v. a. während der EKT-Serie, wenn ein Medikament mit erheblichen prokonvulsiven Eigenschaften verabreicht wird (Dersch et al. 2011).

Für Bupropion ist ein erhöhtes Risiko für spontane Krampfanfälle bekannt (Davidson 1989; Horne 1988). Peck und Mitarbeiter berichteten bereits 1983 in einer Vergleichsuntersuchung zwischen Bupropion und Imipramin von einem dosisabhängigen erhöhten Anfallsrisiko für beide Präparate, insbesondere für Patienten mit prädisponierenden Faktoren für Krampfanfälle, was bedeutet, dass auch ohne EKT Bupropion für die beschriebenen Nebenwirkungen verantwortlich sein könnte.

Allgemeine Empfehlungen zur Kombinationsbehandlung von EKT plus Antidepressiva

- Die Kombinationstherapie von EKT plus Antidepressiva ist wirksam. Die antidepressive Wirksamkeit in der Indexserie als auch die der Rezidivprophylaxe ist nachgewiesen, letztere v. a. dann, wenn auch Lithium eingesetzt wird.
- Die Wahl des Antidepressivums kann aus den verschiedenen Substanzklassen erfolgen.
- Bei Alterspatienten und kardiovaskulär vorerkrankten Patienten sollte die Indikation für eine Kombinationsbehandlung streng geprüft werden. Wenn sie durchgeführt wird, sollten Medikamentendosen im unteren Bereich gewählt werden. Dies gilt insbesondere für trizyklische Antidepressiva und Venlafaxin.

12.1.2 EKT plus Lithium

Augmentationsstrategie

Akutserie

Es gibt keine guten evidenzbasierten Daten, wonach die Kombination von EKT plus Lithium allgemein als eine effiziente Augmentationsstrategie in der Indexserie empfohlen werden kann.

Bei lithiumresistenter Manie gibt es eine Studie mit einer größeren Fallzahl. Dabei wurde die Wirksamkeit der Kombination EKT plus Lithium gut belegt (Volpe u. Tavares 2012).

Die gleichzeitige Verwendung von EKT plus Lithium ergibt sich einerseits aus der Notwendigkeit, rechtzeitig eine effiziente Rezidivprophylaxe einzuleiten, andererseits, weil Lithium als Augmentationsstrategie oft bereits vor der Indikation zur EKT verschrieben worden war.

Ein klinisch relevanter Aspekt v. a. bei bipolaren Patienten ist auch, dass Lithium das Switch-Risiko sowohl in die Manie wie auch in die Depression reduziert, eine Tatsache, die für den Einsatz des Medikaments bereits während einer EKT-Behandlung sprechen würde.

Erhaltungsphase

Was die potenzielle Wirksamkeit und Indikation zur Verschreibung von EKT plus Lithium in dieser Phase anbelangt, kann keine evidenzbasierte Empfehlung gegeben werden. EKT plus Lithium kann also nach einer Nutzen-Risiko-Analyse empirisch und personalisiert angewandt werden.

Rein medikamentöse Erhaltungstherapie

Die beste Rückfallprophylaxe zeigte die Kombination aus Nortriptylin und Lithium (Sackeim et al. 2001). Dies bestätigt die Erfahrung des Klinikers, dass Lithium in Kombination mit einem Antidepressivum eine hochwirksame Behandlungsstrategie bei schweren Depressionen ist und zur Rückfallprophylaxe nach EKT auch mit Antidepressiva anderer Klassen als die TCA sehr gut verwendet werden kann.

> Lithium sollte möglichst zügig eingesetzt werden, d. h. auch schon zu Beginn der EKT Indexserie, um das Rückfallrisiko mit Suizidalität, das innerhalb der ersten 4 Wochen nach Beendigung der EKT erhöht ist, zu minimieren.

Sicherheitsprofil

In den 70er-Jahren gab es mehrere Fallberichte, die z. T. schwere Nebenwirkungen, wie delirante Zustandsbilder, prolongierte Anfälle und prolongierte neuromuskuläre Blockade bei der EKT-Behandlung in Kombination mit Lithium beschrieben.

Dies führte dazu, dass sowohl die Konsensus-Konferenz von Toronto 1985, als auch die APA Task Force 1990 von der Kombination EKT plus Lithium abrieten.

In der Folge gab es einige Untersuchungen und zahlreiche Falldarstellungen, die das Risiko der Kombinationsbehandlung EKT plus Lithium geringer einschätzten (Rudorfer et al. 1987; Mukherjee 1993).

Lippmann und Tao schilderten 1993 den Fall einer Patientin, die über 70 Erhaltungs-EKTs in Kombination mit Lithium bekam und dies ohne Nebenwirkungen vertrug.

Jha und Mitarbeiter stellten 1996 eine retrospektive Studie vor, in der sie eine Gruppe von 31 Patienten, die EKT plus Lithium erhalten hatten, mit einer Gruppe (n = 135), die nur EKT erhalten hatte, verglichen. Sie fanden keine signifikanten Unterschiede bezüglich der Nebenwirkungen in den beiden Gruppen.

Gupta und Mitarbeiter (1998) und Stewart (1999) schilderten Fälle, in denen Erhaltungs-EKT ohne Komplikationen unter laufender Lithiumtherapie durchgeführt wurde.

Dolenc et al. 2005 beschrieben 12 Patienten, die keine Auffälligkeiten unter der Kombinationsbehandlung von Lithium und EKT zeigten, so dass sie die Behandlung als sicher einstuften.

Eine interessante Vergleichsstudie zwischen einer Patientengruppe mit (n = 27) und einer Patientengruppe ohne (n = 28) Lithiumtherapie und gleichzeitiger EKT-Behandlung mit verschiedenen Diagnosen wurde von Thirthalli und Kollegen (2011) veröffentlicht. Sie bewerteten aufgrund ihrer Ergebnisse die Lithiumbehandlung als sicher, wobei die Serumlithiumspiegel im unteren therapeutischen Bereich lagen.

Berichte über Nebenwirkungen Es wurden aber auch gravierende Nebenwirkungen der Kombinationsbehandlung von EKT plus Lithium beschrieben (Sartorius et al. 2005). Dabei erlitt ein Patient einen prolongierten komplex-partialen Anfall, der durch Diazepamgabe unterbrochen werden musste. Eine andere Patientin entwickelte ein serotonerges Syndrom. Bemerkenswert ist, dass beide Patienten während der Behandlung niedrige Lithiumspiegel unter 0,4 mmol/l aufwiesen. Die dritte Patientin entwickelte im Anschluss an eine EKT-Serie unter der Kombinationsbehandlung aus Lithium und Paroxetin einen fokalen epileptischen Anfall. Es wurde diskutiert, dass die Lithiumpermeabilität der Blut-Hirn-Schranke durch EKT verändert wird.

In Anbetracht der Fallzahl komplikationsloser Anwendungen ist die Kombinationsbehandlung nach einer Nutzen-Risiko-Analyse gut zu verordnen.

Um das hohe Sicherheitsprofil zu garantieren, sollte am Tag der EKT der Konzentrationsspiegel nicht über 0,4 mmol/l liegen (Folkerts 1997).

> **Allgemeine Empfehlungen zur Kombinationsbehandlung von EKT pus Lithium**
> - Es gibt gute Evidenz und gute empirische Gründe, die für den Einsatz einer Kombinationstherapie EKT plus Lithium sprechen
> - Am Tag der EKT-Behandlung sollte der Serumlithiumspiegeln unter 0,4 mmol/l liegen
> - Kritische Indikationsstellung v. a. bei Risikopatienten (Alter, Multimorbidität, Polypharmazie)

12.1.3 EKT plus Antipsychotika

Augmentationsstrategie

Akutserie
Eine ausführliche Übersicht der Literatur zur Kombinationsbehandlung von EKT plus Antipsychotika veröffentlichte Klapheke 1993. Trotz methodischer Kritik an vielen Studien kommt er zu dem Schluss, dass die Kombinationsbehandlung von EKT plus Antipsychotika zu einer höheren Responserate und zu einem schnelleren Ansprechen der Symptomatik als bei Monotherapie mit Antipsychotika oder EKT führt. Bei therapieresistenten Patienten mit chronischer Schizophrenie wurden erstaunliche Erfolge beobachtet.

So wird Clozapin in der Schizophreniebehandlung insbesondere dann eingesetzt, wenn andere Antipsychotika keine ausreichende Wirkung ge-

zeigt haben. Bei 40–70 % dieser therapieresistenten Patienten wirkt allerdings auch Clozapin unzureichend. Eine Augmentationsstrategie in dieser Situation ist die Kombination mit EKT. Eine Literaturübersicht zu diesem Thema veröffentlichten Porcelli und Mitarbeiter (2011). Sie führten 3 Studien an, welche die Wirksamkeit dieser Kombination belegten, auch wenn sie methodische Mängel aufwiesen.

Erhaltungsphase

Studienergebnis Porcelli und Mitarbeiter (2009) verglichen 3 Patientengruppen über 2 Jahre, die EKT (unilateral) in Kombination mit Olanzapin (n = 27), mit Risperidon (n = 26) und mit Sulpirid (n = 17) erhielten. Die Autoren kamen zu dem Schluss, dass die Kombination EKT plus Olanzapin (5–10 mg) effektiver war als EKT plus Risperidon (2–8 mg); EKT plus Sulpirid (100–400 mg) schnitt am Schlechtesten ab. Es traten keine schwerwiegenden Nebenwirkungen auf.

Rein medikamentöse Erhaltungstherapie

Wird die EKT in Kombination mit Antipsychotika bei therapieresistenten schizophrenen Patienten indiziert und ist diese erfolgreich, so empfiehlt es sich, die Kombinationsstrategie beizubehalten. Aufgrund des sich verlierenden Augmentationseffekts sind die alleinige medikamentöse wie auch die alleinige EKT bei schizophrenen Störungen mit einem hohen Rückfallrisiko verbunden (Chanpattana u. Kramer 2003).

Der klinischen Erfahrung und den zahlreichen Fallberichten zufolge ist dieses Rezidivrisiko mit einer rein medikamentösen Erhaltungstherapie bei Patienten mit bipolaren Störungen resp therapieresistenten Depressionen deutlich geringer. Auch wenn keine kontrollierten Daten vorliegen, kann bei diesen Patienten nach abgeschlossener erfolgreicher EKT die medikamentöse Erhaltungstherapie mit Antipsychotika der 2. resp 3. Generation empfohlen werden:

- häufiger in **pharmakologischer Kombinationstherapie** v. a. mit Lithium,
- seltener in **Monotherapie** und dann ausschließlich bei bipolaren Störungen.

Sicherheitsprofil

Antipsychotika 1. Generation

Bezüglich dieser Substanzklasse wurden von einigen Autoren schwerere Nebenwirkungen unter Chlorpromazin beschrieben, andere Studien mit z. T. sehr hohen Fallzahlen fanden die Kombination sicher, ebenso die Kombination mit anderen Antipsychotika wie Haloperidol und Fluphenazin. Durch die Kombination mit EKT konnte zudem ein Teil der Antipsychotikadosis eingespart werden (Klapheke 1993).

Es finden sich viele weitere Untersuchungen, die diese Ergebnisse stützen.

Antipsychotika 2./3. Generation

Auch zu diesen Antipsychotika finden sich viele Veröffentlichungen, die überwiegend Wirksamkeit und Verträglichkeit der Kombinationsbehandlung mit EKT belegen.

▪ EKT plus Clozapin

Kupschik und Mitarbeiter (2000) überprüften 36 Fallberichte von schizophrenen Patienten, die mit der Kombination EKT plus Clozapin behandelt wurden. Sie fanden insgesamt eine gute Verträglichkeit. Bei 6 Patienten (16,6 %) kam es zu Nebenwirkungen (prolongierter Anfall, supraventrikuläre Tachykardie, Sinustachykardie, Blutdruckerhöhung). In weiteren Einzelfallberichten wurden Delirien als Nebenwirkung beschrieben.

Die Ergebnisse von Porcelli und Mitarbeitern (2012) sprechen für eine gute Verträglichkeit mit wenig relevanten Nebenwirkungen.

▪ EKT plus Risperidon

Farah und Kollegen (1995) berichteten von 10 Patienten, die komplikationslos mit EKT plus Risperidon behandelt wurden. Hirose und Mitarbeiter (2001) behandelten 10 schizophrene Patienten mit ausgeprägt aggressivem Verhalten mit EKT plus Risperidon ohne relevante Nebenwirkungen und beobachteten bei 9 der 10 Patienten einen kompletten Rückgang des aggressiven Verhaltens. Komplikationen oder schwere Nebenwirkungen traten nicht auf.

▪ EKT plus Paliperidon

Zu der Kombination von EKT plus Paliperidon bei 9 Patientinnen beschrieben Masdrakis und Kollegen (2011) keine relevanten Nebenwirkungen, insbesondere keine QTc-Intervallverlängerung oder Herzrhythmusstörungen.

▪ EKT plus Aripiprazol

Fünf veröffentlichte Fälle mit der Kombination von EKT plus Aripiprazol ergaben, dass die Behandlungen komplikationslos ohne relevante Nebenwirkungen verliefen (Masdrakis et al. 2008; Lopez-Gonzales et al. 2009).

▪ EKT plus Ziprasidon

Masdrakis und Mitarbeiter veröffentlichten 2010 eine Fallserie von 8 Patientinnen, die mit EKT plus Ziprasidon behandelt wurden. Die Behandlung wurde sehr gut vertragen mit nur minimalen Nebenwirkungen, insbesondere zeigten sich keinen Änderungen des QT-Intervalls.

> **Allgemeine Empfehlungen zur Kombinationsbehandlung von EKT plus Antipsychotika**
> - Die Kombinationsbehandlung von EKT plus Antipsychotika ist bei Schizophrenie wirksamer als jedes der beiden Verfahren in Monotherapie.
> - Bei Therapieresistenz auf Clozapin kann die Augmentation mit EKT erfolgreich sein.
> - Aufgrund der guten Wirksamkeit und Verträglichkeit sollte die EKT plus Antipsychotika-Kombinationsbehandlung gerade bei therapieresistenten schizophrenen, aber auch affektiv erkrankten Patienten häufiger eingesetzt werden.

12.2 EKT plus Antikonvulsiva

12.2.1 Augmentationsstrategie

Akutserie

Es gibt keinen Hinweis darauf, dass die Effizienz der EKT-Behandlung durch diese Kombination gesteigert würde (Sienaert u. Peuskens 2007). Trotzdem gibt es Situationen, in denen eine Kombinationsbehandlung sinnvoll sein könnte, so z. B. wenn ein Patient mit einem Antikonvulsivum teilremittiert ist und mit EKT behandelt werden soll oder ein Patient mit Epilepsie aufgrund einer psychiatrischen Komorbidität mit EKT behandelt werden soll.

Erhaltungsphase

Es gibt keine hochwertigen evidenzbasierten Daten, aber die Klinik lehrt, dass einzelne Patienten in der Erhaltungsphase von der Kombinationstherapie profitieren (Rubner et al. 2009)

12.2.2 Rein medikamentöse Erhaltungstherapie

Es gibt keine kontrollierten Studien, welche die Wirksamkeit von Antikonvulsiva nach Beendigung der Akut-EKT in der Rezidivprophylaxe belegen. Fallberichte sprechen aber von der Wirksamkeit der Verschreibung von Lamotrigin in dieser rezidiv-gefährdeten Übergangsperiode (Penland u. Ostroff 2006), was man wohl auch für Valproat resp. Carbamazepin postulieren könnte.

12.2.3 Sicherheitsprofil

Während in der älteren Literatur und in EKT-Leitlinien von einer Kombination von EKT plus Antikonvulsiva abgeraten wird, hat sich die Haltung zu dieser Kombination in den letzten Jahren verändert. Eine differenzierte Übersicht zu diesem Thema veröffentlichten Rubner und Mitarbeiter (2009). Sie fassten in der Literatur gefundene Falldarstellungen und Studien zusammen. 87 Patienten waren mit Antikonvulsiva (Valproat, Carbamazepin und Lamotrigin) behandelt worden. Lediglich bei 9 dieser 87 Patienten waren Nebenwirkungen oder Probleme bei der Anfallsauslösung gefunden worden, nur bei 2 Patienten (1 Patient unter Carbamazepin, 1 Patient unter Valproat) musste die antiepileptische Therapie unterbrochen werden, um adäquate Anfälle auslösen zu können. Insbesondere Lamotrigin scheint in der Kombination mit EKT sicher und mit wenigen Nebenwirkungen behaftet (Sienaert et al. 2011).

> **Allgemeine Empfehlungen zur Kombinationsbehandlung von EKT plus Antikonvulsiva**
> — Eine Kombinationsbehandlung von EKT plus Antikonvulsiva im Sinne der Augmentation ist möglich und in manchen Fällen klinisch sinnvoll.
> — Wenn unter der Kombinationsbehandlung keine adäquaten Anfälle induziert werden können, sollten die Serumspiegel der Präparate erhoben und die Medikation spiegelkontrolliert reduziert werden. Die morgendliche Medikamentengabe des Antiepileptikums kann am EKT-Tag nach der Behandlung erfolgen.

12.3 EKT plus Benzodiazepine

12.3.1 Einschränkungen und Risiken

Grundsätzlich muss davon ausgegangen werden, dass
- psychische Erkrankungen nicht nachhaltig mit Benzodiazepinen behandelbar sind und
- Benzodiazepine sich möglicherweise negativ auf die EKT auswirken.

Andererseits sind Benzodiazepine in begrenzter Anwendungsdauer ein unverzichtbares Werkzeug. Gerade Patienten, die aufgrund von Therapieresistenz zur EKT-Behandlung vorgestellt werden, nehmen Benzodiazepine. Dies birgt das Risiko der Abhängigkeit und schwerer Nebenwirkungen, insbesondere bei chronischer Einnahme, wie dysphorische Verstimmungszustände, Vergesslichkeit, Leistungsminderung, eingeschränkte Kritikfähigkeit und Gleichgültigkeit, Muskelschwäche und Stürze. Bei Therapieresistenz auf Psychopharmaka ist es jedoch sehr schwierig, den Patienten die symptomatisch wirkenden Benzodiazepine zu entziehen, ohne eine Alternative anbieten zu können.

Daher stellt sich die Frage, ob Benzodiazepine vor Beginn der EKT-Behandlung reduziert oder abgesetzt werden sollten. Die Literatur zu dieser Fragestellung ist unvollständig und widersprüchlich.

> Die Entscheidung über einen Einsatz von Benzodiazepinen sollte immer im Rahmen einer individuellen Abwägung von Nutzen und Risiken erfolgen.

12.3.2 Sicherheitsprofil

Benzodiazepine können sich negativ auf die Anfallsqualität auswirken bzw. aufgrund von höheren Stimulusdosen auch zu stärkeren Nebenwirkungen führen. Dies trifft jedoch nicht auf alle Benzodiazepine zu, wie Boylan und Kollegen (2000) in ihrer Studie belegten. Benzodiazepine mit einer kurzen Halbwertzeit wie Lorazepam beeinflussen die Krampfschwelle nicht.

Weiterhin wurde in anderen Untersuchungen festgestellt, dass Patienten, die mit einer Kombination aus EKT plus Benzodiazepine behandelt wurden, eine geringere Symptomreduktion zeigten und durchschnittlich mehr Einzelanwendungen brauchten im Vergleich zu jener Patientengruppe, die nur mit EKT behandelt wurde (Strömgren 1980; Pettinati 1990; Jha u. Stein 1996).

Sind Benzodiazepine unverzichtbar, können sie kurz vor der Narkose problemlos durch Flumazenil antagonisiert werden (Krystal et al. 1998).

Allgemeine Empfehlungen zur Kombinationsbehandlung von EKT plus Benzodiazepine

- Sind Benzodiazepine indiziert, sollte eine Umstellung auf Substanzen mit kurzer Halbwertzeit erfolgen, die möglichst am Abend vor EKT zuletzt gegeben werden
- Reduktion resp. der Entzug von Benzodiazepinen vor EKT-Behandlung sind individuell sorgfältig abzuwägen
- Bei sehr ängstlichen oder suizidalen Patienten ist z. B auch die Gabe von Lorazepam oder Alprazolam am Morgen der EKT gerechtfertigt. Mit Besserung der Symptomatik unter EKT sollte dann unbedingt ein Ausschleichen des Benzodiazepins erfolgen.

12.4 EKT plus internistische Medikation

12.4.1 Allgemeines

Viele der Patienten, die wir mit EKT behandeln, leiden an internistischen Erkrankungen und erhalten diesbezüglich eine Dauermedikation. Internisten und Anästhesisten sollten konsiliarisch einbezogen werden, um das Behandlungsrisiko dieser Patienten einzuschätzen und vor Beginn der EKT-Behandlung eine stabilisierende internistische Behandlung einleiten zu können. Die meisten zeitkritischen Medikamente können am Morgen vor der Behandlung mit etwas Wasser eingenommen werden.

12.4.2 Herz-Kreislauf-stabilisierende Medikamente

Im Rahmen der generalisierten Aktivierung des autonomen Nervensystems kommt es unmittelbar nach der Stimulation zunächst zu einer parasympathischen Sofortantwort mit Bradykardie und ggf. Asystolie, die über Sekunden anhalten und von Hypotonie begleitet werden kann. Darauf folgt eine sympathikoadrenerge Reaktion mit Tachykardie und Hypertonie, die 5 min und länger dauern kann. Dabei können deutlich erhöhte Blutdruckwerte auftreten mit der Folge des verstärkten myokardialen Sauerstoffverbrauchs, der besonders für Koronarkranke ein relatives Risiko bedeutet.

Patienten mit kardiovaskulären Vorerkrankungen bedürfen deshalb besonderer Aufmerksamkeit. Für diese Patienten kann eine Vorbehandlung mit einem **Betablocker** sinnvoll sein. Zwar ist die zunächst nach Stimulation einsetzende Phase der Bradykardie bis hin zur Asystolie möglicherweise verstärkt, es kommt darunter aber weniger ausgeprägt zu Tachykardie und Hypertonie nach Stimulation.

Die beschriebenen Herz-Kreislaufreaktionen sind bei älteren Menschen ausgeprägter als bei jungen Menschen und treten bei bitemporaler Stimulation stärker auf als bei unilateraler.

Die parasympathische Antwort auf die Stimulation kann durch Gabe von **Atropin** oder alternativ von **Glycopyrronium**, dem zentrale anticholinerge Nebeneffekte fehlen, unmittelbar vor Stimulation abgeschwächt werden. Dies kommt insbesondere bei Patienten zum Einsatz, bei denen eine Bradykardie oder ein Sick-Sinus-Syndrom vorbekannt sind. Auch für Patienten mit einer Myasthenie, die mit Cholinesterasehemmstoffen behandelt werden, wird die Atropingabe empfohlen. Eine routinemäßige Gabe von Atropin vor Stimulation wird kritisch diskutiert, da sie auch das Ausmaß der Tachykardie verstärkt.

Die sympathikoadrenerge Reaktion kann behandelt werden durch einen kurzwirksamen Betablocker. In Deutschland wird hierzu der selektive **ß1-Rezeptorblocker Esmolol** eingesetzt. Esmolol hat eine sehr kurze Halbwertzeit, was optimal ist, um die wenige Minuten andauernde sympathikoadrenerge Reaktion nach Stimulation abzufangen. In Studien konnte allerdings nachgewiesen werden, dass Esmolol die Anfallsqualität negativ beeinflusst und die Anfallsdauer verkürzt. Um dies zu vermeiden, sollte das Präparat unmittelbar vor der Stimulation oder direkt nach dem Anfall verabreicht werden (McCall et al. 1997).

Für Hochrisikopatienten, bei denen Blutdruckentgleisungen unbedingt vermieden werden müssen, wie z. B. Patienten mit Myokardschädigung und hohem Infarktrisiko, extra- und intrakraniellen Aneurysmen oder Aortenstenose, kann eine Kombinationsbehandlung aus **Betablocker** und **Nitroglycerin** oder Nitroprussid gewählt werden (Grundmann et al. 2007).

Diuretika sollten nicht am Morgen vor der EKT-Behandlung eingenommen werden, da es zu unerwünschter Blasenfüllung kommen kann, so dass es zu Urinabgang während des Anfalls kommen könnte. Die Diuretikagabe kann problemlos nach der Behandlung erfolgen.

12.4.3 Krampfschwellensenkende Medikamente

Besonders beachtet werden sollten Präparate, welche die Krampfschwelle senken. Durch sie entsteht ein Risiko für das Auftreten von prolongierten Anfällen bis hin zum Status epilepticus. Es muss vor Beginn der EKT-Behandlung abgewogen werden, ob ein krampfschwellensenkendes Medikament

abgesetzt oder durch ein anderes Präparat ersetzt werden kann.

Einige Antibiotika wie hohe Dosen von **Penizillinen** oder **Gyrasehemmern** haben prokonvulsive Eigenschaften. In der Regel werden diese Präparate nicht als Dauermedikation verabreicht, so dass die EKT evtl. nach Abschluss der Antibiose begonnen werden kann.

> ❗ **Patienten mit obstruktiven Lungenerkrankungen sollten eine stabile Medikation erhalten. Möglichst verzichtet werden sollte auf Theophyllin, das die Krampfschwelle beträchtlich absenkt.**

Auch **Analgetika** wie Fentanyl und Tramadol können die Krampfschwelle senken.

Eine Übersicht über potenziell anfallsauslösende Medikamente gibt ❏ Tab. 12.1.

12.4.4 Antidiabetika

Bei Patienten mit Diabetes mellitus sollten Antidiabetika am EKT-Tag erst nach Durchführung der Behandlung verabreicht werden, da es aufgrund des nüchternen Zustands des Patienten sonst zu Hypoglykämien kommen könnte. In der Literatur finden sich einige Fallbeispiele und Untersuchungen zu Patienten mit Diabetes mellitus, die mit EKT behandelt wurden.

Ältere Fallberichte beschrieben bedrohliche Hyperglykämien nach EKT-Behandlung. Zwei Studien an Patienten mit Typ II Diabetes bestätigten diese Beobachtungen nicht. Netzel und Mitarbeiter (2002) fanden in ihrer Studie kein erhöhtes Risiko für Diabetiker. Rasmussen und Mitarbeiter (2006) stellten fest, dass der Blutzuckerspiegel nach der EKT-Behandlung durchschnittlich um 9 % anstieg, was dem Blutzuckerspiegelanstieg von Nichtdiabetikern entsprach. Keiner der Patienten zeigte bedrohliche Werte, so dass die EKT auch für Diabetiker als sichere Methode eingeschätzt wurde.

Außerdem finden sich Fallberichte, die die Normalisierung der diabetischen Stoffwechsellage schildern, wobei es sich um Patienten mit Typ-II-Diabetes handelte, während Typ-I-Diabetiker nicht ansprachen (Fakhri et al. 1980).

Zwei weitere Studien berichten von insulinpflichtigen Typ-II-Diabetikern, die nach EKT

❏ Tab. 12.1 Krampfschwellensenkende Medikamente. (Adapt. nach Boggs 1997, Stefan 1999, Pisani 2002 und aktuellen Fachinformationen)

Substanzgruppe	Medikament
Antidepressiva	Bupropion*, Amitriptylin, Clomipramin*, Doxepin, Imipramin, Nortriptylin, Maprotilin*, Mianserin
	Weniger ausgeprägt: SSRI (erst in höheren Dosierungen), SSNRI, NaSSA, dagegen nicht: Moclobemid
Phasenprophylaxe	Lithium
Antipsychotika	Chlorpromazin*, Perphenazin, Promethazin, Thioridazin*, Zuclopenthixol, Clozapin*, Olanzapin, Ziprasidon*
	Geringer: Haloperidol, Risperidon, Melperon, Quetiapin
Hypnotika, Tranquillizer	Doxylamin, Benzodiazepine (bei abruptem Absetzen)
Antidota	Naloxon, Flumazenil (bei Benzodiazepinantagonisierung)
Antidementiva	Donepezil, Rivastigmin, Galantamin, Memantine
Psychostimulanzien	Amphetamine*, Kokain, Coffein, Methylphenidat, Atomoxetin
Parkinsonmittel	Amantadin, Biperiden
Analgetika, Lokalanästhetika	Tramadol, Fentanyl, Lidocain, Mepivacain, Ketamin (unterschiedliche Bewertungen)
Antibiotika	Penizilline und Penizillinderivate, Gyrasehemmer, Isoniazid, Fluconazol, Mefloquin
Chemotherapeutika	Ciclosporin A, Cisplatin, 5-Fluorouracil
Immunsuppressiva	Prednisolon, Dexamethason
Asthmamittel	Theophyllin*
Herzmittel	Digitoxin, Flecainid

* Besonders ausgeprägte Krampfschwellensenkung

deutlich weniger oder gar kein Insulin mehr brauchten (Thomas et al. 1983; Normand u. Jenike 1984).

Nutt und Kollegen (1988) stellten in einer Untersuchung an Mäusen fest, dass wiederholte EKT bei Typ-II diabetischen Mäusen zu deutlichem Abfall der Blutzuckerwerte führte, während Typ-I diabetische Mäuse keinen Effekt zeigten.

Empfehlungen für die EKT-Behandlung von Patienten mit Diabetes mellitus
- Vor Beginn der Behandlung ist die Blutzuckereinstellung möglichst zu optimieren.
- Patienten mit Diabetes mellitus sollten möglichst als erste Patienten am Morgen behandelt werden, damit sie danach ihre Medikamente einnehmen und frühstücken können.
- Während der EKT-Behandlungsserie sollten regelmäßige Blutzuckerkontrollen erfolgen.
- Durch Besserung der psychiatrischen Symptomatik verändern sich Essverhalten und körperliche Aktivität, was den Blutzuckerhaushalt beeinflusst.

12.5 EKT plus Psychotherapie

EKT und Psychotherapie (PT) ergänzen sich gegenseitig und sind grundsätzlich gemeinsam anwendbar. PT ist ein wesentlicher Bestandteil der Behandlung vor, während und nach EKT. De facto ist es auch so, dass die allermeisten Patienten, die zur EKT zugewiesen werden, in psychotherapeutischer Behandlung sind und sich in der Vergangenheit mehreren psychotherapeutischen Interventionsformen unterzogen hatten. Eine wirksame psychotherapeutische Behandlung ist wie EKT störungs- und phasenspezifisch zu sehen; sie entwickelt sich z. B. bei Patienten mit schweren psychiatrischen Störungen anfänglich meist vom Containing und Holding hin zu therapeutischer Beziehung und Konfliktverarbeitung.

Grundsätzlich gibt es bei der gemeinsamen Anwendung 2 umschriebene zeitliche Behandlungsphasen, die der

- Indexserie der EKT und die der
- Erhaltungsphase.

12.5.1 Psychotherapie in der Indexserie der EKT

Auch wenn es keine hohe Evidenz gibt, so weisen doch klinische Untersuchungen darauf hin, dass EKT plus PT das Funktionsniveau der depressiven Patienten bessert (McClintock et al. 2011). In verschiedenen Fallstudien mit über 234 Patienten konnte in den Jahren 1946–2006 gezeigt werden, dass die Kombination von verschiedenen psychotherapeutischen Interventionen (Verhaltenstherapie, interpersonale sowie supportive Psychotherapie, Psychoanalyse), sowohl in der Einzel- als auch in der Gruppentherapie, während und im Anschluss an EKT v. a. im Sinne der Rezidivprophylaxe wirksam waren. In Einzelfallbeschreibungen war sogar eine 3-mal pro Woche stattfindende psychoanalytische Sitzung während einer subkonvulsiven und konvulsiven EKT-Serie erfolgreich.

In der Index-EKT-Serie umfasst die **störungsorientierte Psychotherapie** die allgemeinen Wirkfaktoren einer Psychotherapie:

- motivationale Klärung,
- Ressourcenaktivierung,
- Problemaktualisierung und -bewältigung.

Gemeinsame therapeutische Faktoren, die schulenübergreifend als wesentlich erachtet werden, sind die **Therapievariablen**

- therapeutische Beziehung,
- Patientenmerkmale,
- Erwartungshaltung und
- die Grunddimensionen
  - Unterstützung,
  - Lernen,
  - Aktion.

12.5.2 Psychotherapie in der Erhaltungsphase mit und ohne EKT

Die bestehende Datenlage wurde in ▶ Abschn. 12.5.1 beschrieben. Daraus lässt sich auch empirisch ableiten, dass die Anwendung der störungsorientierten Psychotherapie mit evidenzbasierten störungsspezifischen Interventionen indiziert ist. Dazu die folgende Übersicht.

Indikationen störungsorientierter Psychotherapie (Sachs u. Katschnig 2010)
- **Schizophrene Störungen**
  - Kognitive Verhaltenstherapie
  - Familientherapie
  - Psychoedukation
- **Bipolare Störungen**
  - Kognitive Verhaltenstherapie
  - Interpersonelle und soziale Rhythmustherapie
  - Familienfokussierte Therapie
- **Depressive Störungen**
  - Kognitive Verhaltenstherapie
  - Interpersonelle Psychotherapie
  - Psychodynamische Kurzzeittherapie
  - Gesprächstherapie

12.5.3 Wirkprofil von EKT plus Psychotherapie

Auf neurobiologischer Basis induziert EKT deutlich effektiver die Neuroplastizität und moduliert die Stressachse als Psychopharmaka. Schon bei Psychopharmaka wissen wir, dass diese Aktivierung von Regelkreisen und Neuroplastizität auch in der Amygdala depressionsspezifische Diskonnektionen überwindet und somit die neurobiologische Basis für neurokognitive Verbesserungen und emotionale Diversifikationen bildet (Diamond et al. 2004).

Neurobiologische Korrelate einer erfolgreichen Psychotherapie äußern sich häufig in Stärkung der präfrontalen Hemmung und Reduktion der Amygdalaüberaktivierung.

Diese Wirkphänomene von EKT und Psychotherapie auf die Neuroplastizität einerseits und auf die Aktivitäten von frontostriatalen Regelkreisen sind bei schweren psychiatrischen Bildern für das Ansprechen auf die Therapien oft unerlässliche komplementäre Interventionen (Sachs u. Katschnig 2010).

12.5.4 Sicherheitsprofil

Eines der klinisch relevanten Probleme in der Anwendung von EKT plus Psychotherapie ist die mögliche negative Auswirkung der EKT auf kognitive und mnestische Leistungen; so könnten die kognitiven Nebenwirkungen spezifische Wirkmechanismen der kognitiven Verhaltenstherapie (CBT) wie die der Mentalisierung im Sinne auch der kognitiven Umstrukturierung deutlich beeinträchtigen (Conca et al. 2005). Patienten, die eine EKT Behandlung erhalten, zeigen aber keine Auffälligkeiten von Informationsaufnahme, -verständnis und -verarbeitung oder anderer Formen des sog. **prozeduralen Gedächtnisses** (Squire et al. 1985). Letzteres umfasst alle Fertigkeiten, die charakteristischerweise eingeübt werden müssen, dann aber beherrscht werden, ohne dass man genau weiß oder wissen muss »wie es geht«.

Das rasche Vergessen, das erhaltene Metagedächtnis (»Gefühl des Kennens«) wie auch weitere umschriebene kognitive Symptome sind hingegen Folge der EKT (Squire u. Alvarez 1995). Diese Phänomenologie ist weitgehend auf eine **episodische deklarative Gedächtnisleistung** eingeschränkt; sie weist auf eine zugrundeliegende Störung der Gedächtniskonsolidierung und/oder -wiedergabe hin (Sutherland et al. 2010). Deklaratives Gedächtnis ist in aller Regel von Bewusstsein begleitet. Die Reversibilität der Amnesie nach EKT mit der Wiederherstellung von Gedächtnisinhalten über die Zeit unterstreicht im Speziellen die Wiedergabestörung. Die durch EKT bedingten Gedächtnisleistungsstö-

rungen sind Ausdruck einer Dysfunktion im medialen temporalen Kortex (Bragin et al. 1997; Axmacher et al. 2008; Winocur u. Moscovitch 2011).

Kognitive Verarbeitungsprozesse spielen eine zentrale Rolle bei der PT. Spezifische Veränderungen durch die EKT können – auch bei ansonsten lege artis durchgeführter PT – zu einem Nichtansprechen auf diese Augmentationsstrategie führen, wenn die EKT-assoziierten Besonderheiten keine Beachtung finden. Entsprechend berühren also insbesondere kognitiv-mnestische NW das Sicherheitsprofil der Kombinationsbehandlung aus EKT und PT.

Daraus lässt sich ableiten, dass die psychotherapeutischen Interventionen nicht nur dem Krankheitsverlauf und der Störungsspezifität angepasst werden sollen, sondern wie auch schon oben beschrieben dem entsprechenden EKT-Verlauf.

Es fehlt aber an der Evaluation bestimmter Manuale und PT-Verfahren in Kombination mit Indexserie und Erhaltungs-EKT.

> **Allgemeine Empfehlungen zur Kombinationsbehandlung von EKT plus Psychotherapie**
> - EKT plus eine störungsorientierte Psychotherapie (PT) ergänzen sich gegenseitig.
> - In der Index-EKT-Serie empfiehlt es sich, allgemeine Aspekte der Psychotherapie besonders zu beachten und zu integrieren.
> - In der Erhaltungsphase sind störungsspezifische Psychotherapien dringend zu empfehlen und noch während der Indexserie zu beginnen.

12.6 EKT plus andere biologische Therapien

12.6.1 EKT plus Schlafentzugstherapie (SE)

Nach den deutschen Richtlinien wird eine SE vor der Einleitung der EKT zur Definition der Therapieresistenz empfohlen (Wissenschaftlicher Beirat der Bundesärztekammer 2003). Daraus sollte man folgern können, dass sehr viele Patienten, die sich einer EKT unterziehen, Nonresponder auf SE waren. Und so ist es auf den ersten Blick auch nicht verwunderlich, dass es diese kombinierte Anwendung kaum gibt. Die Begleittherapie erscheint laut Literatur aus einem ganz anderen Aspekt sinnvoll: Immer wieder stößt man während einer EKT Serie auf hohe Krampfschwellen, und sog. effiziente Anfälle sind kaum mehr auslösbar (van Waarde et al. 2009).

Die Limitierung kann 2-fach sein:

- Das Gerät per se kann die erforderliche Energie nicht mehr abgeben und
- die repetitive Applikation von erforderlichen hohen Energiedosen und die Wahl der bifrontotemporalen Stimulationstechnik gehen mit einer Zunahme der neurokognitiven Nebenwirkungen einher.

Als möglichen Ausweg kann die SE angedacht werden, da sie offensichtlich die Krampfschwelle während einer EKT-Serie senkt, und es damit primär möglich sein kann, niedere Stimulationsdosierungen zu verwenden (Gilabert et al. 2004). Eine Kombination von EKT plus SE wäre also zur Optimierung der technischen Durchführung und zum Auslösen qualitativer Krampfanfälle anzudenken. Ob auch die Wirksamkeit verbessert oder gar abgeschwächt wird, bleibt eine offene Frage.

> ❯❯ Die Kombination EKT plus SE ist aus praktischen und evidenzbasierten Gründen nicht zu empfehlen. Diese Kombination bleibt Einzelfällen vorbehalten. Es gibt klinisch relevantere und empirisch bekanntere Möglichkeiten zur technischen und qualitativen Optimierung.

12.6.2 EKT plus Lichttherapie

Zur gemeinsamen Anwendung von EKT plus Lichttherapie (LT) gibt es keine Publikationen, während den Autoren nur ein einziger negativer klinischer Erfahrungsbericht bekannt ist. Vermutlich hängt dies mit der gezielten Indikationsstellung, der engen Auswahl der Patienten und der sehr erfolgreichen Anwendung der Lichttherapie zusammen, weshalb die EKT im Entscheidungsbaum bei dieser Patientengruppe gar nicht vorkommt (Fischer et al. 2012).

> ❯❯ Auch hypothesengeleitet ist eine Kombination von EKT plus LT nicht zu empfehlen.

12.6.3 EKT plus experimentelle Stimulationsverfahren

Für EKT im Vergleich mit der transkraniellen Magnetstimulation (TMS) und für EKT plus Vagus-Nerv-Stimulation (VNS) oder tiefe Hirnstimulation (THS) gibt es Untersuchungen zum Sicherheits- sowie Wirkungsprofil. Dies hängt wohl auch damit zusammen, dass diese Techniken gerade im therapieresistenten Bereich ihre Hauptanwendung finden und sich damit der klinische Indikationsbereich mit dem der EKT überschneidet.

Es gibt keine Studien zu TMS in gemeinsamer therapeutischer Applikation mit EKT. Als wesentlicher Grund erscheint, dass die TMS seit ihrer Beforschung und Anwendung als mögliche Alternative zur EKT postuliert wurde. So gibt es direkte Vergleichsuntersuchungen zu ihrer Effizienz. Bislang ist die EKT der TMS deutlich überlegen in ihrer Wirkung und günstiger in ihren Gesamtkosten (Zyss et al. 2010; Knapp et al. 2008). Dies bedeutet aber nicht, dass TMS, die zwar eine geringere Effektstärke als EKT hat, welche der der SSRI-Antidepressiva entspricht, aus dem Behandlungsalgorithmus gestrichen werden soll (Rasmussen 2011). So gilt auch nach Meinung der Autoren die TMS eher als eine Alternative zu SSRI mit Nischenindikationen wie depressiven Störungen z. B. in der Schwangerschaft und Laktationszeit, bei Medikamentenunverträglichkeit, bestehender Polypharmazie oder nach Nutzen-Risiko-Analyse auf ausdrücklichen Patientenwunsch. TMS hat eine gute Wirksamkeit als Augmentationsstrategie von trizyklischen Antidepressiva (Rumi et al. 2005) und wird als funktionsdiagnostische Technik noch interessante Einblicke in die Wirkungsweise der EKT geben (Conca et al. 2002).

> ❯❯ EKT plus TMS zur therapeutischen Optimierung kann zurzeit nicht empfohlen werden.

Im Gegensatz zur fehlenden Erfahrung mit der Kombination von EKT mit TMS liegen Wirksamkeits- und Sicherheitsnachweise in der kombinierten Anwendung von **EKT plus VNS** oder **plus THS** vor. Dies hängt wohl auch damit zusammen, dass VNS und THS nicht primär als Alternative zu EKT entwickelt wurden.

So konnte z. B. bei 206 Patienten, denen VNS wegen einer psychischen Störung angeboten wurde, bei 15 Patienten EKT sicher und erfolgreich in Kombination mit der VNS wegen eines akuten Rückfalls angewendet werden (Burke u. Husain 2006).

Im Einzelfall kann daran gedacht werden, eine EKT-Erhaltungstherapie wirksam, sicher und kostensparend überlappend mit einer VNS zu ersetzen (Warnell u. Elahi 2007).

> In umschriebenen Einzelfällen ist die Augmentationsstrategie EKT plus VNS sinnvoll und kann zusätzlich empirisch unterstützt werden, wobei die EKT speziell die Akutbehandlung und die VNS die Langzeitbehandlung abdecken würde.

Bei **THS** verhält es sich nochmals anders: hier liegen ausschließlich Sicherheitshinweise in der gleichzeitigen Anwendung von EKT plus THS vor, da die jeweiligen Indikationsstellungen voneinander zu trennen sind. THS wurde hier ausschließlich bei Patienten mit Parkinson implantiert, EKT wurde zur Behandlung der depressiven Störung als psychiatrische Komorbidität durchgeführt (Ducharme et al. 2011).

> Aus Sicht der Autoren ist es wichtig festzustellen, dass THS bei Parkinsonpatienten mit Symptomen aus dem psychiatrischen Störungsbereich und sogar einer Zunahme an Suizidalität einhergehen kann. Die Ursachen dafür gilt es vor der Indikation einer EKT abzuklären (Skuban et al. 2011).

Fazit EKT plus THS sind zweifellos als komplementäre Behandlungsstrategien in Einzelfällen wirksam und sicher anzuwenden. Ob THS bei psychiatrischen Patienten evtl. als Augmentationsstrategie zur EKT indiziert werden kann, ist noch gänzlich offen.

Literatur

Axmacher N, Elger CE, Fell J (2008) Ripples in the medial temporal lobe are relevant for human memory consolidation. Brain 131: 1806–1817

Baghai T, Marcuse A, Brosch M et al (2006) The influence of concomittant antidepressant medication on safety, tolerability and clinical effectiveness of electroconvulsive therapy. World J Biol Psychiatry 7(2): 82–90

Bernardo M, Navarro V, Salva J et al (2000) Seizure activity and safety in combined treatment with venlafaxine and ECT: A Pilot Study. J ECT 16(1): 38–42

Boggs JG (1997) Seizures in medically complex patients. Epilepsia 38(Suppl.4): 55–59

Boylan LS, Haskett RF, Roger F et al (2000) Determinants of seizure threshold in ECT: benzodiazepine use, anesthetic dosage, and other factors. J ECT 16(1): 3–8

Bragin A, Penttonen M, Buzsaki B (1997) Termination of epileptic after discharge in the hippocampus. J Neurosci 17: 2567–2579

Burke MJ, Husain MM (2006) Concomitant use of vagus nerve stimulation and electroconvulsive therapy for treatment-resistant depression. J ECT 22(3): 218–222

Chanpattana W, Kramer BA (2003) Acute and maintenance ECT with flupenthixol in refractory schizophrenia: Sustained improvements in psychopathology, quality of life and social outcomes. Schizophr Res 63: 189–193

Conca A, Koppi S, Magometschnigg M (2002) Einfluß der unilateralen Elektrokonvulsionstherapie auf die intrakortikale Plastizität. Eine Voruntersuchung. J Neurol Neurochir Psychiatr 2: 30–33

Conca A, Prapotnik M, Di Pauli J et al (2005) Psychotherapie und Elektrokonvulsionstherapie. Widerspruch oder Ergänzung. Nervenheilkunde 24: 729–735

Davidson J (1989) Seizures and Bupropion: a review. J Clin Psychiatry 50: 256–261

Dersch R, Zwernemann S, Voderholzer U (2011) Partial status epilepticus after elektrokonvulsive therapy and medical treatment with bupropion. Pharmacopsychiatry 44(7): 344–346

Diamond DM, Campbell A, Park CR et al (2004) Preclinical research on stress, memory, and the brain in the development of pharmacotherapy for depression. Eur Neuropsychopharmacol 14 Suppl 5: S 491–495

Dirmaier J, Steinmann M, Krattenmacher T et al (2012) Nonpharmacological treatment of depressive disorders: a review of evidence-based treatment options. Rev Recent Clin Trials (Epub ahead of print)

Dolenc TJ, Rasmussen KG (2005) The safety of electroconvulsive therapy and lithium in combination: A case series and review of the literature. J ECT 21 (3): 165–170

Dolenc TJ, Habl S, Barnes RD et al (2004) Electroconvulsive therapy in patients taking monoamine oxidase inhibitors. J ECT 20(4): 258–261

Ducharme S, Flaherty AW, Seiner SJ et al (2011) Temporary interruption of deep brain stimulation for Parkinson's disease during outpatient electroconvulsive therapy for major depression: a novel treatment strategy. J Neuropsychiatry Clin Neurosci 23(2): 194–197

Fakhri O, Fadhli AA, el Rawi RM (1980) Effect of electroconvulsive therapy on diabetes mellitus. Lancet 2(8198): 75–77

Farah A (1997) Mirtazapin and ECT combination therapy. Convuls Ther 13(2): 116–117

Farah A, Beale M, Kellner CH (1995) Risperidone and ECT combination therapy: A case series. Convuls Ther 11(4): 280–282

Eraslan D, Genc Y, Odabasioglu G et al (2011) Safety of electroconvulsive therapy-duloxetine combination. J ECT 27(3)

Fischer R, Kasper S, Pjrek E et al (2012) On the application of light therapy in German-speaking countries. Eur Arch Psychiatry Clin Neurosci 7 (Epub ahead of print)

Folkerts H (1997) Elektrokrampftherapie. Ein praktischer Leitfaden. Enke, Stuttgart

Gilabert E, Rojo E, Vallejo J (2004) Augmentation of electroconvulsive therapy seizures with sleep deprivation. J ECT 20(4): 242–247

Gonzalez-Pinto A, Gutierrez M, Gonzalez N et al (2002) Efficacy and safety of venlafaxine-ECT combination in treatment-resistant depression. J Neuropsychiatry Clin Neurosci 14: 206–209

Grundmann U, Oest M (2007) Anästhesiologische Aspekte bei Elektrokrampftherapie. Anaestesist 56: 202–211

Gupta S, Austin R, Devanand DP (1998) Lithium and maintenance elektroconvulsive therapy. J ECT 14(4): 241–244

Gutierrez-Esteinou R, Pope HG Jr (1989) Does fluoxetin prolong electrically induced seizures? Convuls Ther 5: 344–348

Hirose S, Ashby CR, Mills MJ (2001) Effectiveness of ECT combined with risperidon against aggression in schizophrenia. J ECT 17(1): 22–26

Horne RL, Ferguson JM, Pope HG Jr et al (1988) Treatment of bulimia with bupropion: a mulzicenter controlled trial. J Clin Psychiatry 49(7): 262–266

Imlah NW, Ryan E, Harrington JA (1965) The influence of antidepressant drugs on the response to electroconvulsive therapy and subsequent relapse rates. Neuropsychopharmacology 4: 438–442

Jha A, Stein G (1996) Decreased efficacy of combined benzodiazepines and unilateral ECT in treatment of depression. Acta Psychiatr Scand 94(2): 101–104

Jha A, Stein G, Fenwick P (1996) Negative interaction between lithium and electroconvulsive therapy – a case-control study. Br J Psychiatry 168(2): 241–243

Klapheke MM (1993) Combining ECT and antipsychotic agents: Benefits and risks. Convuls Ther 9(4): 241–255

Knapp M, Romeo R, Mogg A et al (2008) Cost-effectiveness of transcranial magnetic stimulation vs. electroconvulsive therapy for severe depression: a multi-centre randomised controlled trial. J Affect Disord 109(3): 273–285

Kranaster L, Janke C, Hausner L et al (2011) Venlafaxin associated postictal asystole during electrocunvulsive therapy. Pharmacopsychiatry (Epub ahead of print)

Krystal AD, Watts BV, Weiner RD et al (1998) The use of flumazanil in the anxious and benzodiazepine-dependent ECT patient. J ECT 14(1): 5–14

Kumar S, Goswami U, Behera D et al (2003) ECT and clozapine combination producing delirium: A case report. Indian J Psychiatry 45(III):193–193

Kupschik M, Spivak B, Mester R et al (2000) Combined electroconvulsive-clozapine therapy. Clin Neuropharmacology 23(1): 14–16

Lauritzen L, Odgaard K, Clemmesen L et al (1996) Relapse prevention by means of paroxetine in ECT-treated patients with major depression: a comparison with imipramine and placebo in medium-term continuation therapy. Acta Psychiatr Scand 94: 241–251

Li TC, Shiah IS, Sun CJ et al (2011) Mirtazapine relieves post-electroconvulsive therapy headaches and nausea: A case series and review of the literature. J ECT 27(2): 165–167

Lippmann SB, Tao CA (1993) Electroconvulsive therapy and lithium: Safe and effective treatment. Convuls Ther 9: 54–57

Lopez-Gonzales P, Chiclana C, Gonzales R (2009) Combined use of ECT with aripiprazole. World J Biolog Psychiatry 10(4): 942–943

Masdrakis VG, Oulis P, Zervas IM et al (2008) The safety of the electroconvulsive therapie-aripiprazol combination: four case reports. J ECT 24(3): 236–238

Masdrakis VG, Florakis A, Tzanoulinos G et al (2010) Safety of the electroconvulsive therapie-ziprasidone combination. J ECT 26(2): 139–142

Masdrakis VG, Tzanoulinos G, Markatou M et al (2011) Cardiac safety of the electroconvulsive therapy-paliperidone combination: a preliminary study. Gen Hosp Psychiatry 33: 83e9–10

McCall WV, Zvara D, Brooker R, Arias L (1997) Effect of esmolol pretreatment on EEG seizure morphology in RUL ECT. Convuls Ther 13(3): 175–180

McClintock SM, Brandon AR, Husain MM et al (2011) A systematic review of the combined use of electroconvulsive therapy and psychotherapy for depression. J ECT 27(3): 236–243

Mukherjee S (1993) Combined ECT and lithium therapy. Convuls Ther 9(4): 274–284

Muller D (1961) 1. Nardil (phenelzine) as a potentiator of elektroconvulsive therapy (ECT). A survey of outpatient ECT. J Ment Sci 107: 994–996

Navarro V, Gasto C, Torres X et al (2008) Continuation/maintanance treatment with nortriptylin versus combined nortriptyline and ECT in late-life psychotic depression: A two-year randomized study. Am J Geriatr Psychiatry 16: 6

Nelson J, Benjamin L (1989) Efficacy and safety of combined ECT and tricyclic antidepressant drugs in the treatment of depressed geriatric patients. Convuls Ther 5: 321–329

Netzel JP, Mueller PS, Rummans TA et al (2002) Safety, efficacy and effeks on glycemic control of elektroconvulsive therapy in insulin-requiring type 2 diabetic patients. J ECT 18(1): 16–21

Normand PS, Jenike MA (1984) Lowered insulin requirements after ECT. Psychosomatics 25: 418–419

Nutt DJ, Gleiter CH, Linnoila M (1988) Repeated electroconvulsive shock normalizes blood glucose levels in genetically obese mice (C57BL/6 J ob/ob) but not in genetically diabetic mice (C57BL/KsJ db/db). Brain Res 448: 377–380

Peck AW, Stern WC, Watkinson C (1983) Incidence of seizures during treatment with tricyclic antidepressant drug and bupropion. J Clin Psychiatry 44(5Pt2): 197–201

Penland HR, Ostroff RB (2006) Combined use of lamotrigine and electroconvulsive therapy in bipolar depression: a case series. J ECT 22(2):142–147

Pettinati HM, Stephens SM, Willis KM et al (1990) Evidence for less improvement in depression in patients taking benzodiazepines during unilateral ECT. Am J Psychiatry 147: 1029–1035

Porcelli S, Balzarro B, Serretti A (2012) Clozapine resistance: Augmentation strategies. Eur Neuropsychopharmacol 22(3): 165–182

Rasmussen KG (2011) Some considerations in choosing electroconvulsive therapy versus transcranial magnetic stimulation for depression. J ECT 27(1): 51–54

Rasmussen KG, Ryan DA, Mueller PS (2006) Blood glucose before and after ECT treatments in Type 2 diabetic patients. J ECT 22(2): 124–126

Ravanic DB, Pantovic MM, Milovanovic DR et al (2009) Long-term efficacy of electroconvulsive therapy combined with different antipsychotic drugs in previously resistant schizophrenia. Psychiatria Danubina 21(2): 179–186

Rubner R, Koppi S, Conca A (2009) Frequency of and rationales for the combined use of electroconvulsive therapy in Austria and the literature. World J Biolog Psychiatry 10(4 Pt 3): 836–845

Rudorfer MV, Linnoila M, Potter WZ (1987) Combined lithium and electroconvulsive therapy: pharmacokinetic and pharmacodynamic interactions. Convuls Ther 3(1): 40–45

Rumi DO, Gattaz WF, Rigonatti SP et al (2005) Transcranial magnetic stimulation accelerates the antidepressant effect of amitriptyline in severe depression: a double-blind placebo-controlled study. Biol Psychiatry 57(2): 162–166

Sachs G, Katschnig H (2010) Kombinierte Pharmako- und Psychotherapie. In: Riederer PF, Laux G Grundlagen der Neuropsychopharmakologie. Springer, Wien, S 575–588

Sackeim HA, Haskett RF, Mulsant BH et al (2001) Continuation pharmacotherapy in the prevention of relapse following electroconvulsive therapy. JAMA 285(10): 1299–1307

Sackeim HA, Dillingham EM, Prudic J et al (2009) Effect of concomittant pharmacotherapy on electroconvulsive therapy outcomes. Arch Gen Psychiatry 66(7): 729–737

Saddichha S, Soy A, Vibha P (2009) Possible manic switch induced by combination of bupropion and electroconvulsive therapy in recurrent unipolar depression: a case series. BMJ Case Rep

Sartorius A, Wolf J, Henn FA (2005) Lithium and ECT-concurrent use still demands attention: three case reports. World J Biol Psychiatry 6(2): 121–124

Sienaert P, Peuskens J (2007) Anticonvulsants during electroconvulsive therapy: Review and recommendations. J ECT 23(3): 120–123

Sienaert P, Roelens Y, Dermunter H et al (2011) Concurrent use of lamotrigine and electroconvulsive therapy. J ECT 27(2): 148–152

Skuban T, Flohrer J, Klosterkötter J et al (2011) Psychiatric side effects of deep brain stimulation in Parkinson's disease. Fortschr Neurol Psychiatr 79(12): 703–710

Squire L, Alvarez P (1995) Retrograde amnesia and consolidation: a neurobiological perspective. Curr Opin Neurobiol 5: 169–177

Squire L, Schimamura A, Graf P (1985) Independence of recognition memory and priming effects: a neuropsychological analysis. J Exp Psychol 11: 37–44

Stewart JT (1999) Lithium and maintenance ECT. J ECT 16(3): 300–301

Strömgren LS, Dahl J, Fjeldborg N et al (1980) Factors of influencing seizure duration and number of seizures applied in unilateral electroconvulsive therapy. Anaesthetics and benzodiazepines. Acta Psychiatr Scand 62(2): 158–165

Sutherland RJ, Sparks FT, Lehmann H (2010) Hippocampus and retrograde amnesia in the rat model: a modest proposal for the situation of systems consolidation. Neuropsychologia 48 (8): 2357–2369

Thirthalli J, Harish T, Gangadhar BN (2011) A prospective comparative study of interaction between lithium and modified electroconvulsive therapy. World J Biol Psychiatry 12(2): 149–155

Thomas A, Goldney R, Phillips P (1983) Depression electroconvulsive therapy and diabetes mellitus. Aust NZJ Psychiatry 2: 775–777

Volpe FM, Tavares AR (2012) Lithium plus ECT for mania in 90 cases: safety issues. J Neuropsychiatry Clin Neurosci 24(4): E33

Waarde JA van, Muller ME, Verwey B et al (2009) Exceptionally high initial seizure threshold in a catatonic patient treated with electroconvulsive therapy. J ECT 25(2): 121–124

Warnell RL, Elahi N (2007) Introduction of vagus nerve stimulation into a maintenance electroconvulsive therapy regimen: a case study and cost analysis. J ECT 23(2): 114–119

Winocur G, Mascovitch M (2011) Memory transformation and systems consolidation. J Int Neuropsychol Soc 17 (5): 766–780

Wissenschaftlicher Beirat der Bundesärztekammer (2003) Stellungnahme zur Elektrokrampftherapie (EKT) als psychiatrische Behandlungsmaßnahme.

Yildiz A, Mantar A, Simsek S et al (2010) Combination of pharmacotherapy with electroconvulsive therapy in prevention of depressive relapse: a pilot controlled trial. J ECT 26(2): 104–110

Zyss T, Krawczyk A, Zieba A et al (2010) Computer modelling of electroconvulsive treatment and transcranial magnetic stimulation – an explanation of poor efficacy of the magnetic method. Psychiatr Pol 44(6): 835–851

Weiterbehandlung nach erfolgreicher EKT

Jan Di Pauli, Michael Grözinger, Nikolaus Michael

13.1   Allgemeine Gesichtspunkte

Durch eine Fortsetzung der Therapie nach Abschluss einer erfolgreichen EKT-Serie sollen Rückfälle verhindert und bei unvollständiger Remission eine weitere Besserung erreicht werden.

Die Weiterbehandlung stellt Patienten, Angehörige und Therapeuten vor eine komplexe Herausforderung. So sind die Verlaufsformen psychischer Störungen von chronischen subsyndromalen Zuständen bis hin zu wellenförmigen Polaritäten heterogen, die trialogische Beziehung zwischen Patient, Angehörigen und Therapeut vielschichtig und die Frage, wie der Patient zu einer meist langwierigen Therapie motiviert werden kann, stellt sich immer wieder.

Typischerweise ist ein Patient, der mit EKT behandelt wird, lange und schwer erkrankt und in der Regel einer medikamentösen Behandlung gegenüber zumindest teilweise resistent. Diese Patientengruppe hat auch nach erfolgreicher EKT-Serie ein hohes Rückfallrisiko.

Ohne medikamentöse Nachbehandlung beträgt die Rückfallrate innerhalb der ersten 6 Monate nach einer EKT-Serie bei depressiven Patienten über 80 % (Sackeim 2001). Allein dies verdeutlicht den dringenden Bedarf an evidenzbasierten Weiterbehandlungsstrategien nach einer erfolgreichen Behandlung.

Die im Folgenden diskutierten Weiterbehandlungsstrategien setzen sich zusammen aus
- Psychopharmakologie,
- EKT-Erhaltungsbehandlungen und
- Psychotherapie.

Über eine gewisse Zeit herrschte die Auffassung vor, dass Patienten nur eine unbedingt notwendige Anzahl von EKT-Behandlungen erhalten sollen, und EKT-Erhaltungsbehandlungen wurden skeptisch gesehen. In Anbetracht der hohen Rückfallquote und der großen Sicherheit der Behandlung hat sich diese Einstellung in den letzten Jahren zunehmend verändert. Heute gehen Anwender eher davon aus, dass nach erfolgreicher EKT-Serie eine prophylaktische Fortsetzung der Behandlungen in reduzierter Frequenz den besten Schutz vor Rückfällen bietet.

Ebenso wenig wie ein Pharmakon, das zu Remission geführt hat, sollte auch die EKT nach erfolgreicher Remission nicht abrupt abgesetzt werden. Obgleich plausibel, muss diese Auffassung noch durch weitere Untersuchungen abgesichert werden. Nichtsdestoweniger haben sich viele Behandler in den letzten Jahren dieser Überzeugung angeschlossen, so dass Erhaltungs-EKTs zunehmend durchgeführt werden. Meistens wird dabei die Behandlungsfrequenz schrittweise reduziert. Auf der anderen Seite scheint bei einem Teil der Patienten ein medikamentöser Schutz ausreichend zu sein. Ob man sich im Einzelfall mit einer rein medikamentösen Prophylaxe begnügt oder für weitere EKT Behandlungen entscheidet, hängt nicht nur von medizinischen Kriterien ab, sondern auch von der Einstellung des Patienten und von organisatorischen Gegebenheiten.

> **Faktoren auf Patientenseite**
> - Stehen der Patient und seine Angehörigen einer weiteren EKT-Behandlung offen gegenüber?
> - Lässt sich die Behandlung mit seinem Tagesablauf oder seiner Arbeit vereinbaren?
> - Ist der regelmäßige Transport des Patienten zur EKT möglich?

> **Medizinische Faktoren**
> - Hereditäre Disposition
> - Dauer und Schweregrad der Erkrankung
> - Ausmaß der Therapieresistenz
> - Suizidalität

> **Besteht bei einem Patienten aufgrund der Anamnese ein hohes Suizidrisiko bei Wiedererkrankung, so sollte der Arzt weitere EKT Behandlungen empfehlen.**

Auch darf nicht übersehen werden, dass die erfolgreiche Behandlung einer akuten Depression eine Komorbidität wie die Diagnose einer Persönlichkeitsstörung oder posttraumatischen Belastungsstörung »demaskieren« kann, die in der Akutbehandlung nicht erkannt werden konnte. Diese Komorbidität ist dann im Gesamtbehandlungsplan zu integrieren.

Die Planung der Erhaltungstherapie muss psychotherapeutische Faktoren berücksichtigen.

13.2 Zu behandelnde Krankheitsbilder

13.2.1 Erhaltungstherapie der depressiven Episode bei unipolarer Depression

In Analogie zur Pharmakotherapie depressiver Störungen können EKT-Behandlungen bis 6 Monate nach der Indexserie als Fortführungs-EKT (FEKT) und danach als Erhaltungs-EKT (EEKT) bezeichnet werden. Dabei geht man davon aus, dass innerhalb der ersten 6 Monate die Indexerkrankung behandelt wird, während anschließend eine Wiedererkrankung verhindert werden soll. In der Literatur wird vereinfachend beides oft als Erhaltungs-EKT bezeichnet.

Entsprechend der gegenwärtigen Datenlage ist bei Patienten mit depressiver Störung, die EKT ohne vorhergehende Therapieresistenz erfolgreich erhalten haben, eine Erhaltungstherapie mit einem Antidepressivum oder Lithium als Monotherapie vertretbar (Swartz 2009). Allerdings beruht diese Empfehlung vorwiegend auf Daten zur Behandlungen mit trizyklischen Antidepressiva (Perry u. Tsuang 1979; Coppen et al. 1981).

Bei Patienten mit vorhergehender medikamentöser Therapieresistenz geht man davon aus, dass eine Erhaltungstherapie mit einem Antidepressivum nicht ausreichend effektiv ist und augmentiert werden sollte. Die Kombination von Lithium und Nortriptylin ist einer Monotherapie mit Nortriptylin nachweislich überlegen (Sackeim et al. 2001). In der zitierten Untersuchung betrug die Rückfallrate für Patienten, die nach einer erfolgreichen EKT ausschließlich Nortypitilin erhielten, 60 %. Patienten dagegen, die eine Kombinationstherapie aus Nortriptylin und Lithium erhielten, erlitten nur in 39 % der Fälle einen Rückfall. Alternativ kann auch eine FEKT Monotherapie erwogen werden, diese scheint einer pharmakologischen Therapie

mit Nortriptylin und Lithium gleichwertig zu sein (Kellner et al. 2006). Leider gibt es keine Studie, die eine FEKT Monotherapie mit FEKT in Kombination mit einer Pharmakotherapie vergleicht.

Im klinischen Alltag wird die FEKT fast immer mit einer Pharmakotherapie kombiniert. Im Rahmen einer Umfrage unter den Teilnehmern einer Tagung zur Elektrokonvulsionstherapie in Brugg 2011 fand sich unter den rund 60 Teilnehmern niemand, der eine FEKT ohne Begleitmedikation anbietet.

> ❱ Spätestens wenn es unter einer adäquaten medikamentösen Erhaltungstherapie nach erfolgreicher EKT-Serie zu einem Rückfall kommt, ist eine FEKT indiziert.

Eine FEKT sollte in eine EEKT übergehen, also über 6 Monate hinaus, wenn einer der folgenden Punkte zutrifft (Winkler et al. 2002):
- Es sind 3 oder mehr Episoden vorausgegangen.
- Es sind 2 Episoden vorausgegangen und einer der folgenden Risikofaktoren liegt vor:
  - später Beginn der Depression (nach dem 60. Lebensjahr),
  - früher Beginn (vor dem 40. Lebensjahr),
  - kurze Intervalle zwischen den depressiven Episoden,
  - schnelle Verschlechterung zu Beginn der bisherigen Episoden,
  - positive Familienanamnese für affektive Erkrankungen,
  - Komorbidität (Dysthymie, Angststörung, Substanzmissbrauch),
  - sehr schwere Indexepisode,
  - unvollständige Remission,
  - schlechte Arbeitsplatzsituation,
  - chronische Depression.

13.2.2 Erhaltungstherapie der depressiven Episode bei bipolarer Störung

Untersuchungen zur medikamentösen Weiterbehandlung nach erfolgreicher EKT-Serie gibt es für bipolare Störungen nicht.

FEKT erwies sich in den wenigen durchgeführten Studien (Rabheru 2010) als wirksam. Aufgrund der fehlenden wissenschaftlichen Evidenz sollte FEKT dann empfohlen werden, wenn eine medikamentöse Erhaltungstherapie nach EKT-Serie nicht ausreichend war oder Nebenwirkungen eine medikamentöse Erhaltungstherapie nicht zulassen.

Die in ▶ Abschn. 13.2.1 aufgeführten Kriterien zur Indikationsstellung einer EEKT können bis zum Vorliegen einer besseren Datenlage probatorisch auch für die bipolare Störung angewandt werden.

13.2.3 Erhaltungstherapie bei schizophrenen Störungen

Nach einer erfolgreichen ersten EKT-Serie bei einer schizophrenen Störung ist EEKT optional, nach der zweiten sollte sie angewandt werden. Die EEKT sollte bei schizophrenen Erkrankungen immer mit einer antipsychotischen Medikation kombiniert werden (Chanpattana u. Kramer 2003). Ohne Begleitmedikation ist die Rückfallrate deutlich erhöht. Eine alleinige FEKT oder EEKT sollte nur in Ausnahmefällen erfolgen, wenn Medikamente nicht vertragen werden.

13.2.4 Erhaltungstherapie bei schizoaffektiver Störung

In einer kleinen Fallserie konnte gezeigt werden, dass nach einer erfolgreichen ersten Serie eine Kombinationstherapie von EEKT und Medikamenten (Antipsychotika, Antidepressiva und Mood Stabilizer) einer reinen Polypharmazie überlegen ist (Swoboda et al. 2001). Auch hier gilt, dass dem Patienten ab der 2. EKT-Serie im Verlauf der Erkrankung zu einer EEKT geraten werden sollte.

13.3 Durchführung der Erhaltungs-Elektrokonvulsionstherapie

Nur wenige Studien untersuchen die Durchführung der EEKT hinsichtlich der empfohlenen Frequenz der Behandlungen. Grundsätzlich werden feste Schemata von einer bedarfsorientierten Anwendung der EEKT unterschieden. Auch im ersten Fall sollte sich der Anwender nicht an ein festes Schema halten, sondern die Abstände der Symptomatik des Patienten anpassen. So soll vermieden werden, dass der Patient einen Rückfall erleidet, nur weil die Abstände der Behandlung aufgrund eines fixen Schemas zu sehr gedehnt wurden. Auch gibt es keine evidenzbasierten Daten für ein bestimmtes Schema. Dennoch ist ein Grundgerüst, an dem sich Patient und Anwender orientieren können, nützlich. Wir empfehlen folgendes Schema, das sich am Krankheitsverlauf der rezidivierenden depressiven Störung orientiert:

Behandlungsschema für die EEKT
- 6- bis 12-mal im wöchentlichen Abstand
- 4-mal im Abstand von 2 Wochen
- 4-mal im Abstand von 3 Wochen
- Anschließend monatlich (Ausnahme Schizophrenie, ▶ unten)

In vielen Kliniken werden auch weniger intensive Schemata (z. B. Universitätsklinik für Psychiatrie Aachen) verwendet, die sich offenbar im klinischen Alltag bewährt haben wie z. B.:
- 2-mal im Abstand von einer Woche,
- 2-mal im Abstand von 2 Wochen,
- 2-mal im Abstand von 3 Wochen,
- 2-mal im Abstand von 4 Wochen,
- 1-mal 6-wöchentlich.

Nach 6 Monaten sollte überprüft werden, ob eine EEKT weiter durchgeführt werden soll.

Zur Weiterbehandlung der Schizophrenie wird empfohlen, einen Behandlungsabstand von 3 Wochen nicht zu überschreiten (Chanpattana et al. 1999).

Bei einer bedarfsorientierten EEKT (z. B. Cafeteria Style) erfolgen Behandlungen nur dann, wenn sich der Zustand des Patienten subjektiv oder objektiv verschlechtert. Die Einschätzung kann anhand etablierter Skalen wie der HAMD Depression Scale dokumentiert werden (Lisanby et al. 2008).

Ladung und Elektrodenposition werden bei der EEKT wie bei der letzten Behandlung der Akutserie gewählt. Für das iktale EEG gelten dieselben Qualitätskriterien wie bei der EKT-Serie, ggf. ist auch hier die Ladung zu erhöhen. Meistens kann sie auf dem Niveau der letzten Behandlung verbleiben.

Das Anästhetikum und das Muskelrelaxans bleiben in der Regel während der EEKT unverändert.

Während einer EKT-Serie verkürzt sich durch die antikonvulsive Wirkung in der Regel die Anfallsdauer kontinuierlich. Kommt es beim Übergang der Akut-EKT in die FEKT zu einer Verlängerung der Anfallsdauer, scheint dies mit einem erhöhten Rückfallrisiko einherzugehen (Di Pauli u. Conca 2009).

Wenn die EEKT ambulant durchgeführt wird, muss gewährleistet sein, dass der Patient mindestens 6 Std zuvor keine Nahrung zu sich nimmt und ab 2 Std vor der Behandlung nichts mehr trinkt und nicht raucht. Er darf nach der Narkose 24 Std nicht Autofahren, sollte abgeholt und nach Hause begleitet werden und bis zum Folgetag nicht alleine sein. Im Übrigen gelten die Vorsichtsmaßnahmen einer ambulanten Narkose.

Bei älteren Patienten ist das Sturzrisiko nach Narkose erhöht. Im ambulanten Setting sind die Angehörigen als unmittelbar Betroffene darüber aufzuklären. Vor Beginn einer EEKT-Serie sollte der Patient ein Aufklärungsblatt unterschreiben, in dem diese besonderen Punkte aufgelistet sind.

Vor jeder ambulanten EEKT-Sitzung sollten eine kurze Anamnese, ein psychopathologischer und ein somatischer Status erhoben werden. Vor der Entlassung werden noch einmal Orientierung, Bewusstseinslage und Vitalparameter überprüft.

Neu aufgetretene Erkrankungen oder Änderungen der Medikamente dürfen nicht übersehen werden. Üblicherweise wird die EEKT mit einer Begleitmedikation kombiniert. Gelegentlich wird im Laufe der EEKT von dem sonst betreuenden Kollegen die Medikation geändert. Auch können infolge somatischer Indikationen zusätzliche Medikamente eingesetzt werden. Dies sollte dem EKT-Behandler nicht entgehen, da sich neue Risiken für Narkose oder EKT-Behandlung ergeben können. Ein Untersuchung allgemeiner Laborparameter und ein EKG sind nicht unbedingt notwendig, erhöhen aber die Sicherheit, wenn unter Pharmakotherapie Veränderungen, beispielsweise eine Hyponatriämie, auftreten. Die APA Task Force empfiehlt eine Routinelaboruntersuchung mindestens alle 6 Monate im Rahmen der EEKT.

Andere spezifische Voruntersuchungen sind nicht erforderlich.

Wie bei anderen Erhaltungstherapien gibt es auch für die EEKT keine sicheren Kriterien für deren Beendigung. Dennoch kann mit ausreichender Stabilität ein Auslassversuch unternommen werden; in der Praxis wird diese Entscheidung nach klinischer Gesamtbeurteilung getroffen, z. B. gehen ein:

- Schwere und Länge der Erkrankung,
- Rezidivgefahr,
- Nutzen-Risiko-Abwägung,
- Bedürfnisse des Patienten.

Der Patient muss darüber aufgeklärt werden, dass bei Verschlechterung jederzeit wieder mit einer erneuten EKT-Serie begonnen werden kann.

Nach Beendigung der EEKT-Serie sollte der Patient regelmäßig, d. h. etwa in den Abständen der letzten vorausgegangenen Behandlungen untersucht werden. In einer Studie von Huuka und Mitarbeitern (2012) erlitten die Hälfte der Patienten innerhalb der ersten 8 Monate einen Rückfall, die meisten davon innerhalb der ersten 3 Monate nach Beendigung der EEKT.

Die möglichen Nebenwirkungen der EEKT sind dieselben wie bei der Akut-EKT, abgesehen davon, dass wahrscheinlich durch EEKT keine zusätzlichen kognitiven Nebenwirkungen ausgelöst werden; somit ist die Sorge vor kognitiven Störungen kein Grund, die FEKT/EEKT zu unterlassen (Smith et al. 2010).

13.4 Rückfall während der EEKT-Serie

Wenn es unter der EEKT zu einem Rückfall kommt, ist es wichtig, dem Patienten und seinen Angehörigen zu vermitteln, dass es noch genügend Möglichkeiten einer Behandlung gibt und die Situation keineswegs hoffnungslos ist. Oft nehmen Betroffene an, die EKT sei die letzte Behandlungsmöglichkeit ihrer Erkrankung im Sinne einer »ultima ratio«.

Folgende Fragen sollten in diesem Fall geklärt werden:

- Wurde die Medikation geändert?
- Wurden Benzodiazepine zu rasch reduziert?
- Wie sind die Blutplasmaspiegel der Medikamente?

Besteht eine im Rahmen der Akutbehandlung nicht erfasste Komorbidität? Bei Patienten mit einer affektiven Störung ist an eine Suchterkrankung, eine Persönlichkeitsstörung, eine Angst- oder Panikstörung, eine PTSD, ein ADHS im Erwachsenenalter oder auch an eine Zwangsstörung zu denken. Dabei dürfen Symptome einer komorbiden Störung nicht mit denen eines Rückfalls verwechselt werden.

Gibt es äußere Belastungsfaktoren wie bedeutende life events, die den Krankheitsverlauf beeinflussen? Es müssen dann spezifische psychotherapeutische oder sozialpsychiatrische Interventionen erfolgen.

Wie ist die Krampfqualität? Hat sie sich verschlechtert?

Wurden z. B. Benzodiazepine erhöht oder hat der Patient diese im Rahmen einer nicht erkannten Abhängigkeit selbstständig erhöht, und ist es somit durch die Erhöhung zu einer Verschlechterung der Krampfqualität gekommen und damit zu einem Nachlassen der EKT-Wirkung.

Handelt es sich um eine saisonale Depression? Trat der Rückfall saisonbedingt auf, und ist die Frequenz der EEKT dann zu niedrig für eine effektive Behandlung der akuten Phase?

Ist eine somatische Erkrankung wie beispielsweise eine Entzündung, eine Schilddrüsendysfunktion, eine hormonelle Störung hinzugekommen?

Liegt ein postiktales Durchgangsyndrom vor?

In der Regel wird der Rückfall durch eine erneute EKT-Serie behandelt. Gleichzeitig sollte die Medikation entsprechend den Leitlinien für Therapieresistenz optimiert werden.

13.5 Psychotherapie während der Erhaltungstherapie

Es gibt klinische Untersuchungen, die darauf hinweisen, dass EKT und PT das Funktionsniveau der depressiven Patienten verbessern (McClintock et al. 2011). In mehreren Fallstudien an insgesamt über 234 Patienten konnte in den Jahren 1946–2006 gezeigt werden, dass die Kombination mit PT (Einzel- oder Gruppentherapie) während und im Anschluss an EKT v. a. im Sinne der Rezidivprophylaxe wirksam ist. Es ist denkbar, dass die neurobiologischen Effekte der EKT die Voraussetzungen für eine PT verbessern.

Klinisch gibt es keine Gründe anzunehmen, dass EKT und PT sich gegenseitig behindern. Ggf. muss bei der PT auf kognitive Nebenwirkungen der EKT Rücksicht genommen werden, was praktisch aber durchaus möglich ist. Für Indikation und Durchführung einer PT gelten die sonst angewandten Grundsätze. Psychische Erkrankungen, bei denen EKT indiziert ist, gehören prinzipiell auch zum Indikationsspektrum der PT. Daher sollten diese Behandlungsverfahren ergänzend angewandt werden, insbesondere sollte der Psychotherapeut die Compliance gegenüber der EKT (oder auch einer Pharmakotherapie) unterstützen.

Für schizophrene Störungen wurde die Kombination EKT und Psychotherapie bisher nicht untersucht. Auch hier gibt es a priori keinen Grund, einem mit EKT behandelten Patienten PT vorzuenthalten.

Ein störungsspezifisches psychotherapeutisches Programm für Patienten, die EKT erhalten oder erhalten haben, sollte dringend entwickelt werden.

Literatur

American Psychiatric Association (2006) American Psychiatric Association Practice Guidelines for the Treatments of Psychiatric Disorders: Compendium 2006. American Psychiatric Publishing, Arlington VA

Chanpattana W, Kramer BA (2003) Acute and maintenance ECT with flupenthixol in refractory schizophrenia: Sustained improvements in psychopathology, quality of life and social outcomes. Schizophr Res 63: 189–193

Chanpattana W, Chakrabhand MLS, Sackeim HA et al (1999) Continuation ECT in treatment-resistant schizophrenia: A controlled study. J ECT 15: 178–192

Conca A, Hinterhuber H, Prapotnik M et al (2004) Die Elektrokrampftherapie: Theorie und Praxis. Anwendungsempfehlung der EKR. Offizielles EKT Konsensuspapier der ÖGPP. Neuropsychiatrie 17

Coppen A, Abou-Saleh MT, Milln P et al (1981) Lithium continuation therapy following electroconvulsive therapy. Br J Psychiatry 139: 284–287

Di Pauli J, Conca A (2009) Impact of seizure duration in maintenance electroconvulsive therapy. Psychiatry Clin Neurosci 63(6): 769–771

Eschweiler GW, Wild B, Bartels M (2003) Elektromagnetische Therapien in der Psychiatrie. Steinkopff, Darmstadt

Huuhka K, Vikki M, Tammentie T et al (2012) One year follow up after discontinuing maintenance electroconvulsive therapy. J ECT 28(4)

Kellner CH, Knapp RG, Petrides G et al (2006) Continuation electroconvulsive therapy vs pharmacotherapy for relapse prevention in major depression: a multisite study from the Consortium for Research in Electroconvulsive Therapy (CORE). Arch Gen Psychiatry 63: 1337–1344

Lisanby SH, Sampson S, Mustafa HM et al (2008) Toward individualized post-electroconvulsive therapy care: Piloting the symptom-titrated, algorithm-based longitudinal ECT (STABLE) intervention. J ECT 24: 179–182

McClintock SM, Brandon AR, Husain MM, Jarett RB (2011) A systematic review of the combined use of electroconvulsive therapy and psychotherapy for depression. J ECT 27(3): 236–243

Perry P, Tsuang MT (1979) Treatment of unipolar depression following electroconvulsive therapy. Relapse rate comparisons between lithium and tricycles therapies following ECT. J Affect Disord 1: 123–129

Petrides G, Tobias KG, Kellner CH, Rudorfer MV (2011) Continuation and maintenance electroconvulsive therapy for mood disorders: Review of literature. Neuropsychobiology 64: 129–140

Rabheru K (2012) Maintenance electroconvulsive therapy after acute responds. Examing the evidence for who, what, when and how? J ECT 28: 39–47

Sackeim HA, Haskett RF, Mulsant BH et al (2001) Continuation pharmacotherapy in the prevention of relapse following electroconvulsive therapy: a randomized controlled trial. JAMA 285: 1299–1307

Smith GE, Rasmussen KG, Cullum CM et al (2010) A randomized controlled trial comparing the memory effects of continuation electroconvulsive therapy versus continuation pharmacotherapy: results from the Consortium for Research in ECT (CORE) study. J Clin Psychiatry 71: 185–193

Swartz CM (2009) Electroconvulsive and neuromodulation therapies. Cambridge University Press, New York NY

Swoboda E, Conca A, König P et al (2001) Maintenance electroconvulsive therapy in affective and schizoaffectiv disorder. Neuropsychobiology 43: 23–28

Winkler D, Tauscher J, Kasper S (2002) Maintenance treatment in depression: the role of pharmacological and psychological treatment. Current opinion in psychiatry 15: 63–68

Wirkungsmechanismen der EKT

Hildegard Janouschek, Thomas Nickl-Jockschat

Die Elektrokonvulsionstherapie (EKT) wirkt bei klinisch heterogenen Syndromen: neben den gut beschriebenen antidepressiven, antimanischen, antipsychotischen, antikonvulsiven, antisuizidalen, stimmungsstabilisierenden und antikatatonen Eigenschaften wurden in der Literatur auch positive Effekte der EKT bei der Behandlung von motorischen Symptomen bei M. Parkinson beschrieben. Eine umfassende Theorie des zugrunde liegenden Wirkmechanismus hinter dieser erstaunlichen therapeutischen Bandbreite existiert bislang noch nicht. Allerdings existieren zahlreiche experimentelle Befunde, die entsprechende Rückschlüsse auf den Wirkungsmechanismus ermöglichen. Mit dieser Evidenzlage steht die EKT hinter anderen psychiatrischen Therapien, wie etwa der Pharmakotherapie, psychotherapeutischen Verfahren oder der Lichttherapie nicht zurück.

> ❯❯ Es herrscht weitgehender Konsens darüber, dass ein generalisierter Anfall eine notwendige Voraussetzung für die Wirksamkeit der EKT ist und dass die EKT ihren antidepressiven Effekt erst durch mehrere generalisierte Anfälle im Rahmen einer EKT-Serie entwickelt.

Die neuroendokrine Hypothese der EKT geht davon aus, dass die verstärkte Ausschüttung von potenziell antidepressiv wirksamen Hormonen nach dem Anfall bzw. die Aufhebung neuroendokriner Störungen, die mit depressiven Episoden assoziiert sind, ein Wirkungsmechanismus der EKT ist. Die Neurotransmission durch Monoamine, aber auch durch andere Neurotransmitter und Neuropeptide, weist im Rahmen einer Depression Veränderungen auf. Basierend auf diesen Erkenntnissen wurde die Neurotransmitter-Hypothese der EKT entwickelt, die besagt, dass die EKT zu einer Normalisierung der Neurotransmission führt. Eine verstärkte GABAerge und opioiderge Transmission werden zudem für den antikonvulsiven und auch antidepressiven sowie antikatatonen Effekt der EKT verantwortlich gemacht. Ein weiterer möglicher Wirkmechanismus der EKT ist ihr – im Tiermodell beschriebener – neurotropher Effekt.

Da die meisten Studien zum Wirkmechanismus der EKT mit dem Fokus auf depressive Stö-

rungen durchgeführt wurden, beziehen sich die Ausführungen auf das entsprechende Krankheitsbild. Werden Studien zu anderen Störungsbildern angeführt, wird noch einmal explizit darauf hingewiesen.

14.1 Die Bedeutung des Anfalls für den Wirkmechanismus

> ❯❯ Ein generalisierter Anfall wird allgemein als notwendige Voraussetzung für die Wirksamkeit der Behandlung angesehen (Ottosson 1960).

Behandlungen mit stark überschwelligen Stimulusintensitäten besitzen im Vergleich zu nur leicht überschwelligen Stimulationen v. a. bei der **rechts unilateralen (RUL) EKT** eine größere Wirksamkeit (Sackeim et al. 1991). Dies ist besonders gut für die Behandlung depressiver Episoden belegt. Allerdings ist der isolierte Krampfanfall eine zwar notwendige, keineswegs jedoch hinreichende Bedingung für einen therapeutischen Effekt. So wird zum einen erst durch eine Serie von generalisierten Anfällen ein therapeutischer Effekt der EKT erzielt. Zum anderen scheint ein generalisierter Anfall per se nicht hinreichend – es gilt also keinesfalls ein »Alles-oder-Nichts-Prinzip« –, vielmehr müssen bestimmte Qualitätskriterien erfüllt sein, um eine suffiziente Wirkung zu erzielen.

14.2 Hypothalamische Achsen und ihre Bedeutung für die neuroendokrine Hypothese der EKT

14.2.1 Veränderung hypothalamischer Achsen bei Depression

In verschiedenen Untersuchungen an depressiven Patienten ergaben sich Hinweise auf eine Dysregulation der Hypothalamus-Hypophysen-Nebennierenrinden- (HPA-)Achse. So wurde etwa eine verminderte Suppression der HPA-Achse im Dexamethasonhemmtest, bzw. im sog. Dexamethason/CRH-Test (Applikation von Dexamethason mit nachfolgender Gabe von CRH) beschrieben. Studien legen nahe, dass etwa eine Normalisierung des zuvor auffälligen Dexamethason/CRH-Tests mit einem Behandlungserfolg der antidepressiven Therapie assoziiert ist (Förstl et al. 2006; Holsboer 2000).

Es wird gegenwärtig davon ausgegangen, dass eine bei depressiven Patienten gestörte Signaltransduktion über Cortikosteroidrezeptoren im Sinne eines verminderten negativen Feedbacks zur Dysregulation der HPA-Achse beiträgt (Holsboer 2000).

Weiterhin gibt es Hinweise auf eine Dysregulation der Hypothalamus-Hypophysen-Schilddrüsenachse bei Depression. So wurde etwa nach intravenöser TRH-Gabe eine verminderte TSH-Ausschüttung gefunden, so dass von einer Reduktion der TRH-Rezeptoren bei Depression ausgegangen wird (Sattin 1999). Auch Berichte über eine kurzfristige, 2–3 Tage anhaltende, Remission nach intrathekaler Verabreichung von TRH bei Patienten mit therapierefraktärer Depression (Sattin 1999) weisen auf eine Rolle der Hypothalamus-Hypophysen-Schilddrüsenachse in der Pathogenese der Depression hin.

14.2.2 Die neuroendokrine Hypothese der EKT

Die neuroendokrine Hypothese der EKT geht davon aus, dass die Aufhebung neuroendokriner Störungen, die mit depressiven Episoden assoziiert sind, ein wesentlicher Wirkungsmechanismus der EKT ist. Daneben ist auch bekannt, dass einige dieser Hormone auch einen antidepressiven Effekt per se aufweisen. Durch den Anfall wird eine Vielzahl an Hormonen ausgeschüttet. Insbesondere Einflüsse auf Schilddrüsen- und Stresshormone könnten den antidepressiven Effekt vermitteln.

14.2.3 Hypothalamus-Hypophysen-Nebennierenrinden-Achse

Unmittelbar nach einer EKT-Stimulation kommt es zu einer verstärkten Ausschüttung von Hormonen der HPA-Achse, während im Behandlungsverlauf

eine zunehmende Normalisierung der HPA-Aktivität auftritt (Weizman et al. 1987; Kling et al. 1994). Über diese Normalisierung einer bei depressiven Patienten erhöhten HPA-Aktivität könnte sich zumindest teilweise der antidepressive Effekt der EKT erklären. Im Folgenden sollen die Effekte der EKT auf die einzelnen Hormone der HPA-Achse (Hypothalamus: **CRH**, Hypophyse: **ACTH**, Nebennierenrinde: **Cortisol**) dargestellt werden.

Die Datenlage zur Auswirkung von EKT auf die **CRH**-Liquorkonzentration bei depressiven Patienten ist uneinheitlich. Dies ist z. T. durch die verschiedenen Untersuchungsmethoden erklärbar: kontinuierliche Liquorableitung (Kling et al. 1994) vs. einzelne Lumbalpunktionen vor und nach EKT (Rudorfer et al. 1991; Nikisch u. Mathé 2008) sowie durch unterschiedliche Entnahmezeiten des Liquors bei den Einzelpunktionen. In einer Studie fand sich eine Assoziation zwischen Reduktion der CRH-Liquorkonzentration und erfolgreicher EKT.

Eine im Tiermodell der EKT, dem elektrokonvulsiven Schock (electroconvulsive shock, ECS), sowohl durch akute als auch chronische ECS bedingte Zunahme der CRH-Konzentration im Nucleus paraventricularis des Hypothalamus (Garcia-Garcia et al. 1998) ist möglicherweise stressbedingt.

Während Rudorfer und Kollegen (1991) in ihren Untersuchungen keine signifikante Veränderung der Liquorkonzentration von **ACTH** durch EKT feststellen konnten, zeigte sich in verschiedenen human- und tierexperimentellen Studien ein Anstieg der ACTH-Konzentration im Plasma (Florkowski et al. 1996; Gur et al. 2002).

Eine erfolgreiche EKT war in einer Studie von Kling und Kollegen (1994) mit einer Reduktion des freien **Cortisols** im Urin verbunden. Über diese Normalisierung einer bei depressiven Patienten erhöhten HPA-Aktivität könnte sich, zumindest teilweise, der antidepressive Effekt der EKT erklären.

14.2.4 Hypothalamus-Hypophysen-Schilddrüsen-Achse

ECS führte bei Ratten zum Anstieg der TRH-Konzentration in verschiedenen subkortikalen limbischen und frontokortikalen Regionen, die zum einen bei Menschen mit Depression funktionelle Veränderungen aufweisen und zum anderen eine Bedeutung für die Schlafregulierung haben. Dabei zeigten sich im Verlauf einer ECS-Serie deutlich ausgeprägtere Effekte als nach einer einzelnen ECS-Applikation (Sattin 1999).

Gegenwärtig wird davon ausgegangen, dass TRH ein wichtiger inhibitorischer Neuromodulator der glutamatergen Neurotransmission in limbischen und kortikalen neuronalen Schaltkreisen ist. Da eine Übererregung des glutamatergen NMDA-Kanals einen wesentlichen Mechanismus in der Entstehung und Aufrechterhaltung einer Depression darstellen soll, könnte eine TRH-vermittelte Suppression der glutamatergen Neurotransmission zum antidepressiven Effekt der EKT beitragen (Sattin 1999).

14.2.5 Weitere neuroendokrine Effekte der EKT

Klinisch ist seit langem bekannt, dass spontane epileptische Anfälle zu einem schnellen und deutlichen Anstieg der **Prolaktinkonzentration** im Serum führen. Da außerdem TRH neben der TSH-Ausschüttung auch die Prolaktinausschüttung stimuliert, lag es nahe, die Prolaktinspiegel bei EKT zu untersuchen. Hier wurde eine Korrelation zwischen einer höheren mittleren Prolaktinausschüttung nach EKT und einem langsameren Ansprechen auf EKT festgestellt (Abrams u. Swartz 1985). Weitere Studien an Patienten mit Depression und anderen Diagnosen zeigten einen Anstieg der Prolaktinspiegel direkt nach der EKT. Es konnte jedoch keine Veränderung der basalen Prolaktinspiegel vor und nach der Behandlung festgestellt werden. Auch waren die Prolaktinspiegel unabhängig vom Responderstatus (Weizman et al. 1987; Florkowski et al. 1996).

Hinsichtlich des Effekts von EKT auf den ß-Endorphinspiegel fanden sich in Serum und Liquor gegenläufige Veränderungen der ß-Endorphinkonzentration.

Einen Überblick über die Auswirkungen der EKT auf die HPA-Achse gibt ◻ Tab. 14.1.

14.3 Monoaminerge Transmission und ihre Bedeutung für die Neurotransmitter-Hypothese der EKT

14.3.1 Neurotransmitter-Hypothese (monoaminerge Transmission)

Für das serotonerge und noradrenerge System konnten sowohl auf Transmitter- als auch auf Rezeptorebene Effekte durch EKT nachgewiesen werden. Die hieraus resultierende verstärkte monoaminerge Transmission könnte beim antidepressiven Effekt der EKT eine Rolle spielen. Hinweise für die Bedeutung dieser Transmittersysteme bei der antidepressiven Wirkung ergeben sich zum einen aus der Psychopharmakotherapie, zum anderen aus der Tatsache, dass eine veränderte monoaminerge Transmission bei depressiven Patienten ein sehr konstanter Befund in der Literatur ist. Allerdings scheint eine Verfügbarkeit von Katecholaminen und Serotonin nicht für den Erhalt des initialen antidepressiven Effekts nach EKT notwendig zu sein, wohingegen Patienten, die auf serotonerge bzw. noradrenerge medikamentöse antidepressive Therapie respondierten, unter Indolamin- bzw. Katecholamindepletion einen Rückfall erlitten (Cassidy et al. 2010).

14.3.2 Serotonerges System

Tierexperimentelle Studien mit kontinuierlicher Anwendung der ECS zeigten eine durch ECS erhöhte Gewebskonzentration von Serotonin im Hippocampus. Wie unter ECS, zeigte sich auch unter dauerhafter Gabe der Antidepressiva Desipramin bzw. Escitalopram, sowie des Stimmungsstabilisators Lithium, eine Erhöhung der Serotoninkonzentration im Hippocampus (Jacobsen u. Mørk 2004).

Hinsichtlich der Auswirkungen von ECS auf den 5-HT_{1A}-Rezeptor ist die Datenlage widersprüchlich (Pandey et al. 1991; Gur et al. 2002), was durch unterschiedliche Methodik in den einzelnen Studien bedingt sein kann.

Eine PET-Studie mit Rhesusaffen zeigte eine ECS-bedingte transiente signifikante Abnahme der 5-HT_2-Bindung, die 4–6 Wochen nach Behandlungsende wieder das Ausgangsniveau er-

□ Tab. 14.1 Auswirkungen von ECS bzw. EKT auf die HPA-Achse

	Unverändert	Anstieg	Abfall	Auswirkung auf den Behandlungserfolg
CRH	Keine signifikante Veränderung der Liquorkonzentration nach EKT (Rudorfer et al. 1991)	Anstieg der mRNA-Expression im Nucleus paraventricularis des Hypothalamus (ECS) (Garcia-Garcia et al. 1998)	Abfall der Liquorkonzentration nach EKT (Nikisch u. Mathé 2008; Kling et al. 1994)	Assoziation zwischen einer Reduktion der CRH-Spiegel im Liquor und erfolgreicher EKT (Kling et al. 1994)
POMC	Keine Veränderung der POMC-mRNA-Expression im Hypophysenvorderlappen (Garcia-Garcia et al. 1998)	Zunahme der POMC-mRNA-Expression sowohl nach akuter als auch nach chronischer EKT im Nucleus arcuatus (Garcia-Garcia et al. 1998)		
Prä-Pro-TRH		mRNA Anstieg in den limbischen Arealen in denen auch TRH ansteigt (Sattin 1999)		
TRH		Geringer Anstieg der TRH Konzentration im Hippocampus und piriformen Cortex nach singulärer ECS (Sattin 1999) Über 2 Wochen persistierender deutlicher Anstieg der TRH- Konzentration im Hippocampus, enterohinalen Kortex, piriformen Kortex, der Amygdala und in v. a. frontokortikalen Arealen nach 3–5 Stimulationen an verschiedenen Tagen (Sattin 1999)		
ACTH	Keine signifikante Veränderung der Liquorkonzentration von ACTH durch EKT (Rudorfer et al. 1991)	Anstieg der ACTH-Konzentration im Plasma (Gur et al. 2002; Kronfol et al. 1991)		
Cortisol		Signifikante Zunahme im Plasma direkt nach EKT, wobei das Ausmaß bei chronischer EKT abnimmt (Weizman et al. 1987)	Bei erfolgreicher EKT Reduktion des freien Cortisols im Urin (Kling et al. 1994)	Bei erfolgreicher EKT Reduktion des freien Cortisols im Urin (Kling et al. 1994)
		Zu Beginn einer EKT-Behandlung kurzfristiger Anstieg des freien Cortisols im Urin (Kling et al. 1994)		

⬛ Tab. 14.1 Fortsetzung

	Unverändert	Anstieg	Abfall	Auswirkung auf den Behandlungserfolg
Prolaktin	Basale Prolaktinspiegel (Weizman et al. 1987)	Bestimmung direkt nach EKT (Abrams u.Swartz 1985)		Korrelation zwischen höherer mittlerer Prolaktinausschüttung nach EKT und langsamerem Ansprechen (Abrams u. Swartz 1985). Kein Einfluss auf Responderstatus (Weizman et al. 1987)
β-Endorphin		Nach der 6. EKT, jedoch nicht nach einer einzelnen EKT, signifikanter Anstieg der ß-Endorphin Serumkonzentration. Noch am Tag nach der 6. Behandlung, jedoch nicht mehr nach 4 Wochen nachweisbar (Weizman et al. 1987)	Signifikante Abnahme der ß-Endorphin Liquorkonzentration nach einer EKT-Serie (Nemeroff et al. 1991)	

reichte (Strome et al. 2005). Damit übereinstimmend zeigten PET-Untersuchungen an Patienten mit Major Depression eine Herabregulation der 5-HT_2-Rezeptoren in allen kortikalen Bereichen durch EKT, wie dies auch nach der Gabe von Antidepressiva zu sehen ist (Yatham et al. 2010).

Beim Abbau von Serotonin entsteht 5-Hydroxyindolessigsäure (5-HIAA). Bei Ratten wurde nach ECS ein Anstieg dieses Stoffwechselprodukts in frontalen, limbischen und subkortikalen Regionen berichtet (Glue et al. 1990; Jacobsen u. Mørk 2004).

Untersuchungen an depressiven Patienten zeigten eine Abnahme des 5-HIAA–Spiegels im Serum 1 und 2 Std nach EKT sowie eine Zunahme der 5-HIAA-Spiegel von der 1. bis zur 3. EKT. Es bestand jedoch keine Korrelation zwischen 5-HIAA-Spiegel und Response. Diese Daten weisen auf einen vermehrten Serotonin-Turnover unter EKT hin (Hofmann et al. 1996). Ebenfalls bei depressiven Patienten wurde eine Erhöhung der Liquorkonzentration von 5-HIAA durch eine EKT-Serie

gefunden (Rudorfer et al. 1991, Nikisch u. Mathé 2008).

Eine Übersicht gibt ⬛ Tab. 14.2.

14.3.3 Adrenerges und noradrenerges System

Es wird angenommen, dass die noradrenerge Transmission durch ECS erhöht wird und dass die Abnahme der ß-Adrenorezeptoren eine Anpassung an diese vermehrte Transmission ist.

ECS führt zu einer transienten signifikanten Zunahme der Noradrenalinfreisetzung im frontalen Kortex (Glue et al. 1990). In Einklang damit zeigten tierexperimentelle Studien mit Nagern nach einer ECS-Serie eine Zunahme der Genexpression der Tyrosinhydroxylase, dem geschwindigkeitslimitierenden Enzym der Noradrenalinbiosynthese, im Locus coeruleus (Mann 1998). Auch bei Menschen wurden nach einer EKT-Serie erhöhte Plasma-Noradrenalinspiegel festgestellt (Mann 1998).

☐ Tab. 14.2 ECS- bzw. EKT-bedingte Veränderungen serotonerger Rezeptoren

	Unverändert	Anstieg	Abfall
5-HT$_{1A}$-Rezeptor	Kein Effekt von chronischer ECS auf die Aktivität des präsynaptischen 5-HT$_{1A}$-Rezeptors der Ratte (Gur et al. 2002).	Vermehrte Expression des 5-HT$_{1A}$-Rezeptors im Gyrus dentatus der Ratte (Hayakawa et al. 1994)	Verminderte kortikale Expression des 5-HT$_{1A}$-Rezeptors bei Ratten durch chronische ECS (Pandey et al. 1991)
	Kein Effekt einer einzelnen ECS auf kortikale 5-HT$_{1A}$-Rezeptoren (Pandey et al. 1991)	Steigerung der Sensitivität postsynaptischer 5-HT$_{1A}$-Rezeptoren im Hippocampus der Ratte durch chronische ECS (Gur et al. 2002)	ECS-bedingte Verminderung der Sensitivität präsynaptischer 5-HT$_{1A}$-Autorezeptoren im Hypothalamus der Ratte (Gur et al. 2002)
5-HT$_2$-Rezeptor		Vermehrte ECS-vermittelte mRNA-Expression der 5-HT$_2$-Rezeptor mRNA im frontalen Kortex sowie eine vermehrte Expression von 5-HT$_2$-Rezeptoren im Kortex der Ratte (Mann u. Kapur 1994; Pandey et al. 1992)	Transiente signifikante Abnahme der 5-HT$_2$-Bindung als Hinweis auf eine Herabregulierung der 5-HT$_2$-Rezeptoren von Rhesusaffen. Diese Veränderung erreichte 4–6 Wochen nach Behandlungsende wieder das Ausgangsniveau (Strome et al. 2005)
			EKT-vermittelte Herabregulierung der 5-HT$_2$-Rezeptoren in allen kortikalen Bereichen (Yatham et al. 2010)

Verschiedene tierexperimentelle Studien zeigten eine Abnahme der Dichte und der Empfindlichkeit der ß-Adrenorezeptoren, v. a. im frontalen Kortex und im Hippocampus, jedoch nicht im Nucleus caudatus und im Kleinhirn (Mann u. Kapur 1994; Biegon u. Israeli 1986). Die Ursache für das unterschiedliche Ansprechen der einzelnen Regionen mag zum einen an der Verteilung der ß$_1$-Rezeptoren, zum anderen an der Konnektivität noradrenerger Bahnen liegen (Biegon u. Israeli 1986). Insgesamt scheint die Signaltransduktion über ß-Adrenorezeptoren durch eine ECS-Serie abzunehmen.

Anders als bei den ß-Adrenorezeptoren führt ECS zur Zunahme der Anzahl und Sensitivität der α$_1$-Adrenorezeptoren, wobei diskutiert wird, ob sich diese auf den α$_{1B}$-Subtyp beschränkt. Die Anzahl der α$_2$-Rezeptoren, die z. T. Autorezeptoren sind, wird hingegen durch ECS vermindert. Dies führt vermutlich zu verstärkter noradrenerger Transmission über α$_1$-Adrenorezeptoren (Blendy et al. 1991; Mann u. Kapur 1994).

14.3.4 Dopaminerges System

EKT bzw. ECS erhöhen die dopaminerge Neurotransmission durch eine regional spezifische Veränderung der Dopaminrezeptoren und eine vermehrte Verfügbarkeit von Dopamin. Dopaminrezeptoren reagieren in spezifischer und regional unterschiedlicher Weise auf ECS bzw. EKT. Nachdem ein Anstieg der D$_3$-Rezeptor-mRNA in der Schalenregion des Nucleus accumbens auch unter anderen antidepressiven Therapien gefunden werden konnte, scheint dies ein gemeinsamer neurobiologischer Mechanismus antidepressiv wirksamer Therapien zu sein (Lammers et al. 2000).

Im Gegensatz zu chemisch ausgelösten Anfällen führt ECS zu einer Zunahme der striatalen Dopaminkonzentration (Mann 1998; Glue et al. 1990; McGarvey et al. 1993). Die striatalen Dopaminspiegel stiegen bei bilateraler Elektrodenplatzie-

◘ Tab. 14.3 ECS- bzw. EKT-bedingte Veränderungen adrenerger Rezeptoren

	Anstieg	Abfall
ß-Adrenorezeptor	Anstieg der Responsivität der lympho-zytären ß-Adrenorezeptoren durch eine EKT-Serie (Mann 1998)	Abnahme der Dichte und der Empfindlichkeit der ß-Adrenorezeptoren v. a. im frontalen Kortex und im Hippocampus (Mann u. Kapur 1994, Biegon u. Israeli 1986)
		Verminderung sowohl der ß-Adrenorezeptor mRNA als auch der Bindung von ß-Adrenore-zeptor-Liganden im frontalen Kortex (Hosoda u. Duman 1993) unter chronischer ECS
		Abnahme der $ß_1$-Adrenorezeptoren und deren mRNA unter chronischer ECS (Mann u. Kapur 1994)
α-Adrenorezeptor	Zunahme der Anzahl und Sensitivität der der $α_1$-Adrenorezeptoren, fraglich auch nur des $α_{1B}$-Subtyps (Mann u. Kapur 1994; Pandey et al. 1992; Blendy et al. 1991)	Reduktion der $α_2$-Rezeptoren, die z. T. Autore-zeptoren sind, durch ECS (Mann u. Kapur 1994)

rung stärker an als bei unilateraler. Auch eine höhere und länger applizierte Ladung führt zu stärkerer Dopaminausschüttung, ohne dass die Krampfdauer gleichzeitig ansteigt (McGarvey et al. 1993).

Passend zum Anstieg der Dopaminfreisetzung unter ECS zeigen tierexperimentelle Daten mit Ratten eine Zunahme der beiden Hauptmetaboliten des Dopamins, Homovanillinsäure (HVA) und Dihydroxyphenylessigsäure (DOPAC) im frontalen Kortex, im Nucleus accumbens und im Striatum (Glue et al. 1990). Auch die bei depressiven Patienten nach einer EKT-Serie festgestellte Zunahme der HVA-Konzentration im Liquor lässt sich durch eine EKT-bedingte vermehrte Dopaminausschüttung erklären (Nikisch u. Mathé 2008; ◘ Tab. 14.3).

Wiederholte ECS führt bei sonst unbehandelten Ratten zu einer regional spezifischen Steigerung der D_1-Rezeptor-Bindung (Strome et al. 2007). Bei Untersuchungen an depressiven Patienten fanden Saijo und Mitarbeiter (2010) eine Reduktion der D_2-Rezeptor-Bindung im ACC bei Respondern auf EKT. Im Tierexperiment wurden nach einer ECS-Serie eine vermehrte D_3-Rezeptor-Bindung im Striatum und eine Zunahme der D_3-Rezeptor-mRNA in der Schalenregion des Nucleus accumbens gefunden (Strome 2007 et al.; Lammers et al. 2000). Zur Übersicht siehe ◘ Tab. 14.4.

14.4 Weitere Neurotransmittersysteme

14.4.1 Cholinerges System

Für eine mögliche Rolle des cholinergen Systems bei der Depression spricht, dass Cholinagonisten depressive Symptome provozieren können. Weiterhin weisen Rattenstämme mit cholinerger Überaktivität sowohl physiologische als auch Verhaltensauffälligkeiten (reduziertes Gewicht, Hypoaktivität und Lernschwierigkeiten) auf, die denen bei depressiven Patienten ähneln (Förstl et al. 2006). EKT reduziert die cholinerge Transmission über verschiedene Mechanismen. Zum einen wird die Reduktion der cholinergen Transmission als mögliche Ursache für die kognitiven Nebenwirkungen von EKT diskutiert. Zum anderen wird in der verminderten cholinergen Transmission auch ein möglicher antidepressiver Effekt der EKT gesehen (Mann u. Kapur 1994).

ECS führt zu einer leichten Abnahme der muskarinergen Acetylcholinrezeptoren in vielen verschiedenen, v. a. limbischen, Hirnregionen. Zudem gibt es Hinweise auf eine verminderte Signaltransduktion durch muskarinische ACH-Rezeptoren im Hippocampus (Mann u. Kapur 1994). Ein weiterer Mechanismus, der zur ECS- bzw. EKT-bedingten Reduktion der cholinergen Transmission beiträgt, ist

Tab. 14.4   ECS- bzw. EKT-bedingte Veränderungen dopaminerger Rezeptoren

	Unverändert	Anstieg	Abfall
D_1-Rezeptor	Keine signifikante Veränderung der D_1-Rezeptor-mRNA-Spiegel im Nucleus accumbens 24 Std nach der letzten Behandlung (Lammers et al. 2000; Smith et al. 1995)	Vermehrte D_1-Rezeptor-Bindung in der Substantia nigra (Fochtmann et al. 1989) und im Striatum der Ratte (Strome et al. 2007)	
	Keine sign. Veränderung der D_1-Rezeptor-mRNA im Striatum (Smith et al. 1995)	Verstärkte striatale D_1-Rezeptor-Bindung durch eine ECS-Serie nach medikamentös induziertem Parkinsonismus (Strome et al. 2007)	
		4 Std nach ECS verstärkte D_1-Rezeptor-mRNA-Expression im Nucleus accumbens nach singulärer und wiederholter ECS (Smith et al. 1995)	
D_2-Rezeptor	Keine Veränderungen der D_2-Rezeptoren bzw. ihrer mRNA-Expression im Striatum, im Hypothalamus und in der CA1 Region des Hippocampus (Strome et al. 2007; Lammers et al. 2000; Barkai et al. 1990)	Verstärkte D_2-Rezeptor-Expression im Nucleus accumbens, im Tuberculum olfactorium, im Claustrum, in der Amygdala und im endopiriformen Nucleus (Barkai et al. 1990)	Reduktion der D_2-Rezeptor-Bindung im ACC bei Respondern auf EKT (Saijo et al. 2011)
	Keine Veränderung der D_2-Rezeptor-Bindung durch eine ECS-Serie nach medikamentös induziertem Parkinsonismus (Strome et al. 2007)	4 Std nach ECS verstärkte D_2-Rezeptor-mRNA-Expression im Nucleus accumbens nach singulärer und wiederholter ECS (Smith et al. 1995)	
	Keine signifikante Veränderung der D_2-Rezeptor-mRNA-Expression 24 Std nach der letzten Behandlung im Nucleus accumbens (Lammers et al. 2000; Smith et al. 1995)		
D_3-Rezeptor		Vermehrte D_3-Rezeptor-Bindung im Striatum sowie Zunahme der D_3-Rezeptor-mRNA-Expression in der Schalenregion des Nucleus accumbens (Strome et al. 2007; Lammers et al. 2000)	
		Auch bei medikamentös induziertem Parkinsonismus Zunahme der striatalen D_3-Rezeptor-Bindung nach einer ECS-Serie (Strome et al. 2007)	

14

◘ Tab. 14.5 ECS-bedingte Veränderungen glutamaterger Rezeptoren

	Unverändert	Anstieg	Abfall
NMDA-Rezeptor	mRNA-Spiegel der NMDAR1A-G Untereinheit des NMDA-Rezeptors im Hippocampus der Ratte (Naylor et al. 1996)	Sowohl eine einzelne ECS als auch eine ECS-Serie erhöhen die mRNA-Expression der NR2A-Untereinheit des NMDA-Rezeptors im Gyrus dentatus und im CA1 Feld des Hippocampus für > 6 Std (Watkins et al. 1998)	
	mRNA-Expression der NR2B Untereinheit des NMDA-Rezeptors im CA1 Feld des Hippocampus (Watkins et al. 1998)	mRNA-Expression der NR2B-Untereinheit des NMDA-Rezeptors im Gyrus dentatus über mindestens 24 Std durch singuläre und chronische ECS (Watkins et al. 1998)	
AMPA Rezeptor		Durch wiederholte ECS Anstieg der mRNA-Expression der GluR1 Untereinheit des AMPA-Rezeptors im Hippocampus der Ratte, die 24 Std nach dem letzten Anfall noch erkennbar war (Naylor et al. 1996)	
Metabotropher Glutamatrezeptor mGlu5b	Unveränderte mRNA-Expression im CA1 Feld des Hippocampus (Watkins et al. 1998)		Verminderte mRNA-Expression des metabotrophen Glutamatrezepors mGlu5b im Gyrus dentatus nach singulärer und chronischer ECS für mindestens 6 Std (Watkins et al. 1998)

der Anstieg der Acetylcholinesterase-Konzentration im gesamten Gehirn, was zu einem rascheren Abbau von Acetylcholin führt (Adams et al. 1968).

14.4.2 Glutamaterges System

Glutamat ist der wichtigste exzitatorisch wirksame Neurotransmitter im Gehirn. Seine Wirkung wird über ionotrope, metabotrope und GluD2-Rezeptoren vermittelt (◘ Tab. 14.5).

Bei nicht medizierten Patienten mit schwerer unipolarer depressiver Episode fand sich ein signifikant reduziertes Glutamat/Glutamin-Verhältnis im linken anterioren Cingulum, das bei Respondern auf EKT signifikant zunahm (Pfleiderer et al. 2003).

Zudem wurden im Tiermodell unterschiedliche Effekte der ECS auf die Untereinheiten der glutamatergen Rezeptoren beschrieben (Watkins et al. 1998).

14.4.3 GABAerges System

Die GABAerge Wirkung der EKT ist eng mit deren antikonvulsiven Effekt verknüpft (Coffey et al. 1995). Daneben gibt es die Hypothese, dass eine

Veränderung der $GABA_B$-Rezeptorfunktion mit dem Wirkmechanismus sowohl der EKT als auch medikamentöser antidepressiver Therapien assoziiert ist (Gray u. Green 1987). Insgesamt scheinen höhere GABA-Spiegel mit einem besseren Ansprechen auf EKT assoziiert zu sein.

Esel und Mitarbeiter (2008) fanden in ihrer Studie eine verminderte GABA-Serumkonzentration bei depressiven Patienten, die durch EKT signifikant zunahm. Auch wurde nach ECS ein transienter Anstieg der $GABA_A$-Rezeptor Genexpression festgestellt (Kang et al. 1991). Mittels Magnetresonanzspektroskopie konnte bei depressiven Patienten nach einer EKT-Serie eine signifikante Zunahme der GABA-Konzentration im okzipitalen Kortex festgestellt werden (Sanacora et al. 2003). Allerdings wurden bei Respondern, verglichen mit Non-Respondern, sowohl höhere Serum-GABA-Spiegel vor Beginn der EKT-Serie als auch nach dem Ende der EKT-Serie festgestellt (Devanand et al. 1995). Tierexperimentelle Studien zeigten, dass durch eine ECS-Serie die $GABA_B$-Rezeptoren hochreguliert werden und leichter ansprechen (Mann u. Kapur 1994; Gray u. Green 1987).

14.4.4 Adenosin/ATP-System

ATP wirkt im Gehirn als exzitatorischer Neurotransmitter. Es wird im ZNS mit motivationalen Prozessen und einem anxiolytischen Effekt assoziiert. EKT führt durch den Anfall zur Freisetzung von ATP (van Calker u. Biber 2005; Sadek et al. 2011). Der starke Energieverbrauch erhöht in der Folge die Bildung von Adenosin.

Bemerkenswerterweise wirken hohe Adenosinspiegel u. a. dadurch neuroprotektiv, dass sie vor neuronaler Schädigung durch Übererregung schützen. Zudem wurden Adenosin direkte trophische Eigenschaften auf Neurone zugeschrieben, da es über eine Aktivierung der Adenosin-A_{2A}-Rezeptoren die Neuritenaussprossung stimuliert. Auch konnte gezeigt werden, dass ATP zur Ausschüttung von neurotrophen Faktoren führt und auf diese Weise zum antidepressiven Effekt der EKT beiträgt (van Calker u. Biber 2005).

14.5 Neuropeptide

Neuropeptide wirken als Neurotransmitter oder Neuromodulatoren. Unter den Neuropeptiden wurden CRH, Neuropeptid Y (NPY) und Somatostatin mit Depression und Ängstlichkeit assoziiert, während Neurotensin, Calcitonin gene-related peptide (CGRP) und Tachykinine eine Rolle bei der dopaminergen Transmission spielen sollen (Mathé 1999).

Neuropeptid Y (NPY) ist im ZNS weit verbreitet und wird besonders im Hypothalamus, im Kortex und im Hippocampus gefunden. Tierexperimentelle Daten lassen vermuten, dass NPY bei Depression eine Rolle spielt und dass die antidepressiven Effekte der EKT z. T. durch NPY vermittelt werden (Jiménez-Vasquez et al. 2007). In verschiedenen tierexperimentellen Studien zeigten sich regional spezifische Anstiege von NPY und seiner Genexpression nach ECS (Ma et al. 2002). Eine EKT-Serie, aber nicht eine Einzelbehandlung von unmedizierten depressiven Patienten führte parallel zur klinischen Besserung zum Anstieg von NPY im Liquor (Mathé 1999). Eine weitere Studie konnte ebenfalls einen Anstieg der NPY-Konzentration im Liquor feststellen, der in ähnlicher Weise auch unter Behandlung mit Citalopram auftrat (Nikisch u. Mathé 2008). Insgesamt scheint also der EKT-induzierte Anstieg von NPY eine Rolle beim antidepressiven Effekt der Behandlung zu spielen.

Die Liquorkonzentration von Somatostatin ist bei unmedizierten depressiven Patienten erniedrigt (Nemeroff et al. 1991). Eine EKT-Serie, aber nicht eine Einzelbehandlung, führt parallel zur klinischen Besserung zum Anstieg der Somatostatinkonzentration im Liquor (Mathé 1999).

Das zu den Tachykininen zählende Neurokinin A wirkt an Neurokinin-2-Rezeptoren. Da Tachykinine die dopaminerge Transmission beeinflussen sollen, ist der durch eine EKT-Serie bedingte Anstieg der Neurokinin A-Liquorkonzentration möglicherweise von Bedeutung für den antidepressiven Effekt der Therapie (Mathé 1999).

Auch die zu den endogenen Opioiden zählenden Enkephaline und das ß-Endorphin zählen zu den Neuropeptiden. Sie sind für die EKT von Bedeutung, da in tierexperimentellen Untersuchungen gezeigt werden konnte, dass ein opioidvermittelter Mechanismus über den Delta-Opioid-rezeptor zum antikonvulsiven und möglicherweise auch zum antidepressiven Effekt der EKT beiträgt (Tortella u. Long 1988).

Bei Patienten mit wahnhafter Depression fand sich nach einer EKT-Serie eine signifikante Abnahme der Liquorkonzentration an ß-Endorphin (Nemeroff et al. 1991). Bei depressiven Patienten zeigte sich im Verlauf der EKT ein signifikanter Anstieg der ß-Endorphin-Serumkonzentration (Weizman et al. 1987).

Insgesamt weist die Datenlage also auf eine durch EKT gesteigerte opioiderge Transmission hin.

Sowohl Oxytocin als auch Vasopressin (AVP) beeinflussen die soziale Kognition. Die Oxytocin-plasmaspiegel steigen direkt nach EKT an. Dieser Anstieg ist nach deutlich überschwelliger Stimulation stärker als nach Stimulation in Nähe der Krampfschwelle (Riddle et al. 1993). Auch die AVP-Expression steigt durch EKT signifikant an (Florkowski et al. 1996).

14.6 Neurotrophe Effekte

Neurotrophe Effekte, wie Neuroneogenese und auch Synaptogenese, wurden mit antidepressiver Wirkung in Verbindung gebracht (Santarelli et al. 2003; Tang et al. 2012). Im Tierexperiment konnte gezeigt werden, dass hippocampale Neuroneogenese für die Verhaltenseffekte von Antidepressiva notwendig ist (Santarelli et al. 2003).

ECS führt im Tiermodell zu einem schnelleren und ausgeprägteren Anstieg der Neurogenese als andere antidepressive Interventionen (Malberg et al. 2000). Tierexperimentell (Piccinni et al. 2009; Kondratyev et al. 2002) wurden unter ECS nachgewiesen:

- verstärkte hippocampale Neurogenese,
- vermehrte hippocampale Aussprossung von Moosfasern und
- verstärkte Ausschüttung von neurotrophen Faktoren.

Unter den sog. neurotrophen Faktoren versteht man Proteine, die u. a. fördernd auf das neuronale Überleben, die Synaptogenese und damit auch auf die Formierung und Eliminierung neuronaler Schaltkreise wirken. Durch eine Depression bedingte Defizite dieser wichtigen neuronalen Funktionen könnte so durch die EKT ausgeglichen werden.

14.6.1 BDNF

BDNF ist einer der am häufigsten vorkommenden neurotrophen Faktoren. Bei Patienten mit Major Depression wurden im Vergleich zu gesunden Kontrollprobanden signifikant niedrigere Plasmakonzentrationen von BDNF festgestellt (Piccinni et al. 2009). Infusionen von BDNF ins Mesencephalon zeigten bei tierexperimentellen Depressionsmodellen eine antidepressive Wirkung. Zudem fördert BDNF die Entwicklung serotonerger Neurone, verstärkt die Synthese und den Turnover von Serotonin.

Es gibt zahlreiche Berichte über Zunahme von BDNF Plasma- bzw. Serumspiegeln bei mit EKT behandelter therapieresistenter Depression, wobei eine Zunahme der BDNF-Spiegel z. T. nur bei Respondern gesehen werden konnte. Zudem wurde über eine negative Korrelation zwischen Veränderung der Plasma-BDNF-Konzentration und prozentualer Veränderung des Wertes auf der Hamilton Depressionsskala berichtet (Piccinni et al. 2009). Auch aus tierexperimentellen Studien ergeben sich Hinweise auf erhöhte zentralnervöse BDNF-Spiegel als möglichen antidepressiven Mechanismus (Nibuya et al. 1995) (◘ Tab. 14.6).

14.6.2 Andere Neurotrophine, Wachstumsfaktoren und neurotrophe Mechanismen

Tierexperimentell konnte gezeigt werden, dass ECS zu einer verstärkten Genexpression von verschiedenen neurotrophen Faktoren führt, so etwa

- nerve growth factor (NGF),
- fibroblast growth factor (FGF-2) und
- vascular endothelial growth factor (VEGF).

Letzteres Protein ist ein Wachstumsfaktor, der neben der Induktion von Vaskulo- und Angiogenese auch neurotrophe Potenzen besitzt. Bei Untersuchungen

◻ Tab. 14.6 ECS- bzw. EKT-bedingte Veränderungen von BDNF

Allgemein und Tiermodell	BDNF-Spiegel und Behandlungserfolg
Signifikanter Anstieg der BDNF-Serumspiegel 1 Monat, jedoch nicht unmittelbar, nach Beendigung der EKT (Bocchio-Chiavetto et al. 2006)	Negative Korrelation zwischen Veränderung der Plasma-BDNF-Konzentration und prozentualer Veränderung des Wertes auf der Hamilton Depressionsskala, signifikant höhere BDNF-Spiegel vor und nach der EKT-Serie bei Respondern (Piccinni et al. 2009)
Bei chronischer ECS Anstieg der BDNF mRNA-Expression im Gyrus dentatus sowie der BDNF-Proteinexpression im frontalen Cortex und im Hippocampus (Jacobsen u. Mørk 2004)	Bei klinischer Response nach einer EKT-Serie Anstieg auf ähnliche Spiegel wie bei Gesunden (Piccinni et al. 2009)
Signifikante temporäre Steigerung der frontokortikalen BDNF mRNA-Expression 2 Std nach singulärer und chronischer ECS (Nibuya et al. 1995)	Signifikanter Anstieg der Serum-BDNF-Spiegel 5 Wochen nach Behandlungsbeginn bei Respondern auf EKT, während bei Non-Respondern keine Veränderung sichtbar war (Okamoto et al. 2008)
Signifikante Steigerung der BDNF mRNA-Expression im Hippocampus (signifikant: Körnerzellschicht des Gyrus dentatus und CA3 Pyramidenzellschicht, Trend: CA1 Pyramidenzellschicht) 2 Std nach singulärer ECS. Effekt verstärkt sich in der CA3 und CA1 Pyramidenzellschicht durch chronische ECS (Nibuya et al. 1995)	
ECS-vermittelter Anstieg der BDNF-Proteinkonzentrationen im parietalen Kortex, im enterohinalen Kortex, im Hippocampus, im frontalen Kortex, im Neostriatum und der Septumregion. Maximale Werte 15 Std nach der letzten ECS einer Serie. Erhöhte Werte über 3 Tage (Altar et al. 2003)	

an Patienten mit therapieresistenter Depression konnte 4 Wochen nach Ende einer EKT-Serie ein Anstieg der VEGF-Serumkonzentration festgestellt werden, wobei eine Korrelation zwischen diesem Anstieg und einem Abfall des MADRAS-Scores erkennbar war (Minelli et al. 2011).

Der Transkriptionsfaktor cAMP Response Element Binding Protein (CREB) erlangte Berühmtheit als Vermittler zwischen elektrophysiologischen Abläufen und synaptischer Plastizität. Für die Beschreibung der Rolle von CREB bei der Gedächtnisbildung erhielt der US-Amerikaner Eric Kandel im Jahr 2000 den Nobelpreis für Medizin. Im Tierexperiment konnte ein durch eine ECS-Serie bedingter Anstieg der Genexpression von CREB im Hippocampus der Ratte festgestellt werden. In dieser Studie steigerten auch verschiedene Antidepressiva die hippocampale Genexpression von CREB. Verschiedene nicht antidepressiv wirksame psychotrope Substanzen zeigten diesen Effekt nicht (Nibuya

et al. 1996). Daher scheint CREB als wichtiger Vermittler der synaptischen Plastizität eine Rolle beim antidepressiven Effekt der EKT zu spielen.

Eine Übersicht gibt ◻ Tab. 14.7

14.7 Ergebnisse der funktionellen und strukturellen Bildgebung

Kernspintomografische Studien legen strukturelle Veränderungen in verschiedenen Regionen des limbischen Systems nahe, so etwa in Strukturen des medialen Temporallappens – v. a. Hippocampus und Amygdala –, dem anterioren cingulären Kortex, aber auch frontalen Hirnregionen (Du et al. 2012). Daneben scheinen insbesondere frontotemporale Fasertraktverbindungen bei Patienten mit Depression reduziert zu sein (Liao et al. 2013). Diese Veränderungen sind bei Remission der Symptomatik wohl zumindest teilweise reversibel.

◘ Tab. 14.7 ECS bzw. EKT und weitere Neurotrophine, Wachstumsfaktoren und neurotrophe Mechanismen

	Biologische Funktion	ECS-Effekt
Nerve growth factor (NGF)	Neurotrophin	Anstieg der mRNA-Expression nach singulärer und chronischer ECS im olfaktorischen Kortex, im Hippocampus und im frontalen Kortex, kein stärkerer Effekt durch chronische ECS (Kondratyev et al. 2002)
Fibroblast growth factor-2 (FGF-2)	Neurotropher Faktor, der nicht zu den Neurotrophinen zählt	Anstieg der mRNA-Expression nach singulärer und chronischer ECS im olfaktorischen Kortex und im frontalen Kortex, hier signifikant größerer Anstieg nach chronischer ECS (Kondratyev et al. 2002)
Vascular endothelial growth factor (VEGF)	Wachstumsfaktor. Besitzt neben der Induktion von Vaskulo- und Angiogenese auch neurotrophe Potenzen	Zunahme der hippocampalen mRNA-Expression von VEGF durch eine ECS-Serie in einigen Studien (Newton et al. 2003; Altar et al. 2004). ECS-vermittelte Zunahme der frontokortikalen VEGF mRNA-Expression in einer Studie (Elfving u. Wegener 2012)
		Während unmittelbar nach einer EKT-Serie keine Veränderung festgestellt werden konnte, zeigte sich 1 Monat nach Ende der EKT-Serie eine signifikante Zunahme des VEGF-Serumspiegels. Auch war eine Korrelation zwischen Anstieg des VEGF-Serumspiegels und Reduktion des MADRS-Scores erkennbar (Minelli et al. 2011)
B-cell-lymphoma 2 (Bcl-2)	Spielt eine wichtige Rolle bei der Regulation der Apoptose, ist neuroprotektiv und wirkt sich auf die Neuroneogenese aus	ECS-stimulierte Expression des Bcl-2 Gens in der subgranulären Zone des Gyrus dentatus bei nicht humanen Primaten. Nachweis dieses Effekts sowohl unmittelbar als auch 4 Wochen nach Behandlungsende (Perera et al. 2007)
C-fos	Transkriptionsfaktor, beeinflusst u. a. die Regulierung von Zellproliferation und zelluläre Morphologie	Expression steigt nach einem einzelnen iktalen Ereignis an (Morinobu et al. 1995; Winston et al. 1990), chronische ECS führt jedoch zu einer verminderten c-fos Expression (Winston et al. 1990)
C-jun	C-jun bildet zusammen mit c-fos den AP1 Transkriptionsfaktor, der bei der Transkription vieler Gene eine Rolle spielt	Vermehrte mRNA-Expression unmittelbar nach der ECS, die jedoch bei chronischer ECS kaum noch bzw. gar nicht mehr nachweisbar war (Winston et al. 1990; Morinobu et al. 1995)
cAMP Response Element Binding Protein (CREB)	Transkriptionsfaktor, vermittelt zwischen elektrophysiologischen Abläufen und synaptischer Plastizität	ECS-Serie-bedingter Anstieg der mRNA-Expression von CREB im Hippocampus der Ratte (Nibuya et al. 1996)
Kalirin	Zytosolisches Protein, spielt eine Rolle bei der Sekretion von Peptiden und der Aussprossung von Neuriten	Nach singulärer ECS transient gesteigerte mRNA-Expression im Gyrus dentatus und den Pyramidenzellen der CA1-3 Region. Durch wiederholte ECS zudem erhöhte Konzentration des Kalirin-Proteins in den Dentriten der Körnerzellen des Gyrus dentatus und in Interneuronen (Ma et al. 2002)

In einer der wenigen publizierten Studien über die Effekte der EKT auf diese Veränderungen berichteten Nobuhara und Kollegen (2004) über eine Normalisierung frontaler Fasertraktverbindungen nach EKT, während temporale Fasertraktanomalien bei Patienten auch nach der Behandlung fortbestanden.

EKT bewirkt eine kurzzeitige Öffnung der Blut-Hirn-Schranke, was kurzfristig die Permeabilität für größere Moleküle erhöht (Preskorn et al. 1981). Dies ist wahrscheinlich für die vorübergehende Zunahme der T1-Relaxationszeit im MRT, einem Marker für den Flüssigkeitsgehalt des Gehirns, direkt nach EKT verantwortlich (Scott et al 1990). Es wurde vermutet, dass die vorübergehende Öffnung der Blut-Hirn-Schranke bewirkt, dass endogene zirkulierende Moleküle mit einem intrinsischen antidepressiven Effekt leichter ins Gehirn gelangen (Sackeim 1994).

Während der EKT kommt es zur Zunahme des zerebralen Blutflusses (CBF) in regional spezifischer Art und Weise. So fanden Takano und Kollegen (2007) während der EKT insbesondere eine Zunahme des CBF in den Basalganglien, dem Hirnstamm, dem Diencephalon, der Amygdala, dem Vermis sowie dem frontalen, temporalen und parietalen Kortex. Zudem fanden sie kurz nach der EKT eine Zunahme des CBF im Thalamus und eine Abnahme im ACC und im medialen frontalen Kortex. Während Nobler und Kollegen (1994) sowie Sackeim und Kollegen (1994) über eine Abnahme des CBF im weiteren Verlauf berichten, die in der erstgenannten Studie bei Respondern besonders stark ausgeprägt ist, berichten Bonne und Mitarbeiter (1996) von einer Zunahme des CBF bei Respondern, so dass die diesbezügliche Datenlage uneinheitlich ist.

Aktuelle Ergebnisse legen nahe, dass auch im Ruhezustand des Gehirns funktionelle Veränderungen bei depressiven Patienten auftreten. Dieser basale Funktionszustand wird meist durch eine sogenannte »resting state«-Messung mittels funktioneller Kernspintomografie erfasst. Die Patienten liegen dabei mit geschlossenen Augen ruhend im Scanner. Perrin und Kollegen (2012) konnten zeigen, dass sich eine initial verstärkte funktionelle Verbindung zwischen dem linken dorsolateralen präfrontalen Kortex mit verschiedenen anderen Hirnregionen wieder normalisierte. Diese Normalisierung wurde von einer signifikanten Besserung der depressiven Symptomatik begleitet. Entsprechend scheinen also pathologisch veränderte neuronale Netzwerke unter EKT eine Normalisierung zu erfahren.

14.8 Zusammenfassung

Im Gegensatz zu häufig in Laien- und auch Fachöffentlichkeit verbreiteten Vorstellungen gibt es viele Untersuchungen zum Wirkmechanismus der EKT. Die EKT stellt keinen undifferenzierten Eingriff dar, sondern führt vielmehr zu einer Reihe von Veränderungen in neuroanatomisch umschriebenen Hirnarealen sowie in speziellen molekularbiologischen und neurochemischen Systemen. Trotz der zahlreichen Befunde fehlen jedoch noch – ähnlich wie bei psychopharmakologischen oder psychotherapeutischen Ansätzen – integrierende Erklärungsansätze, die etwa verschiedene Größenebenen miteinander zu einem konklusiven Bild verknüpfen. Dennoch steht die EKT hinsichtlich der Aufklärung ihrer Wirkmechanismen hinter diesen anderen Therapieformen keineswegs zurück.

Im Rahmen dieser Fragestellung scheint v. a. die Aufklärung gemeinsamer und differenzieller Wirkmechanismen von EKT und anderen antidepressiven Therapieansätzen von zentraler Bedeutung für die zukünftige Forschung zu sein. Daneben sollte die Pathophysiologie der EKT-Nebenwirkungen untersucht werden. Von einem besseren Verständnis der Mechanismen hinsichtlich Wirkung und Nebenwirkungen ist eine weitere Optimierung der hoch wirksamen Therapiemethode zu erhoffen.

Literatur

Abrams R, Swartz CM (1985) Electroconvulsive therapy and prolactin release: Relation to treatment response in melancholia. Convuls Ther 1: 38–42

Adams HE, Hoblit PR, Sutker PB (1968) Electroconvulsive shock, brain acetylcholinesterase activity and memory. Physiol Behav 4: 113–116

Altar CA, Whitehead RE, Chen R et al (2003) Effects of electroconvulsive seizures and antidepressant drugs on brain-derived neurotrophic factor protein in rat brain. Biol Psychiatry 54: 703–709

Altar CA, Laeng P, Jurata LW (2004) Electroconvulsive seizures regulate gene expression of distinct neurotrophic signaling pathways. J Neurosci 24: 2667–2677

Barkai AI, Durkin M, Nelson HD (1990) Localized alterations of dopamine receptor binding in rat brain by repeated electroconvulsive shock: an autoradiographic study. Brain Res 529: 208–213

Biegon A, Israeli M (1986) Localization of the effects of electroconvulsive shock on ß-Adrenoreceptors in the rat brain. European J Pharmacol 123: 329–334

Blendy JA, Perry DC, Pabreza LA, Kellar KJ (1991) Electroconvulsive shock increases alpha 1b- but not alpha 1a-adrenoceptor binding sites in rat cerebral cortex. J Neurochem 57: 1548–1555

Bocchio-Chiavetto L, Zanardini R, Bortolomasi M et al (2006) Electroconvulsive therapy (ECT) increases serum brain derived neurotrophic factor (BDNF) in drug resistant depressed patients. Eur Neuropsychopharmacol 16: 620–624

Bonne O, Krausz Y, Shapira B et al (1996) Increased cerebral blood flow in depressed patients responding to electroconvulve therapy. J Nucl Med 37: 1075–1080

Calker D van, Biber K (2005) The role of glial adenosine receptors in neural resilience and the neurobiology of mood disorders. Neurochem Res 30: 1205–1217

Cassidy F, Weiner RD, Cooper TD, Carroll BJ (2010) Combined catecholamine and indoleamine depletion following response to ECT. Br J Psychiatry 196: 493–494

Coffey CE, Lucke J, Weiner RD et al (1995) Seizure threshold in electroconvulsive therapy (ECT) II. The anticonvulsant effect of ECT. Biol Psychiatry 37: 777–788

Devanand DP, Shapira B, Petty F et al (1995) Effects of electroconvulsive therapy on plasma GABA. Convuls Ther 11: 3–13

Du MY, Wu QZ, Yue Q et al (2012) Voxelwise meta-analysis of gray matter reduction in major depressive disorder. Prog Neuropsychopharmacol Biol Psychiatry 36: 11–16

Elfving B, Wegener G (2012) Electroconvulsive seizures stimulate the VEGF pathway via mTORC1. Synapse 66: 340–345

Esel E, Kose K, Hacimusalar Y et al (2008) The effects of electroconvulsive therapy on GABAergic function in major depressive patients. J ECT 24: 224–228

Florkowski CM, Crozier IG, Nightingale S et al (1996) Plasma cortisol, PRL, ACTH, AVP and corticotrophin releasing hormone responses to direct current cardioversion and electroconvulsive therapy. Clin Endocrinol (Oxf) 44: 163–168

Fochtmann LJ, Cruciani R, Aiso M, Potter WZ (1989) Chronic electroconvulsive shock increases D-1 receptor binding in rat substantia nigra. Eur J Pharmacol 167: 305–306

Förstl H, Hautzinger M, Roth G (2006) Neurobiologie psychischer Störungen. Springer, Heidelberg

Folkerts H (1996) The ictal electroencephalogram as a marker for the efficacy of electroconvulsive therapy. Eur Arch Psychiatry Clin Neurosci 246: 155–164

Garcia-Garcia L, Llewellyn-Jones V, Fernandez Fernandez I et al (1998) Acute and repeated ECS treatment increases CRF, POMC and PENK gene expression in selected regions of the rat hypothalamus. Neuroreport 9: 73–77

Glue P, Costello MJ, Pert A et al (1990) Regional neurotransmitter responses after acute and chronic electroconvulsive shock. Psychopharmacology (Berl) 100: 60–65

Gray JA, Green AR (1987) Increased GABAB receptor function in mouse frontal cortex after repeated administration of antidepressant drugs or electroconvulsive shocks. Br J Pharmacol 92: 357–362

Gur E, Dremencov E, Garcia F et al (2002) Functional effects of chronic electroconvulsive shock on serotonergic 5-HT(1A) and 5-HT(1B) receptor activity in rat hippocampus and hypothalamus. Brain Res 952: 52–60

Hayakawa H, Shimizu M, Nishida A et al (1994) Increase in serotonin 1A receptors in the dentate gyrus as revealed by autoradiographic analysis following repeated electroconvulsive shock but not imipramine treatment. Neuropsychobiology 30: 53–56

Hofmann P, Loimer N, Chaudhry HR et al (1996) 5-Hydroxyindolacetic-acid (5-HIAA) serum levels in depressive patients and ECT. J Psychiat Res 30: 209–216

Holsboer F (2000) The corticosteroid rezeptor hypothesis of depression. Neuropsychopharmacology 23: 477–501

Hosoda K, Duman RS (1993) Regulation of beta 1-adrenergic receptor mRNA and ligand binding by antidepressant treatments and norepinephrine depletion in rat frontal cortex. J Neurochem 60: 1335–1343

Jacobsen JP, Mørk A (2004) The effect of escitalopram, desipramine, electroconvulsive seizures and lithium on brain-derived neurotrophic factor mRNA and protein expression in the rat brain and the correlation to 5-HT and 5-HIAA levels. Brain Res 1024: 183–192

Jiménez-Vasquez PA, Diaz-Cabiale Z, Caberlotto L et al (2007) Electroconvulsive stimuli selectively affect behavior and neuropeptide Y (NPY) and NPY Y(1) receptor gene expressions in hippocampus and hypothalamus of Flinders Sensitive Line rat model of depression. Eur Neuropsychopharmacol 17: 298–308

Kang I, Miller LG, Moises J, Bazan NG (1991) GABAA receptor mRNAs are increased after electroconvulsive shock. Psychopharmacol Bull 27: 359–363

Kling MA, Geracioti TD, Licinio J et al (1994) Effects of electroconvulsive therapy on the CRH-ACTH-cortisol system in melancholic depression: preliminary findings. Psychopharmacol Bull 30: 489–494

Kondratyev A, Ved R, Gale K (2002) The effects of repeated minimal electroconvulsive shock exposure on levels of mRNA encoding fibroblast growth factor-2 and nerve growth factor in limbic regions. Neuroscience 114: 411–416

Kronfol Z, Hamdan-Allen G, Goel K, Hill EM (1991) Effects of single and repeated electroconvulsive therapy sessions on plasma ACTH, prolactin, growth hormone and cortisol concentrations. Psychoneuroendocrinology 16: 345–352

Lammers CH, Diaz J, Schwartz JC, Sokoloff P (2000) Selective increase of dopamine D3 receptor gene expression as a common effect of chronic antidepressant treatments. Mol Psychiatry 5: 378–388

Liao Y, Huang X, Wu Q et al (2013) Is depression a disconnection syndrome? Meta-analysis of diffusion tensor imaging studies in patients with MDD. J Psychiatry Neurosci 38: 49–56

Ma XM, Mains RE, Eipper BA (2002) Plasticity in hippocampal peptidergic systems induced by repeated electroconvulsive shock. Neuropsychopharmacology 27: 55–71

Malberg JE, Eisch AJ, Nestler EJ, Duman RS (2000) Chronic antidepressant treatment increases neurogenesis in adult rat hippocampus. J Neurosci 20: 9104–9110

Mann JJ (1998) Neurobiological correlates of the antidepressant action of electroconvulsive therapy. J ECT 14: 172–180

Mann JJ, Kapur S (1994) Elucidation of biochemical basis of the antidepressant action of electroconvulsive therapy by human studies. Psychopharmacol Bull 30: 445–453

Mathé AA (1999) Neuropeptides and electroconvulsive treatment. J ECT 15: 60–75

McGarvey KA, Zis AP, Brown EE et al (1993) ECS-induced dopamine release: effects of electrode placement, anticonvulsant treatment, and stimulus intensity. Biol Psychiatry 34: 152–157

Minelli A, Zanardini R, Abate M et al (2011) Vascular Endothelial Growth Factor (VEGF) serum concentration during electroconvulsive therapy (ECT) in treatment resistant depressed patients. Prog Neuropsychopharmacol Biol Psychiatry 35: 1322–1325

Morinobu S, Nibuya M, Duman RS (1995) Chronic antidepressant treatment down-regulates the induction of c-fos mRNA in response to acute stress in rat frontal cortex. Neuropsychopharmacology 12: 221–228

Naylor P, Stewart CA, Wright SR et al (1996) Repeated ECS induces GluR1 mRNA but not NMDAR1A-G mRNA in the rat hippocampus. Brain Res Mol Brain Res 35: 349–353

Nemeroff CB, Bissette G, Akil H, Fink M (1991) Neuropeptide concentrations in the cerebrospinal fluid of depressed patients treated with electroconvulsive therapy. Corticotropin-releasing factor, beta-endorphin and somatostatin. Br J Psychiatry 158: 59–63

Newton SS, Collier EF, Hunsberger J et al (2003) Gene profile of electroconvulsive seizures: Induction of neurotrophic and angiogenetic factors. J Neurosci 23: 10841–10851

Nibuya M, Morinobu S, Duman RS (1995) Regulation of BDNF and trkB mRNA in rat brain by chronic electroconvulsive seizure and antidepressant drug treatments. J Neurosci 15: 7539–7547

Nibuya M, Nestler EJ, Duman RS (1996) Chronic antidepressant administration increases the expression of cAMP response element binding protein (CREB) in rat hippocampus. J Neurosci 16: 2365–2372

Nikisch G, Mathé AA (2008) CSF monoamine metabolites and neuropeptides in depressed patients before and after electroconvulsive therapy. Eur Psychiatry 23: 356–359

Nobler MS, Sackeim HA, Prohovnik I et al (1994) Regional cerebral blood flow in mood disorders, III. Treatment and clinical response. Arch Gen Psychiatry 51: 884–897

Nobuhara K, Okugawa G, Minami T et al (2004) Effects of electroconvulsive therapy on frontal white matter in late-life depression: a diffusion tensor imaging study. Neuropsychobiology 50: 48–53

Okamoto T, Yoshimura R, Ikenouchi-Sugita A et al (2008) Efficacy of electroconvulsive therapy is associated with changing blood levels of homovanillic acid and brain-derived neurotrophic factor (BDNF) in refractory depressed patients: a pilot study. Prog Neuropsychopharmacol Biol Psychiatry 32: 1185–1190

Ottosson J-O (1960) Experimental studies of the mode of action of electroconvulsive therapy. Acta Psychiatr Scand 145 (Suppl): 1–141

Pandey SC, Isaac L, Davis JM, Pandey GN (1991) Similar effects of treatment with desipramine and electroconvulsive shock on 5-hydroxytryptamine1A receptors in rat brain. Eur J Pharmacol 202: 221–225

Pandey GN, Pandey SC, Isaac L, Davis JM (1992) Effect of electroconvulsive shock on 5-HT2 and alpha 1-adrenoceptors and phosphoinositide signalling system in rat brain. Eur J Pharmacol 226: 303–310

Perera TD, Coplan JD, Lisanby SH et al (2007) Antidepressant-induced neurogenesis in the hippocampus of adult nonhuman primates. J Neurosci 27: 4894–4901

Perrin JS, Merz S, Bennett DM et al (2012) Electroconvulsive therapy reduces frontal cortical connectivity in severe depressive disorder. Proc Natl Acad Sci U S A 109: 5464–5468

Pfleiderer B, Michael N, Erfurth A et al (2003) Effective electronconvulsive therapy reverses glutamate/glutamine deficit in the left anterior cingulum of unipolar depressed patients. Psychiatry Res 122: 185–192

Piccinni A, Del Debbio A, Medda P et al (2009) Plasma Brain-Derived Neurotrophic Factor in treatment-resistant depressed patients receiving electroconvulsive therapy. Eur Neuropsychopharmacol 19: 349–355

Preskorn SH, Irwin GH, Simpson S et al (1981) Medical therapies for mood disorders alter the blood-brain barrier. Science 213: 469–471

Riddle WJ, Scott AI, Bennie J et al (1993) Current intensity and oxytocin release after electroconvulsive therapy. Biol Psychiatry 33: 839–841

Rudorfer MV, Risby ED, Osman OT et al (1991) Hypothalamic-pituitary-adrenal axis and monoamine transmitter activity in depression: a pilot study of central and peripheral effects of electroconvulsive therapy. Biol Psychiatry 29: 253–264

Sackeim HA (1994) Central issues regarding the mechanisms of action of electroconvulsive therapy: directions for future research. Psychopharmacol Bull 30: 281–308

Sackeim HA, Devanand DP, Prudic J (1991) Stimulus intensity, seizure threshold, and seizure duration: impact on the efficacy and safety of electroconvulsive therapy. Psychiatr Clin North Am 14: 803–843

Sadek AR, Knight GE, Burnstock G (2011) Electroconvulsive therapy: a novel hypothesis for the involvement of purinergic signalling. Purinergic Signal 7, 447–452

Saijo T, Takano A, Suhara T et al (2010) Electroconvulsive therapy decreases dopamine D_2receptor binding in the anterior cingulate in patients with depression: a controlled study using positron emission tomography with radioligand [^{11}C]FLB 457. J Clin Psychiatry 71: 793–799

Sanacora G, Mason GF, Rothman DL et al (2003) Increased cortical GABA concentrations in depressed patients receiving ECT. Am J Psychiatry 160: 577–579

Santarelli L, Saxe M, Gross C et al (2003) Requirement of hippocampal neurogenesis for the behavioral effects of antidepressants. Science 301: 805–809

Sattin A (1999) The role of TRH and related peptides in the mechanism of action of ECT. J ECT 15: 76–92

Scott AI, Douglas RH, Whitfield A, Kendell RE (1990) Time course of cerebra; magnetic resonance changes after electroconvulsive therapy. Br J Psychiatry 156: 551–553

Smith S, Lindefors N, Hurd Y, Sharp T (1995) Electroconvulsive shock increases dopamine D1 and D2 receptor mRNA in the nucleus accumbens of the rat. Psychopharmacology (Berl) 120: 333–340

Strome EM, Clark CM, Zis AP, Doudet DJ (2005) Electroconvulsive shock decreases binding to 5-HT2 receptors in nonhuman primates: an in vivo positron emission tomography study with [18F] setoperone. Biol Psychiatry 57: 1004–1010

Takano H, Motohashi N, Uema T et al (2007) Changes in regional cerebral blood flow during acute electroconvulsive therapy in patients with depression: positron emission tomographic study. Br J Psychiatry 190: 63–68

Tang SW, Helmeste D, Leonard B (2012) Is neurogenesis relevant in depression and in the mechanism of antidepressant drug action? A critical review. World J Biol Psychiatry 13: 402–412

Tortella FC, Long JB (1988) Characterization of opioid peptide-like anticonvulsant activity in rat cerebrospinal fluid. Brain Res 456: 139–146

Watkins CJ, Pei Q, Newberry NR (1998) Differential effects of electroconvulsive shock on the glutamate receptor mRNAs for NR2A, NR2B and mGluR5b. Brain Res Mol Brain Res 61: 108–113

Weizman A, Gil-Ad I, Grupper D et al (1987) The effect of acute and repeated electroconvulsive treatment on plasma beta-endorphin, growth hormone, prolactin and cortisol secretion in depressed patients. Psychopharmacology 93: 122–126

Winston SM, Hayward MD, Nestler EJ, Duman RS (1990) Chronic electroconvulsive seizures down-regulate expression of the immediate-early genes c-fos and c-jun in rat cerebral cortex. J Neurochem. 54: 1920–1925

Yatham LM, Liddle PF, Lam RW et al (2010) Effect of electroconvulsive therapy on brain 5-HT2 receptors in major depression. Br J Psychiatry 196: 474–497

Rechtliche Aspekte der EKT in Deutschland, Österreich und der Schweiz

Dirk Olzen, Thomas Nickl-Jockschat

Wie jeder andere medizinische Eingriff unterliegt auch die Elektrokonvulsionstherapie (EKT) gesetzlichen Regelungen hinsichtlich Aufklärung und Durchführung. Diese sind aufgrund voneinander divergierender nationaler Bestimmungen unterschiedlich für die Länder Deutschland, Österreich, Schweiz und Italien ausgestaltet. Vor diesem Hintergrund soll in je einem eigenen Abschnitt ein Überblick über die Gesetzeslage in diesen Ländern gegeben werden (zu Italien ▶ Kap. 16).

Um eine gute Übersichtlichkeit zu gewährleisten, folgen die Unterabschnitte, die sich mit der jeweiligen nationalen Rechtssituation befassen, soweit möglich einer einheitlichen Gliederung. Besprochen wird jeweils das Vorgehen bei der Aufklärung und der Einwilligung des Patienten. Die Durchführung der EKT wird in unterschiedlichen juristischen Konstellationen dargestellt, insbesondere bei Patienten mit gesetzlichen Vertretern bzw. unter Zwang, also gegen den natürlichen Willen des Patienten. Wo möglich, wird auf die spezifischen Besonderheiten der EKT eingegangen, die sich etwa in entsprechenden Gerichtsurteilen spiegeln.

15.1   Die Rechtslage in Deutschland

15.1.1   Aufklärung über die EKT

Jeder ärztliche Eingriff in die körperliche Integrität des Patienten stellt – unabhängig von der Indikationsstellung und seiner Durchführung lege artis – eine tatbestandliche Körperverletzung dar (z. B. Frister et al. 2011, 1. Kap. Rn. 1 ff.), die sich durch die **Einwilligung des Patienten** rechtfertigt. Im Zuge des Patientenrechtegesetzes hat der Gesetzgeber im Jahre 2013 den Behandlungsvertrag in das Bürgerliche Gesetzbuch integriert (zur Entwicklung Olzen u. Uzunovic 2012, S. 447 ff.; Spickhoff 2013, S. 267 ff.). § 630e Abs. 1 S. 1 BGB verpflichtet den Arzt nun ausdrücklich dazu, den Patienten vor jeder Behandlung über sämtliche für die Einwilligung wesentliche Umstände aufzuklären (sog. **Selbstbestimmungsaufklärung**). Dazu gehören insbesondere Art, Umfang, Durchführung, zu erwartende Folgen und Risiken der Maßnahme sowie ihre Notwendigkeit, Dringlichkeit, Eignung und Erfolgsaussichten im Hinblick auf die Diagno-

se oder die Therapie (§ 630e Abs. 1 S. 2 BGB). Der Behandelnde muss gem. S. 3 der Vorschrift ebenfalls auf mögliche Alternativen hinweisen.

Die Aufklärung unterliegt zwar keinen Formvorschriften, doch stellt sie in schriftlicher Form eine Beweissicherung für den Arzt dar, weil sie diesem – im Falle eines späteren Haftungsprozesses – den von ihm gem. § 630h Abs. 2 S. 1 BGB zu erbringenden Nachweis einer wirksamen Einwilligung erleichtert. Das notwendige **Aufklärungsgespräch** darf sich nicht in Fragebogen und formularmäßigen schriftlichen Pauschalerklärungen erschöpfen. Letztere können das Aufklärungsgespräch allenfalls vorbereiten und unterstützen, aber keinesfalls ersetzen (vgl. § 630e Abs. 2 Nr. 1 BGB). Darüber hinaus muss der Patient vor dem beabsichtigten Eingriff so **rechtzeitig** aufgeklärt werden, dass er seine Entscheidung über die Einwilligung wohlüberlegt treffen kann (§ 630e Abs. 2 Nr. 2 BGB). Bei alltäglichen ambulanten und diagnostischen Eingriffen genügt dabei grundsätzlich eine Aufklärung am Behandlungstag (BGH NJW 2003, S. 2012). Hingegen muss die Aufklärung bei risikoreicheren Eingriffen spätestens einen Tag vor der Vornahme der ärztlichen Maßnahme erfolgen (OLG Stuttgart NJW-RR 2002, S. 1601). Die **Grenzen der Aufklärungspflicht** sind allerdings erreicht, wenn besondere Umstände wie z. B. eine eilbedürftige Maßnahme oder ein ausdrücklicher Aufklärungsverzicht des Patienten vorliegen (§ 630e Abs. 3 BGB). Da die Vorschrift keinen abschließenden Charakter hat, kann die Aufklärung aber auch aus »erheblichen therapeutischen Gründen« entbehrlich sein, soweit sie das Leben oder die Gesundheit des Patienten ernstlich gefährden würde (BT-Drucks. 17/10488, S. 25). **Aufklärungsadressat** ist grundsätzlich derjenige, der die Einwilligung in die Behandlungsmaßnahme zu erteilen hat, in der Regel also der Patient. Etwas anderes gilt nur dann, wenn dessen Einwilligungsfähigkeit fehlt. In diesem Fall sieht § 630e Abs. 4 BGB auch eine Aufklärung des **Vertreters des Patienten**, seien es die Eltern bzw. der Betreuer oder auch der Vorsorgebevollmächtigte (▶ Abschn. 15.1.2 »Rechtsfolgen mangelnder Einwilligungsfähigkeit«), vor. Daneben besteht die Aufklärungspflicht **in angepasster Form** nach seinen Verständnismöglichkeiten gegenüber dem Einwilligungsunfähigen (§ 630e Abs. 5 BGB).

Bezüglich der EKT folgt aus diesen Grundsätzen, dass der Patient vorab angemessen über ihre Anwendung aufgeklärt werden muss. Dazu hat ihm der Arzt zunächst das wissenschaftlich gesicherte und in den **Leitlinien** empfohlene **Anwendungsgebiet** der EKT zu erläutern

Neben der Beschreibung des Anwendungsspektrums muss der Arzt seinem Patienten die **Wirkung** der EKT und die von ihm geplante **konkrete Vorgehensweise** möglichst genau erläutern. Dies soll ihm zum einen die Angst vor der aufgrund historischer Prägung stigmatisierten EKT (Götz 2013, S. 35; Grözinger et al. 2012, S. 919) nehmen und ihn zum anderen auf die konkrete Behandlungssituation vorbereiten. Hierzu gehören z. B. Informationen über die Durchführung, also die Auslösung eines generalisierten Anfalls mittels elektrischer Stimulation. Je nach Verständnis und Informationsbedarf des Patienten sollte eine detailliertere Beschreibung der Platzierung von Stimulations- und Ableiteelektroden erfolgen. Der Arzt sollte dem Patienten verdeutlichen, dass sowohl eine bilaterale als auch eine unilaterale Anwendungsmethode der EKT existieren (Reinhardt-Gilmour 2001, S. 111), die sich in der Wirksamkeit, der Schnelligkeit des Wirkungseintritts sowie den Nebenwirkungen erheblich voneinander unterscheiden (Grözinger et. al. 2012, S. 919). Es ist kein medizinischer Fachvortrag geschuldet, sondern nur die Schilderung des Eingriffs in »groben Zügen« und in **laienverständlicher**, dem individuellen Auffassungsvermögen des Patienten angepasster Sprache (vgl. § 630e Abs. 2 Nr. 3 BGB).

Einen wichtigen Teil der Selbstbestimmungsaufklärung i.S.d. § 630e Abs. 1 BGB bildet die **Risikoaufklärung**, deren Ziel darin besteht, den Patienten über Schadensrisiken, Komplikationen und schädliche (vorübergehende oder dauernde) Nebenfolgen eines Eingriffs bzw. einer Behandlung zu unterrichten, die sich auch bei Anwendung größter ärztlicher Sorgfalt, also einer Durchführung der Behandlung lege artis, nicht ausschließen lassen. Erfasst werden dabei alle Risiken, die nach dem medizinischen Erfahrungsstand zum Zeitpunkt der Behandlung im Zusammenhang mit der Behandlungsmaßnahme bzw. Therapie bekannt sind. Diese Aufklärungspflicht beschränkt sich inhaltlich nicht auf solche Behandlungsrisiken, die nach wissenschaftlicher Diskussion allgemein als bestehend akzeptiert werden, sondern umfasst auch solche Gefahren, auf die mindestens ernsthafte Stimmen in der medizinischen Wissenschaft hinweisen, soweit es sich nicht lediglich um unbeachtliche Außenseitermeinungen handelt (BGH NJW 2006, S. 2477). Im Falle der EKT spielen hier z. B. dauerhafte Störungen des autobiografischen Gedächtnisses eine Rolle. Obwohl in der Fachliteratur bisher sehr kontrovers diskutiert, empfiehlt es sich doch, den Patienten darüber aufzuklären, dass zumindest subjektiv solche Defizite auftreten können. Zu beachten ist ferner, dass der psychopathologische Befund bei potenziell für die EKT infrage kommenden Patienten – etwa solchen mit schweren depressiven Störungsbildern – häufig ein besonderes Einfühlungsvermögen hinsichtlich einer angemessen Aufklärung erfordert. Allerdings sollte auch hier der Grundsatz gelten, dass möglichst umfassend aufgeklärt und dies auch dokumentiert werden sollte.

> **Aufklärung**
> - **Inhalt**: Art, Umfang, Durchführung, zu erwartende Folgen und Risiken der Maßnahme sowie Notwendigkeit, Dringlichkeit, Eignung und Erfolgsaussichten im Hinblick auf Diagnose oder Therapie; Hinweis auf Behandlungsalternativen
> - **Art und Weise**: persönlich durch den Arzt, rechtzeitig und laienverständlich, Schriftform zu Beweiszwecken empfehlenswert
> - **Grenzen**: Besondere Umstände, z. B. unaufschiebbare Maßnahmen, Aufklärungsverzicht oder erhebliche therapeutische Gründe
> - **Adressat**: der einwilligungsfähige Patient, bei **Einwilligungsunfähigkeit**
>   - Anpassung der Erläuterungen an reduzierte Verständnismöglichkeiten und
>   - Aufklärung des Patientenvertreters

15.1.2 Die Einwilligung des Patienten

Einwilligung als Rechtfertigungsgrund

Der aufgeklärte Patient muss wie zu jeder ärztlichen Behandlung auch zur EKT seine Einwilligung erklären, damit – wie in ▶ Abschn. 15.1.1 bereits ausgeführt – die in der Behandlung liegende tatbestandsmäßige Körperverletzung i.S.v. § 223 StGB gerechtfertigt wird.

Die Pflicht, die Einwilligung des Patienten einzuholen, ergibt sich nunmehr aus § 630d Abs. 1 S. 1 BGB. Sie gibt dem Arzt die Erlaubnis, in straf- und zivilrechtlich geschützte fremde Rechtsgüter einzugreifen. Hierbei gilt der Grundsatz »volenti non fit iniuria – dem Einwilligenden geschieht kein Unrecht« (vgl. Leipziger Kommentar, Rönnau 2006, vor § 32 Rn. 146).

Einwilligungsfähigkeit

Im Zusammenhang mit der EKT ist die Voraussetzung »**Einwilligungsfähigkeit**« von besonderer Bedeutung. Die Einwilligungsfähigkeit, die sich unabhängig von der Geschäftsfähigkeit (vgl. §§ 2, 104 ff. BGB) bestimmt und nicht mit der Schuld- (§§ 19 ff. StGB) oder Deliktsfähigkeit (§ 828 BGB) zu verwechseln ist, liegt nach der Rechtsprechung dann vor, wenn der Patient die Tragweite der zu treffenden Entscheidung erfassen und die wesentlichen Vor- und Nachteile der Beeinträchtigung bzw. Gefährdung seines Rechtsgutes verständig, d. h. in einem geordneten Entscheidungsprozess, gegeneinander abwägen kann (speziell zur Elektrokonvulsionstherapie BGH NJW 1959, S. 811 ff.; Frister 2011, ► Kap. 15 Rn. 5).

Wann diese Voraussetzungen im Einzelfall gegeben sind, lässt sich nicht einfach beantworten. Die Einwilligungsfähigkeit bei **Minderjährigen** muss stets positiv festgestellt werden (Leipziger Kommentar, Rönnau 2006, vor § 32 Rn. 157). Das bedeutet, dass der Arzt in jedem einzelnen Sachverhalt zu prüfen hat, ob der Minderjährige einwilligungsfähig ist oder nicht. Bei der Bestimmung der Einwilligungsfähigkeit spielen mehrere Faktoren eine Rolle. Zum einen ist es von entscheidender Bedeutung, wie komplex und weitreichend der jeweilige Eingriff ist. Zum anderen kommt es auf die geistige Entwicklung des Einwilligenden an (Frister 2011, ► Kap. 15 Rn. 8). Dabei differieren auch die Ansichten, ab wann ein Minderjähriger in eine Heilbehandlung einwilligen kann (zum Ganzen Ratzel 2011, § 13 Rn. 384 ff.). Da sich nicht auf feste Altersgrenzen abstellen lässt, wird man lediglich sagen können, dass die Einwilligungsfähigkeit bei unter 14-jährigen Patienten grundsätzlich zu verneinen

und umso eher anzunehmen ist, je näher der minderjährige Patient an die Grenze der Volljährigkeit kommt (Laufs u. Kern 2010, § 139 Rn. 45). Selbst wenn der Minderjährige als einwilligungsfähig anzusehen ist, sollte der Arzt jedoch nach Möglichkeit versuchen, daneben die Einwilligung der gesetzlichen Vertreter einzuholen (vgl. Coester-Waltjen 2012, S. 553, S. 555 ff.).

Bei **Erwachsenen** hingegen liegt die Einwilligungsfähigkeit grundsätzlich vor und kann deshalb vermutet werden. Sie ist aber u. U. gerade durch **psychische Krankheiten** dauernd oder auch vorübergehend ausgeschlossen (Götz 2013, S. 38 ff.; Frister 2011, ► Kap. 15 Rn. 8). Hier ergeben sich insbesondere bei der EKT häufig problematische Konstellationen, da gerade bei schweren psychischen Erkrankungen – häufig mit Therapieresistenz - eine Indikation für die Durchführung vorliegt. Entsprechend empfiehlt es sich – abweichend von der sonst üblichen Praxis – bei potenziellen EKT-Patienten im Zweifelsfalle die **Einwilligungsfähigkeit stets positiv festzustellen** und zu dokumentieren. Dies gilt insbesondere dann, wenn Patienten mit **psychotischen Depressionen** oder **Schizophrenien** – 2 Hauptindikationen der EKT – behandelt werden.

Die Rechtsfolgen mangelnder Einwilligungsfähigkeit

Sofern der Patient nicht einwilligungsfähig ist, kommt es für die Rechtmäßigkeit der ärztlichen Behandlung gem. § 630d Abs. 1 S. 2 BGB auf die Entscheidung seines **gesetzlichen Vertreters** an. Dies sind bei Minderjährigen grundsätzlich dessen **Eltern** (§ 1629 Abs. 1 BGB) und bei einwilligungsunfähigen Volljährigen der **Betreuer** (§§ 1896 Abs. 1, 1902 BGB) oder **Vorsorgebevollmächtigte** (vgl. § 1896 Abs. 2 BGB). Wie die §§ 1904 Abs. 5, 1906 Abs. 5 BGB klarstellen, gelten für den Bevollmächtigten die gleichen Voraussetzungen wie für einen Betreuer, so dass im Folgenden generalisierend vom Patientenvertreter gesprochen wird. Allerdings ist bei Gesundheits- und Unterbringungsangelegenheiten eine Besonderheit der Vorsorgevollmacht zu beachten. In diesen Fällen muss nämlich die Vorsorgevollmacht **schriftlich** erteilt worden sein und die **Gesundheits- und Unterbringungsangelegenheiten** ausdrücklich umfassen (§§ 1904 Abs. 5 S. 2, 1906 Abs. 5 S. 1 BGB). Eine **explizite**

Erwähnung der EKT in der Vorsorgevollmacht ist zwar **nicht notwendig**; andererseits genügt eine bloße Generalvollmacht »für alle nur denkbaren (Gesundheits-)Angelegenheiten« nicht den gesetzlichen Voraussetzungen (Spickhoff 2011a, § 1904 BGB, Rn. 17). Zu fordern ist vielmehr die Einbeziehung indizierter (psychiatrischer) Maßnahmen.

Die Einwilligung der gesetzlichen Vertreter darf nur dann erfolgen, wenn dies nach ihrer pflichtgemäßen Beurteilung dem **Wohl** bzw. dem **Willen** des Betroffenen entspricht (vgl. für Kinder § 1627 S. 1 BGB einerseits und für betreute Patienten §§ 1901a, 1901 BGB andererseits), da ansonsten die Einwilligung unwirksam wäre (Knauf 2005, S. 114 m.w.N. [mit weiteren Nachweisen]).

Einwilligung

- **Rechtfertigungsgrund**, der **Einwilligungsfähigkeit** des Erklärenden voraussetzt, d. h. Fähigkeit des Patienten, Tragweite seines Entschlusses zu erfassen (Einsichts- und Urteilsfähigkeit)
- **Feststellung** der Einwilligungsfähigkeit bei **Minderjährigen** und **psychisch Kranken** notwendig, bei gesunden Volljährigen Vermutung
- Bei **Einwilligungsunfähigkeit** ist grds. die Einwilligung der **gesetzlichen Vertreter** (Eltern, Betreuer) oder des **Vorsorgebevollmächtigten** maßgeblich

---

15.1.3 Die Durchführung der EKT in unterschiedlichen Konstellationen

Im Folgenden soll die Rechtslage bei der Durchführung der EKT untersucht werden. Dabei ergeben sich unterschiedliche Konstellationen:

Einwilligungsfähige Patienten
- **Behandlung mit dem Willen des Patienten**

Unproblematisch ist der Fall, wenn die Durchführung der EKT dem Willen des **einwilligungsfähigen** Patienten entspricht und dieser **ordnungsgemäß aufgeklärt** wurde. Mögliche Schadensersatz-

ansprüche oder strafrechtliche Konsequenzen entstehen dann nur, wenn schuldhafte Behandlungsfehler auftreten.

- **Behandlung gegen den Willen des einwilligungsfähigen Patienten**

> **Gegen den Willen des einwilligungsfähigen Patienten ist die Durchführung einer EKT grundsätzlich nicht möglich. Unter Umständen kann die EKT trotzdem im Rahmen einer rechtmäßigen Zwangsbehandlung in Betracht kommen.**

Eine solche Zwangsbehandlung liegt nicht nur vor, wenn der entgegenstehende Wille des Patienten sich in Form von **körperlicher Gegenwehr** äußert, sondern es genügt gemäß der Rechtsprechung des Bundesverfassungsgerichts auch, wenn ein Patient sich trotz seiner weiterhin andauernden Ablehnung auf Grund der Aussichtslosigkeit physischen Widerstands seinem Schicksal ergibt und **der Maßnahme fügt** (BVerfG BeckRS 2013, 47710 Rz. 50; BVerfG NJW 2011, S. 2113, 2120). Eine Zwangsbehandlung auf der Grundlage des Betreuungsrechts entfällt schon deshalb, weil die Betreuung für den Kreis einwilligungsfähiger Patienten nicht »erforderlich« i.S.d. § 1896 BGB ist.

Problematischer erscheint, ob § 18 Abs. 4 PsychKG NRW eine Rechtsgrundlage für die Zwangsbehandlung gegen den Willen des einwilligungsfähigen Patienten darstellt. Grundsätzlich setzt die EKT als ärztliche Heilbehandlung gem. § 18 Abs. 3 S. 1 PsychKG NRW auch im Rahmen der Unterbringung die Einwilligung des Betroffenen voraus. In den Fällen von Lebensgefahr, von erheblicher Gefahr für die eigene und für die Gesundheit anderer Personen ist sie gem. § 18 Abs. 4 PsychKG NRW jedoch gegen oder ohne den Willen des Betroffenen zulässig. Hierbei unterscheidet der Wortlaut des Gesetzes nicht zwischen der Zwangsbehandlung eines einwilligungsfähigen und der eines einwilligungsunfähigen Patienten. Für die EKT liegen diese situativen Voraussetzungen insbesondere etwa für Indikationen wie die **perniziöse Katatonie** oder **schweren Formen der Suizidalität** vor, die **anderweitig nicht beherrscht** werden können. Da diese Patienten jedoch in der Regel nicht einwilligungsfähig sind, ist eine **sorgfältige Dokumentation** anzuraten. Sofern ohne EKT von einer Gefahr für das Leben des Betroffenen oder seine Gesundheit oder die anderer Personen auszugehen ist, darf die zwangsweise Durchführung gem. § 18 Abs. 5 PsychKG NRW nur durch die **ärztliche Leitung** angeordnet und nur durch **Ärztinnen oder Ärzte** vorgenommen werden.

Rechtliche Zweifel daran, ob § 18 Abs. 4 PsychKG NRW trotz seines Wortlauts eine wirksame Rechtsgrundlage für die Zwangsbehandlung eines untergebrachten einwilligungsfähigen Patienten darstellt, werfen die jüngst vom Bundesverfassungsgericht für den Maßregelvollzug entwickelten Zulässigkeitsvoraussetzungen (BVerfG NJW 2011, S. 2113 ff.) auf, an denen bisher schon die einschlägigen Regelungen in Rheinland-Pfalz, Baden-Württemberg und neuerdings auch Sachsen scheiterten. Danach dürfen Zwangsbehandlungen nur unter Wahrung hinreichend klarer materiellrechtlicher Vorgaben sowie bestimmter verfahrensmäßiger Absicherungen stattfinden.

> ⊘ Insbesondere darf eine verfassungskonforme Ermächtigungsgrundlage Zwangseingriffe nur dann gestatten, wenn dem Patienten krankheitsbedingt die Einsichtsfähigkeit fehlt.

Die betreffenden Entscheidungen zum Maßregelvollzug, die eine Zwangsbehandlung Einwilligungsfähiger somit verbieten, beruhen auf Regelungen, die manchen landesrechtlichen Unterbringungsvorschriften sehr ähneln, sich teilweise sogar inhaltlich decken.

Jedenfalls der Grundgedanke, dass Zwangsbehandlungen bei Einwilligungsfähigkeit nicht durchgeführt werden können, muss deshalb zumindest bei sich lediglich **selbst gefährdenden** Patienten auf das Unterbringungsrecht übertragen werden. Dementsprechend ermächtigt § 18 Abs. 4 PsychKG NRW – entgegen seinem weiten Wortlaut, der eine Zwangsbehandlung unabhängig davon zulässt, ob der Untergebrachte einwilligungsfähig ist oder nicht – in diesen Fällen richtigerweise zu keiner Behandlung gegen den Willen des einwilligungsfähigen Patienten (Götz 2013, S. 158; Dodegge u. Zimmermann 2011, § 18 Rn. 4 (letzter Spiegelstrich);

Frister et al. 2011, 1. Kap. Rn. 73; Prütting 2004, § 18 Rn. 33). Das BVerfG hat klargestellt, dass psychische Erkrankungen die Fähigkeit zur Selbstbestimmung häufig erheblich beeinträchtigen, so dass der Staat fürsorgerisch auch dort eingreifen könne, wo sich bei einem gesunden Menschen der Eingriff verbiete (BVerfGE 58, S. 208, S. 225). Der staatliche Paternalismus müsse beim Einwilligungsfähigen aber seine Grenzen finden, wenn dieser in eine Zwangsbehandlung nicht einwillige. Insoweit geht also das **Selbstbestimmungsrecht** dem staatlichen Eingriff vor, da ansonsten gegen den aus Art. 1 Abs. 1, 2 Abs. 2 GG abzuleitenden Grundsatz verstoßen würde, dass, losgelöst von Art und Stadium der Erkrankung, niemandem gegen seinen Willen eine ärztliche Behandlung aufgezwungen werden darf. Auch die bundesrechtlich verankerte Regelung zur Patientenverfügung in § 1901a Abs. 3 BGB spricht für eine entsprechende Stärkung des Selbstbestimmungsrechts des Patienten (Frister et al. 2011, 1. Kap. Rn. 73).

EKT bei einwilligungsfähigen Patienten

- **Behandlung mit dem Willen des Patienten:** lediglich Haftung für schuldhafte Behandlungsfehler
- **Behandlung gegen den Willen des Patienten:**
  - Widerstand oder Patient fügt sich der Maßnahme bei Aussichtslosigkeit körperlichen Widerstands
  - Zur Abwehr einer Selbstgefährdung weder nach Betreuungsrecht noch nach PsychKG zulässig
  - Allenfalls zur Abwehr akuter Fremdgefährdung bei nach PsychKG untergebrachten Patienten

---

Einwilligungsunfähige Patienten

Soll die EKT bei einem **einwilligungsunfähigen** Betroffenen durchgeführt werden, muss differenziert werden, ob dieser unter **rechtlicher Betreuung** steht bzw. eine wirksame **Vorsorgevollmacht** erteilt hat oder nicht. Fraglich ist zudem, ob es bei **vorhandenem Betreuer** für den Bereich der Gesundheitsfürsorge vor Durchführung der EKT stets der (nochmaligen) **Überprüfung der Einwil-**

ligungsunfähigkeit bedarf, die u. U. mit erheblichem Zeitaufwand verbunden ist. In Fällen einer fortdauernden bzw. stagnierenden Erkrankung kann die (fortbestehende) Einwilligungsunfähigkeit, die anlässlich der Betreuerbestellung festgestellt wurde, in aller Regel vermutet werden. Anderes dürfte für Krankheitsbilder gelten, die (lediglich) schubweise auftreten, so dass es hier – zum Schutze des Selbstbestimmungsrechts des Patienten – stets einer Abklärung bedarf.

Patienten mit Vertreter

- **Aufklärung**

Bei Patienten mit entsprechender Vertretung muss sich die oben beschriebene **Aufklärung** auch an den Betreuer bzw. an den **Vorsorgebevollmächtigten** richten (§ 630e Abs. 4 BGB). Die Aufklärung des Einwilligungsunfähigen – an seinen jeweiligen psychopathologischen Zustand angepasst – tritt gem. § 630e Abs. 5 BGB hinzu.

- **Einwilligung des Vertreters nach Ermittlung des Patientenwillens**

Die anschließende Einwilligung des Vertreters in die Behandlungsmaßnahme tritt an die Stelle derjenigen des einwilligungsunfähigen Patienten. Der Vertreter kann also, obwohl die Entscheidung grundsätzlich dem Patienten höchstpersönlich vorbehalten ist, für den Vertretenen in eine ärztliche Maßnahme einwilligen. Das ist erforderlich, damit einwilligungsunfähige Patienten nicht von ärztlichen Maßnahmen ausgeschlossen werden.

Der Vertreter muss seine Einwilligung am **Willen des Patienten** orientieren. Für die Willensermittlung durch den Patientenvertreter gilt § 1901a BGB. Es handelt sich nach überzeugender, wenn auch nicht unumstrittener Meinung um eine Sondervorschrift im Hinblick auf gesundheitliche Angelegenheiten eines Betreuten, die der allgemeinen Wohlbindung des § 1901 BGB vorgeht (Bienwald et al. 2011, § 1901a Rn. 60). Die Norm unterscheidet danach, ob der betroffene Patient seine Behandlungswünsche in einer **wirksamen Patientenverfügung** niedergelegt hat oder nicht.

- - **Patienten mit Patientenverfügung**

Verlangt der Betroffene in einer wirksam errichteten und nicht widerrufenen **Patientenverfügung** eine ärztliche Behandlung, muss diesem Willen Geltung verschafft werden, sofern er (noch) auf die **aktuelle Lebens- und Behandlungssituation** zutrifft. Denn die Patientenverfügung enthält bereits den verbindlichen Patientenwillen, so dass es auch keiner (weiteren) Einwilligung durch den Vertreter bedarf. Nach § 630d Abs. 1 S. 2 BGB kann ein Arzt, der die Wirksamkeit der Patientenverfügung und ihr Zutreffen auf die konkrete Behandlungssituation bejaht, die Verfügung also auch ohne ihn ausführen. Im Rahmen der EKT kommt hierbei auch eine Sonderform der Patientenverfügung, die **psychiatrische Behandlungsvereinbarung**, in Betracht, also die einverständliche Regelung zwischen Arzt und Patient (Kaiser et al. 2010, § 1901a Rn. 46).

> **Untersagt der Patient in einer wirksamen Patientenverfügung eine bestimmte Behandlung, darf der Vertreter dementsprechend keine Einwilligung dazu erteilen** (zum Genehmigungserfordernis durch das Betreuungsgericht ► unten).

Problematisch werden durch den Patienten im Zustand der Einwilligungsfähigkeit in einer Patientenverfügung geäußerte Wünsche dann, wenn der aktuelle (natürliche) Wille des nun Einwilligungsunfähigen erheblich von früheren Äußerungen abweicht bzw. sogar im Widerspruch zu einer früheren Patientenverfügung steht. Fraglich ist, ob dieser aktuelle Wille Beachtung findet. Dies wäre jedenfalls dann der Fall, wenn eine Patientenverfügung im Zustand der **Einwilligungsunfähigkeit** noch **wirksam widerrufen** werden kann.

Gem. § 1901a Abs. 1 S. 3 BGB ist der Widerruf jederzeit formlos möglich. Das bedeutet aber nicht, dass dazu bereits der **natürliche Wille** des Einwilligungsunfähigen genügt. Dafür spricht zum einen der allgemeine Rechtsgedanke, wonach der **Widerruf** einer **Patientenverfügung** als actus contrarius denselben Wirksamkeitsvoraussetzungen unterliegen sollte wie deren Errichtung, für die § 1901a Abs. 1 S. 1 BGB **Einwilligungsfähigkeit** voraussetzt (Steenbreker 2012, S. 2307, S. 2310; Spickhoff 2011, § 1901a Rn. 20; Olzen u. Schneider 2010, S. 745; Lange 2009, Fn. 152). Ferner widerspräche eine derart starke Betonung des natürlichen Willens dem Sinn und Zweck des § 1901a BGB, der darin besteht, das Selbstbestimmungsrecht zu stärken (Olzen u. Schneider 2010, S. 745 f.). Der Verfasser einer Patientenverfügung möchte gerade für die Fälle vorsorgen, in denen er einer konkreten Entscheidungssituation intellektuell oder physisch nicht mehr gewachsen ist (Wilckens 2011, S. 143 f.). Erkennt jemand nicht, über welche Tatsachen entschieden werden muss und welche Konsequenzen aus seiner Entscheidung folgen, so sollte er seine Patientenverfügung auch nicht widerrufen können. Der autonomen Entscheidung gebührt also der Vorrang gegenüber derjenigen des Entscheidungsunfähigen, wenn die Patientenverfügung die aktuelle Lebenssituation ins Auge gefasst hat. Insoweit bietet § 1901a Abs. 1 S. 1 a.E., 2 BGB durch den Situationsbezug ein ausreichendes Korrektiv. Abschließend ist jedoch darauf hinzuweisen, dass zu dieser Streitfrage noch keine Rechtsprechung vorhanden ist.

Schwierigkeiten ergeben sich dann, wenn auch nach intensiver Befragung des Betroffenen **Zweifel** hinsichtlich seiner Einwilligungsfähigkeit verbleiben und dieser ein »lebensbejahendes Verhalten« an den Tag legt. Nach aktuellen Empfehlungen des **Deutschen Ethikrates** (Stellungnahme »Demenz und Selbstbestimmung« 2012, S. 71, S. 93) ist in solchen Situationen den Bekundungen des Patienten »Vorrang vor einer anders lautenden Patientenverfügung zu geben«; es sind demnach (vital) indizierte Maßnahmen vorzunehmen.

▪▪ Patienten ohne Patientenverfügung

Liegt keine (wirksame) Patientenverfügung vor oder treffen die Festlegungen einer Patientenverfügung nicht auf die aktuelle Lebens- und Behandlungssituation zu, bedarf es einer Einwilligung in die EKT bzw. ihrer Untersagung seitens des Betreuers/Bevollmächtigten. Hierbei muss der Vertreter gem. § 1901a Abs. 2 BGB die **Behandlungswünsche** oder den **mutmaßlichen Willen** des Betreuten feststellen und auf dieser Grundlage entscheiden, ob er in die ärztliche Heilbehandlung einwilligt. Das Gesetz benennt in § 1901a Abs. 2 BGB konkrete Anhaltspunkte dafür, wie der wirkliche Wille des Patienten in einem solchen Fall zu ermitteln ist. **Nahe Angehörige** und **sonstige Vertrauenspersonen** des Patienten sind gem. § 1901b Abs. 2 BGB anzuhören, sofern dies **ohne erhebliche Verzögerung** der Behandlungsentscheidung möglich ist.

Wenn keinerlei konkrete Anhaltspunkte zur Verfügung stehen (z. B. frühere Äußerungen, ethische/religiöse Überzeugungen, sonstige persönliche Wertvorstellungen), orientiert sich der mutmaßliche **Wille des Patienten** schließlich an dessen **Wohl**. Erst jetzt kann auf den Gedanken der allgemeinen Vorschrift des § 1901 Abs. 2 S. 1 BGB zurückgegriffen werden. Dazu gehören nach S. 2 der Vorschrift auch die Wünsche des (einwilligungsunfähigen) Patienten, sofern sie nicht gem. Abs. 3 S. 1 seinem objektiven Wohl zuwiderlaufen.

▪ Genehmigung durch das Betreuungsgericht
▪▪ Arzt und Patientenvertreter sind sich einig

Wenn der Vertreter des Patienten auf diese Weise dessen Willen ermittelt hat, muss er sich mit dem Arzt über das weitere Vorgehen verständigen, § 1901b Abs. 1 S. 2 BGB. Der Arzt entscheidet allerdings alleine über die **medizinische Indikation**, § 1901b Abs. 2 S. 1 BGB. Sind sich der Arzt und sein Vertreter einig über den Willen des Patienten im Hinblick auf die ärztlichen Maßnahmen und sprechen sich daher gemeinsam für oder gegen die Durchführung der EKT aus, bedarf es gem. § 1904 Abs. 4 BGB **keiner Genehmigung** des Betreuungsgerichts, selbst wenn die Tatbestände des § 1904 Abs. 1 oder 2 BGB vorliegen.

▪▪ Arzt- und Patientenvertreter-Entscheidung divergieren

In den anderen Fällen entscheidet grundsätzlich der Vertreter des Patienten. Es kommt also auf seine Einwilligung in die ärztlichen Maßnahmen an.

Sofern aufgrund der Behandlung bzw. Nichtbehandlung jedoch die begründete Gefahr besteht, »dass der Betreute aufgrund der Maßnahme« bzw. »des Unterbleibens oder des Abbruchs der Maßnahme stirbt« oder »einen schweren und länger dauernden gesundheitlichen Schaden erleidet«, ist grundsätzlich die **Genehmigung des Betreuungsgerichts** erforderlich (§ 1904 Abs. 1 und 2 BGB). Dabei ist zu beachten, dass der Begriff der »**begründeten Gefahr**« nicht beinhaltet, dass ein Schadensereignis mit **überwiegender Wahrscheinlichkeit eintritt** – es genügt bereits eine »konkrete und naheliegende Möglichkeit« (Jürgens 2010, § 1904 Rn. 5; Erman 2011, § 1904 BGB Rn. 11). Anhaltspunkte können die Komplikationshäufigkeit und die Rechtsprechung zur Aufklärungspflicht über typische Risiken der Behandlung darstellen, sofern es um die Genehmigungsbedürftigkeit der EKT geht.

Für die Schwere des Gesundheitsschadens ist entscheidend, inwieweit die zu erwartenden Defizite, z. B. durch Komplikationen im Rahmen der EKT, zur Beeinträchtigung des Betroffenen in der alltäglichen Lebensgestaltung im Vergleich zu einem gesunden Menschen führen. Unter »**länger dauernd**« versteht man grundsätzlich einen Zeitraum ab einem Jahr (Erman 2011, § 1904 BGB Rn. 10). Bei besonders schweren Gesundheitsschäden sind aber auch kürzere Zeiträume denkbar. Maßgeblich ist insoweit die Kombination von Schwere und Dauer der Beeinträchtigung (vgl. BT-Drucks. 11/4528, S. 140).

Ob die mit der Durchführung der EKT verbundenen (potenziellen) Folgen eine »begründete Gefahr« i.S.d. § 1904 Abs. 1 S. 1 BGB darstellen, wird in der Literatur sowie der Rechtsprechung uneinheitlich beantwortet (s. zum Streitstand Götz 2013, S. 36; Dodegge 1996, S. 74 ff.). Das Amtsgericht Wolfhagen (2001, S. 84 f.) nahm jedenfalls bei Vornahme einer EKT zur Behandlung einer wahnhaften Depression keine solche Gefahr an und verlangte daher auch keine betreuungsgerichtliche Genehmigung.

Da bei der **bilateralen Stimulation** retrograde Erinnerungsstörungen auftreten können, wird vereinzelt bei der Risikobewertung zwischen der unilateralen und der bilateralen Form der EKT differenziert. So entschied etwa das Landgericht Hamburg, dass es für eine lege artis vorgenommene EKT mit **unilateraler Stimulation** der nicht dominanten Hirnhälfte einer gerichtlichen Genehmigung nicht bedürfe; eine EKT mit bilateraler Stimulation hielt es jedoch wegen der Gefahr von Nebenwirkungen für genehmigungspflichtig (Beschl. v. 25.5.1998, RuP 1999, S. 42 f.; anders noch im Jahr 1994, FamRZ 1994, S. 1204). Da die Beeinträchtigungen aber auch im Rahmen der bilateralen Stimulation in der Regel nach kurzer Zeit abnehmen und nicht länger als 6 Monate andauern (Kaiser et al. 2010, § 1904 Rn. 23), begründet zumindest der Aspekt der Dauer entsprechender Schäden keine Genehmigungspflicht. Insgesamt wird man daher eine gravierende Einbuße an Lebensqualität eher ablehnen müssen

(so auch Dodegge 1996, S. 74, S. 78 f.). Darüber hinaus gilt es zu berücksichtigen, dass häufig die vorübergehende und in der Regel allenfalls als störend empfundene (Batra et al. 1999, S. 657, S. 660) Beeinträchtigung des Erinnerungsvermögens das geringere Übel im Vergleich zum Risiko irreversibler Gedächtnisverluste darstellt, die u. U. durch unbehandelte Depressionen entstehen (Folkerts 2010, S. 1, S. 6; Schneider et al. 2010, S. 211).

Nach hier vertretener Ansicht entfällt somit eine »begründete Gefahr« i.S.d. § 1904 Abs. 1 BGB durch Maßnahmen der EKT, weil der Patient nicht aufgrund ihrer Durchführung stirbt oder einen schweren und länger dauernden Schaden erleidet. Es überzeugt auch nicht, eine Genehmigungspflicht (§ 1904 Abs. 1 BGB) allein deshalb anzunehmen, weil insbesondere emotionale Vorbehalte gegen die EKT bestehen.

Auf der anderen Seite kann aber u. U. der umgekehrte Fall, also das **Unterlassen der EKT**, eine Gefahr für den Patienten begründen, die zum Genehmigungserfordernis gemäß § 1904 Abs. 2 BGB führt. Dies ist dann der Fall, wenn die EKT »medizinisch angezeigt« ist und »die begründete Gefahr [besteht], dass der Betreute aufgrund des Unterbleibens der Maßnahme stirbt oder einen schweren und länger dauernden gesundheitlichen Schaden erleidet«. Dies gilt z. B. bei akuter lebensbedrohlicher **perniziöser Katatonie** und bei den Erkrankungen, für die die EKT die Therapie 1. Wahl darstellt (Pietzcker 2005, S. 222 f.).

▪▪ Sonderproblem: Eilfälle

Gerade etwa bei einer perniziösen Katatonie erscheint es praktisch ausgeschlossen, vor Behandlung des lebensbedrohlichen Zustands stets die Einwilligung des Vertreters eines Patienten und die u. U. erforderliche betreuungsgerichtliche Genehmigung einzuholen. Dies kann zu rechtlichen Schwierigkeiten für den behandelnden Arzt führen.

Dabei ist danach zu unterscheiden, ob ein (erreichbarer) Vertreter des Patienten bestellt wurde, der die Einwilligung in die EKT erteilt oder verweigert.

Keine Probleme ergeben sich dann, wenn es um die Durchführung der EKT in einem Eilfall geht, der **Vertreter** in diese **einwilligt** und somit den Eingriff legitimiert.

Hierzu ist er nur dann nicht befugt, wenn der Betroffene die Durchführung der EKT in einer **Patientenverfügung** untersagt hat. Ist diese wirksam und eindeutig, bedarf es einer Mitwirkung/Bestellung eines Vertreters des Patienten nicht, weil gem. § 1901b Abs. 1 S. 1 BGB der behandelnde Arzt unmittelbarer Adressat der Patientenverfügung ist.

Dabei ergibt sich gerade in Akutsituationen oftmals das Problem, dass eine Patientenverfügung nicht vorliegt oder sich die Frage nach ihrer Wirksamkeit in der zur Verfügung stehenden Zeit nicht abschließend beurteilen lässt.

Da bei Nichtvornahme der EKT in Notfällen häufig vollendete Tatsachen geschaffen würden, darf die EKT – bis zum Auffinden der Verfügung bzw. Überprüfung ihrer Wirksamkeit –jedenfalls dann vorgenommen werden, wenn der in der jeweiligen Situation präsente Vertreter **einwilligt**. Dies entspricht nicht zuletzt dem Rechtsgedanken von § 1901a Abs. 1 S. 2 BGB, wonach in Akutsituationen der Lebensschutz im Zweifel Vorrang genießt.

Einer betreuungsgerichtlichen Genehmigung bedarf es nicht. Denn nach den vorstehenden Ausführungen stellt die EKT keinen »gefährlichen« Eingriff i.S.v. § 1904 Abs. 1 S. 1 BGB dar. Selbst wenn man die Maßnahme für »gefährlich« hielte, müsste das Gericht zu einer Genehmigung der Einwilligung des Betreuers nicht angerufen werden, soweit es sich um eine Eilmaßnahme handelt, § 1904 Abs. 1 S. 2 BGB. Auch nach § 1904 Abs. 2 BGB ist keine gerichtliche Genehmigung erforderlich, da diese Norm nur dann eingreift, wenn der Vertreter des Patienten seine Einwilligung verweigert, nicht aber, wenn er sie erteilt.

Schwierigkeiten können sich jedoch ergeben, wenn der Vertreter des Patienten
- seine Einwilligung in die Durchführung der EKT verweigert, und der Patient dadurch in Lebens- oder schwere Gesundheitsgefahr gerät,
- (noch) nicht bestellt wurde,
- aktuell nicht erreichbar ist.

Da bei der EKT die Möglichkeit einer vitalen Indikation besteht, bedarf in diesem Fall die **Nichteinwilligung** bzw. der **Widerruf der Einwilligung des Vertreters** der gerichtlichen Genehmigung (§ 1904 Abs. 2 BGB). Es existiert aber für diese Konstellation **keine Eilfallregelung**, nach welcher vital indizierte (Akut-)Maßnahmen auch ohne gerichtliche Genehmigung oder Einwilligung des Vertreters durchgeführt werden dürfen.

> **Es bleibt offen, wie ein Arzt in einem lebensbedrohlichen Eilfall zu verfahren hat, in dem der Vertreter die EKT ablehnt.**

Da regelmäßig erst nach Abschluss des gerichtlichen Verfahrens der Wille des Patienten, an welchem sich der Vertreter stets zu orientieren hat (► oben), endgültig festgestellt wird und durch Nichtvornahme der EKT u.U. vollendete Tatsachen geschaffen würden, ist auch in dieser Konstellation davon auszugehen, dass der Lebensschutz im Zweifel Vorrang genießt und **unaufschiebbare lebenserhaltende Maßnahmen** bis dahin durchgeführt werden können (vgl. Götz 2013, S. 104 ff.). Dieses Ergebnis stimmt mit den Erwägungen zu einer mutmaßlichen Einwilligung überein. Dafür spricht nicht zuletzt auch ein »Erst-Recht-Schluss«: Wenn selbst »gefährliche« Eingriffe i.S.v. § 1904 Abs. 1 BGB in Eilfällen ohne gerichtliche Zustimmung durchgeführt werden dürfen, dann muss der Vorrang erst recht für lebenserhaltende Maßnahmen gelten.

Daher bedarf es in **Eilfällen,** sofern die EKT eine Lebens- oder schwere Gesundheitsgefahr abwendet,
- weder der Einwilligung des gesetzlichen Vertreters
- noch einer Genehmigung der Einwilligungsversagung seitens des Betreuungsgerichts.

- **Zwangsweise Durchführung der Behandlungsmaßnahme (EKT)**
- **Gegen den Willen des einwilligungsunfähigen vertretenen Patienten**

Bisher ist ungeklärt geblieben, ob eine Behandlung auch gegen den **natürlichen Willen** des einwilligungsunfähigen Betreuten in Betracht kommt. Denn selbst wenn der Patientenvertreter in die ärztliche Maßnahme einwilligt, ist damit die Rechtmäßigkeit der Überwindung eines entgegenstehenden Willen des Vertretenen noch offen. Duldet er sie, stellt sich diese Frage nicht (Kaiser et al. 2010, § 1904 Rn. 9).

Ob die Zwangsbehandlung eines betreuten Patienten möglich ist, wurde bisher kontrovers diskutiert (vgl. Jürgens 2010, § 1904 Rn. 12 m.w.N.). Nach der zunächst vorherrschenden Rechtsprechung des BGH war sie im Rahmen der **stationären Unterbringung gem. § 1906 Abs. 1 Nr. 2 BGB** zulässig, wenn der Grundsatz der Verhältnismäßigkeit gewahrt blieb (BGH NJW 2006, S. 1277 f.; andere Ansicht Olzen u. van der Sanden 2007, S. 248 ff. m.w.N.; zustimmend Frister et al. 2011, 1. Kap. Rn. 60 Fn. 168). In Reaktion auf die bereits dargestellten Beschlüsse des Bundesverfassungsgerichts zum Maßregelvollzug gab der Bundesgerichtshof diese Ansicht jedoch auf, da das Betreuungsrecht in Anbetracht der aufgestellten Vorgaben (▶ unten) keine ausreichende Ermächtigungsgrundlage für die Veranlassung einer Zwangsbehandlung mehr bereithalte (BGH MedR 2013, 39 m. krit. Anm. Olzen u. Götz). Der XII. Zivilsenat wies allerdings ebenfalls darauf hin, »… dass das Fehlen von Zwangsbefugnissen zur Durchsetzung notwendiger medizinischer Maßnahmen dazu führen kann, dass ein Betroffener ohne eine solche Behandlung einen erheblichen Schaden nimmt …« (BGH, a. a. O., Rz. 48). Vor diesem Hintergrund hat der Gesetzgeber zwischenzeitlich die Voraussetzungen der Einwilligung des Betreuers in eine ärztliche Zwangsmaßnahme an die **verfassungsrechtlichen Anforderungen** angepasst. Die wesentlichen **materiell-rechtlichen Voraussetzungen** der Zwangsbehandlung untergebrachter Betreuter ergeben sich nun aus § 1906 Abs. 3 BGB, der am 26.2.2013 in Kraft getreten ist.

Darüber hinaus trifft das Gesetz fortan **verfahrensrechtliche Vorkehrungen** zum Schutz des Betreuten. Der **betreuungsgerichtliche Genehmigungsvorbehalt** des § 1906 Abs. 3a S. 1 BGB sowie das **Verbot der Personenidentität** zwischen zwangsbehandelndem und als sachverständigen Gutachter zu beteiligendem Arzt (§ 321 Abs. 1 S. 5 FamFG) sollen eine unabhängige vorherige Überprüfung der Maßnahme gewährleisten. Ferner muss der entsprechende **Genehmigungsbeschluss** gem. § 323 Abs. 2 FamFG Angaben zur **Durchführung** und **Dokumentation** der Zwangsbehandlung in der Verantwortung eines Arztes enthalten. Schließlich unterliegt die Genehmigung **zeitlicher Begrenzung** (§§ 329 Abs. 1 S. 2, 333 Abs. 2 FamFG).

Kritisieren lässt sich hingegen, dass der Gesetzgeber die Schaffung einer Ermächtigungsgrundlage für Zwangsbehandlungen im ambulanten Bereich unterlassen hat, obwohl letztere mangels Freiheitsentzug eine geringere Eingriffsintensität aufweisen (Grengel u. Roth 2013, S. 12, S. 15).

❯❯ **Außerhalb einer stationären Unterbringung gem. § 1906 Abs. 1 Nr. 2 BGB bleibt es somit nach wie vor ausgeschlossen, eine aus medizinischer Sicht notwendige EKT gegen den Willen des einwilligungsunfähigen Betreuten durchzuführen.**

■■ **Gegen den Willen des nach PsychKG untergebrachten einwilligungsunfähigen Patienten**
Gegen den Willen des untergebrachten einwilligungsunfähigen Patienten kann eine Zwangsbehandlung ferner nach den **landesrechtlichen Unterbringungsgesetzen** durchgeführt werden. Es handelt sich um öffentlich-rechtliche Vorschriften zur Gefahrenabwehr, die neben die betreuungsrechtliche Ermächtigungsgrundlage des § 1906 Abs. 3 BGB treten. Das Bundesverfassungsgericht hat in seinen Entscheidungen zur Zwangsbehandlung im Maßregelvollzug nach § 6 Abs. 1 S. 2, 1. Hs. RhPfMVollzG, § 8 Abs. 2 S. 2 UBG BaWü sowie zuletzt § 22 Abs. 1 S. 1 SächsPsychKG entschieden, dass eine Behandlung des Einwilligungsunfähigen gegen seinen natürlichen Willen nur unter strengen formalen und materiellen Voraussetzungen erfolgen darf. Diese Entscheidung beeinflusst u. U. auch die Zulässigkeit von Zwangsbehandlungen auf der Grundlage von Unterbringungsgesetzen. Zwar spricht das Bundesverfassungsgericht dies nicht explizit aus. Jedoch galten § 8 UBG BaWü sowie § 22 SächsPsychKG auch für die gefahrenabwehrrechtliche Unterbringung. Einen Hinweis, dass sich die Entscheidungen lediglich auf die Unterbringung im Zusammenhang mit dem Maßregelvollzug beziehen, enthalten die Beschlüsse ebenfalls nicht.

Vorgaben des BVerfG für medizinische Zwangsbehandlungen
− Als **verfahrensmäßige** Absicherungen verlangt BVerfG:
  – konkrete **Ankündigung** der geplanten Behandlung,

- **Anordnung** und **Überwachung** durch Arzt,
- hinreichende **Dokumentation** sowie
- der Maßnahme vorausgehende **Überprüfung** in gesicherter **Unabhängigkeit** von der Unterbringungseinrichtung.
- In **materieller** Hinsicht muss
  - die Zwangsbehandlungsmaßnahme **erfolgversprechend** sein,
  - **kein milderes, gleich wirksames** Behandlungsmittel zur Verfügung stehen,
  - versucht worden sein, aus Vertrauensbasis heraus **natürliche Zustimmung** zur Behandlung zu erlangen,
  - die Belastung im Hinblick auf den zu erwartenden Nutzen in einem **angemessenen Verhältnis** stehen.

Zweifel bestehen also, ob für die Zwangsbehandlungen nach den landesrechtlichen Unterbringungsvorschriften dieselben strengen Voraussetzungen gelten. Denn die Beschlüsse des BVerfG erfassen nur Zwangsbehandlungen im Maßregelvollzug, die auf eine **langfristige Wiederherstellung der Entlassungsfähigkeit** ausgerichtet sind (vgl. etwa § 6 Abs. 1 S. 2, 1. Hs RhPfMVollzG). Zwangsbehandlungsmaßnahmen, die dazu dienen, für den Betroffenen oder Dritte bestehende akute Lebens- oder schwere Gesundheitsgefahren abzuwenden (§ 6 Abs. 1 S. 2, 2. Hs. RhPfMVollzG, § 22 Abs. 1 S. 2 SächsPsychKG), bilden ausdrücklich nicht den Gegenstand der Entscheidung.

Die verschiedenen landesrechtlichen Unterbringungsgesetze unterscheiden sich hinsichtlich ihrer Zielsetzung voneinander und erlauben Zwangsbehandlungen teilweise zu dem erstgenannten (z. B. § 22 Abs. 4 S. 1 PsychKG Bre; § 16 Abs. 1 S. 2 PsychKG HH; § 30 Abs. 2 S. 2 PsychKG Ber; Art. 13 Abs. 2 UBG Bay; § 18 Abs. 2 S. 2 PsychKG MV; § 21 Abs. 3 PsychKG Nds), teilweise zu dem letztgenannten Zweck (§ 18 Abs. 4 PsychKG NRW; § 14 Abs. 4 PsychKG SH). Die Rechtsprechung des BVerfG zum Maßregelvollzug lässt sich deshalb jedenfalls auf die Unterbringungsgesetze übertragen, bei denen die Zwangsbehandlung das Ziel

der **Wiederherstellung der Entlassungsfähigkeit** verfolgt. Zweifelhaft erscheint eine solche Übertragbarkeit, sofern die Zwangsbehandlung untergebrachter Personen dem Zweck der **Abwehr einer akuten Lebens- oder schweren Gesundheitsgefahr** dient. Zwar erlaubte § 8 UBG BaWü auch die Zwangsbehandlung bei Selbst- oder Fremdgefährdung, jedoch zog das BVerfG in diesem Beschluss lediglich den Inhalt der Entscheidung zum RhPfMVollzG und damit seine Argumentation bzgl. der Zwangsbehandlung zur Erreichung der Entlassungsfähigkeit heran. Auch in seiner Entscheidung zum sächsischen Maßregelvollzug hat der II. Verfassungssenat ausdrücklich offen gelassen, inwiefern die entsprechenden Vorgaben bei Maßnahmen zur Abwehr akuter Gefahren uneingeschränkt Gültigkeit beanspruchen (BVerfG BeckRS 2013, 47710 Rz. 57). Um sich nicht der Gefahr des rechtswidrigen Handelns auszusetzen, ist mit dem praktischen Umgang der EKT zum Zwecke der Abwendung einer solchen akuten Lebens- oder schweren Gesundheitsverletzung aber jedenfalls **Vorsicht geboten**, da zur Zeit mangels vorhandener Rechtsprechung insoweit Unklarheit herrscht. Daher lässt sich den behandelnden Ärzten raten, auch bei der Zwangsbehandlung mit dem zuletzt genannten Ziel soweit wie möglich den formellen und materiellen Vorgaben des BVerfG zu genügen.

Die Zwangsbehandlung nach den landesrechtlichen Unterbringungsgesetzen ist sowohl bei Patienten **mit** als auch **ohne Vertreter** möglich. Deshalb beziehen sich diese Ausführungen auch auf betreute Patienten.

Patienten ohne Vertreter

Da es zur Durchführung eines ärztlichen Heileingriffs der Einwilligung bedarf, muss zur Vornahme der EKT bei Einwilligungsunfähigen, die keine entsprechende Vorsorgevollmacht erteilt haben, in der Regel zunächst ein **Betreuer** bestellt werden, dessen Einwilligung in die Heilbehandlungsmaßnahme an Stelle derjenigen des Patienten tritt (vgl. § 630d Abs. 1 S. 2 BGB).

Eine entsprechende **Vorsorgevollmacht**, die eine Betreuung entbehrlich werden ließe, muss schriftlich verfasst sein und die jeweiligen Maßnahmen ausdrücklich umfassen, wenn es sich um die Durchführung bzw. das Unterlassen medizinischer

Behandlungen mit Lebensgefahr oder der Gefahr schwerer und länger andauernder gesundheitlicher Schäden oder um eine Unterbringung/unterbringungsähnliche Maßnahme bzw. die Einwilligung in eine ärztliche Zwangsmaßnahme handelt, §§ 1904 Abs. 4 S. 2, 1906 Abs. 5 S. 1 BGB.

Nach dem allgemeinen Rechtsgedanken des § 1904 Abs. 1 S. 2 BGB und unter dem Gesichtspunkt einer mutmaßlichen Einwilligung (▶ oben) können in Eilfällen **vital indizierte Maßnahmen** vom Arzt allein verantwortet werden (vgl. § 630d Abs. 1 S. 4 BGB). Konkret auf die EKT angewendet heißt dies, dass etwa bei einer malignen Katatonie mit entsprechender Lebensgefahr der Arzt alleine entscheiden kann. Der nicht unter rechtlicher Betreuung stehende Betroffene kann, bei Vorliegen der entsprechenden Voraussetzungen, nach den Regelungen des § 18 PsychKG NRW zwangsbehandelt werden.

- **Notwendige Hinzuziehung des Vertreters zur Ausführung einer Patientenverfügung?**

Streit bestand seit Inkrafttreten des 3. BtÄndG im Jahre 2009 darüber, ob stets ein Vertreter des einwilligungsunfähigen Patienten für die Auslegung und die Umsetzung des Inhalts einer Patientenverfügung hinzuzuziehen ist oder ob der Arzt selbst bzw. Dritte diese Aufgabe ebenfalls übernehmen können (vgl. Olzen u. Schneider 2010, S. 745, S. 746). Gegen die notwendige Einschaltung des Vertreters zur Ausführung der Patientenverfügung lässt sich jedoch nunmehr die im Zuge des Patientenrechtegesetzes im Jahre 2013 eingefügte Vorschrift des § 630d Abs. 1 S. 2 BGB anführen.

Die Regelung geht davon aus, dass ein Arzt **grundsätzlich keinen Patientenvertreter** zwecks Erteilung einer Einwilligung einzuschalten hat, wenn eine wirksame Patientenverfügung vorliegt. Die Beteiligung eines – ggf. erst im Eilverfahren zu bestellenden – Betreuers bzw. eines Vorsorgebevollmächtigten ist **nur dann notwendig**, wenn der Arzt sich nach Auslegung der Patientenverfügung über ein **Wirksamkeitserfordernis** (z. B. die Einwilligungsfähigkeit des Verfassers zum Zeitpunkt der Festlegung) bzw. das **Zutreffen** der beschriebenen Anwendungssituation **im Unklaren ist**. Wegen § 630d Abs. 1 S. 2 BGB liegt auch keine Pflichtverletzung vor, wenn der Arzt, der sich sicher ist, bei seiner Entscheidung für oder gegen die EKT eine

Patientenverfügung selbst ausführt, obwohl ein Patientenvertreter vorhanden und erreichbar ist.

- **Beachtlichkeit einer Patientenverfügung bei Unterbringung aufgrund eines Unterbringungsgesetzes**

Wie bereits erwähnt, bedarf eine während einer Unterbringung durchgeführte ärztliche und psychotherapeutische Heilbehandlung grundsätzlich der Einwilligung des Betroffenen (§ 18 Abs. 3 S. 1 PsychKG NRW) bzw. im Falle der Einwilligungsunfähigkeit der Einwilligung des Vertreters. Ebenso wurde ausgeführt, dass auch **bei Lebensgefahr** sowie **erheblicher Gesundheitsgefahr** trotz des weiten Wortlauts des § 18 Abs. 4 PsychKG NRW eine Zwangsbehandlung des einwilligungsfähigen Patienten **nicht zulässig** ist. Fraglich bleibt, ob § 18 Abs. 4 PsychKG NRW aufgrund des 3. BtÄndG ebenfalls so ausgelegt werden muss, dass ärztliche Behandlungen während einer späteren öffentlichrechtlichen Unterbringung durch eine wirksame Patientenverfügung ausgeschlossen werden können.

§ 1901a BGB betrifft nach seinem Wortlaut nicht die Unterbringung selbst (Brosey 2010, S. 161, S. 165). Behandlungen i.S.d. § 18 PsychKG NRW werden aber als Heilbehandlungen von § 1901a BGB erfasst, so dass sie grundsätzlich durch eine Patientenverfügung ausgeschlossen werden können (Olzen u. Schneider 2010, S. 745, S. 750). Zweifel an der Anwendbarkeit des § 1901a BGB entstehen daraus, dass das PsychKG NRW als Teil des Polizeirechts auf dem Gedanken der **Gefahrenabwehr** basiert, also eine andere Zielrichtung hat als das Betreuungsrecht. Grundsätzlich lässt sich die Gefahr einer Selbst- oder Fremdschädigung aber durch die Unterbringung selbst abwenden. Es ist daher polizeirechtlich meist nicht erforderlich, die Ursache einer Gefahr zu beseitigen, also die Anlasskrankheit zu heilen, welche die Selbst- oder Fremdgefährdung hervorruft.

Andererseits liegt dem PsychKG NRW aber auch ein gewisser **Fürsorgegedanke** gegenüber dem Einzelnen zugrunde (Olzen u. Schneider 2010, S. 745, S. 750). Dementsprechend findet der Wille des Patienten nach dem Wortlaut des § 18 PsychKG NRW dort seine Grenze, wo er darauf gerichtet ist, sich oder einem Dritten zu schaden (LT-Drucks. 12/4063, S. 27). Es gibt also keinen uneingeschränkten Willensvorrang des Patienten. Vielmehr sind Selbstbestimmungsrecht und staatliche Fürsorge gegeneinander abzuwägen. Danach erscheint es nur in den seltenen Fällen einer trotz Unterbringung verbleibenden **Fremdgefährdung** angemessen, eine Zwangsbehandlung als ultima ratio in Betracht zu ziehen. Denn das Selbstbestimmungsrecht findet seine Grenze in den Rechten Dritter. Auch der Gesetzgeber wollte durch die Stärkung der Patientenrechte keinen uneingeschränkten Vorrang der Patientenautonomie auf Kosten Dritter schaffen (Olzen u. Schneider 2010, S. 745, S. 750).

Bei einer **Fremdgefährdung** bleibt eine psychiatrische Patientenverfügung also **unbeachtlich**. Insoweit verbietet es sich, den Einwilligungsunfähigen mit Patientenverfügung anders zu behandeln als den Einwilligungsfähigen (Götz 2013, S. 219; Brosey 2010, S. 161, S. 167). Falls daher **trotz Unterbringung** eine **Fremdgefährdung fortbesteht**, käme eine Zwangsbehandlung in Betracht, wenn die Gefahr nicht auf andere Weise, z. B. durch Beschränkungen des Aufenthalts im Freien oder Fixierungen (§ 20 Abs. 1 PsychKG NRW), abgewehrt werden kann.

Bei **Eigengefährdung** muss der Staat jedoch das Selbstbestimmungsrecht des Betroffenen anerkennen (Brosey 2010, S. 161, S. 167; Olzen u. Schneider 2010, S. 745, S. 750). Zwangsmaßnahmen wären demzufolge bei Eigengefährdung und einer verbindlichen psychiatrischen Patientenverfügung unzulässig, auch wenn die Unterbringung auf der Grundlage öffentlich-rechtlicher Vorschriften erfolgt.

Für die behandelnden Ärzte ergibt sich hieraus die unbefriedigende Antwort, dass die **Rechtslage** bei Zwangsbehandlung im Rahmen öffentlich-rechtlicher Unterbringung derzeit **nicht eindeutig** ist. Es bleibt abzuwarten, in welche Richtung die Gerichte bzw. der Gesetzgeber bezüglich dieser Fragestellung tendieren werden.

15.2 Die Rechtslage in Österreich

15.2.1 Die Aufklärung über die EKT

Ähnlich wie im deutschen Recht soll die ärztliche Aufklärung die Selbstbestimmung des Patienten wahren und ihm Informationen verschaffen, die ihn

in die Lage versetzen, seine Entscheidungsrechte in Bezug auf eine Heilbehandlung auszuüben (Kopetzki 2005, Rn 600). Sie ist grundsätzlich Aufgabe des behandelnden Arztes (OGH SZ 55/114; RdM 1994/20), darf also nicht an Personal delegiert werden, das keine entsprechende Qualifikation hat. Dies gilt auch im Hinblick auf untergebrachte Patienten.

Der Patient ist grundsätzlich über Grund und Bedeutung der Behandlung aufzuklären.Er soll Wesen und Tragweite der geplanten Behandlung erfassen und die damit verbundenen Risiken in Grundzügen verstehen können.

> ❯❯ **Die Aufklärung muss umso eingehender sein, je weniger dringlich die Behandlung und je größer die Wahrscheinlichkeit einer Schädigung ist (OGH SZ 55/114; RdM 1994/20; RdM 2002/3).**

Sofern der Patient **nicht einwilligungsfähig** ist, richtet sich die Aufklärung grundsätzlich an seinen **Vertreter**. Untergebrachte einwilligungsunfähige Patienten sind im Rahmen der Verständnismöglichkeiten aber ebenfalls über Grund und Bedeutung der Behandlung zu informieren (§ 35 Abs. 2 S. 1 UBG). Auch der Patientenanwalt kann entsprechende Informationen verlangen (§ 35 Abs. 2 S. 3 UBG). **Gegenstand der Aufklärung** sind

- Diagnose,
- Art und Wirkung der geplanten Behandlung,
- damit verbundene Risiken und Nebenwirkungen.

Darüber hinaus ist der Arzt auch verpflichtet, über **alternative Behandlungsmethoden** aufzuklären, die entweder weniger gefährlich sind oder besseren Erfolg versprechen.

Der **Umfang der Aufklärung** orientiert sich an einer Vielzahl von Kriterien, z. B.:

- dem individuellen Auffassungsvermögen und Informationsbedürfnis des Patienten,
- der Art der Erkrankung und der Behandlung,
- bestehenden Vorinformationen (OGH RdM 1994/20) und
- der psychischen Belastbarkeit sowie
- bestehenden Behandlungsalternativen (vgl. OGH JBl 1991, S. 455; RdM 1994/1; 2000/4; 2004/52).

Über **typische Nebenwirkungen** bzw. **Risiken** von einiger Erheblichkeit ist unabhängig von ihrer Wahrscheinlichkeit aufzuklären (OGH JBl 1990, S. 459; RdM 2002/3). Was dies im Einzelfall bei einer EKT bedeutet, ergibt sich aus den oben genannten Beispielen.

Die Gerichte messen Informationsblättern und standardisierten Aufklärungsbogen nur eine das Gespräch vorbereitende und unterstützende Funktion bei. Sie ersetzen keine persönliche Aufklärung, da sie nicht genügend differenzieren (OGH RdM 1995/15). Gerade die Aufklärung eines psychisch kranken Patienten verlangt ein hohes Maß an Einfühlungsvermögen. Deshalb hat der Arzt sich davon zu überzeugen, dass die Aufklärung auch tatsächlich verstanden wurde (OGH SZ 57/207; RdM 2002/95). Sie ist nach allgemeinen Grundsätzen zu dokumentieren (vgl. hierzu § 51 I ÄrzteG; § 10 I Z 2 lit a KAKuG).

Der Patient kann auf seine Aufklärung ganz oder teilweise verzichten (OGH SZ 55/14), wenn sie nicht therapeutisch zwingend erforderlich ist. Eine weitere Grenze besteht, wenn die Aufklärung dem Wohl des Patienten widerspricht (OGH SZ 55/114), also ihn in seiner körperlichen oder psychischen Gesundheit schädigen würde. Dies kommt v. a. bei einer übermäßigen und vom Patienten nicht zu bewältigenden psychischen Belastung in Betracht. Hierfür ist ausreichend, dass die Aufklärung den Erfolg der Behandlung insgesamt in Frage stellen oder wesentlich beeinträchtigen könnte (Kopetzki 2005, Rn. 616).

Über den **Zeitpunkt der Aufklärung** lassen sich keine allgemeinen Aussagen treffen. Jedoch muss sie so rechtzeitig erfolgen, dass dem Patienten eine angemessene Überlegungsfrist bis zum Entscheidungszeitpunkt verbleibt (OGH RdM 1995/1; 2001/27; 2004/95).

Aufklärung

- **Gegenstand:** Grund, Wesen und Bedeutung der Behandlung (insbesondere Diagnose, Art und Wirkung der geplanten Behandlung, Risiken und Nebenwirkungen, alternative Behandlungsmethoden)

- **Zweck:** Wahrung der Selbstbestimmungsrechte des Patienten; Informationsverschaffung, um freie Entscheidung ausüben zu können
- **Art und Weise:** Persönlich durch Arzt
- **Grenzen:**
  - Verzicht, wenn nicht therapeutisch zwingend erforderlich
  - Zum Wohl des Patienten (therapeutisches Privileg), wenn Patient körperlich oder psychisch geschädigt würde
- **Aufklärungsadressat:**
  - Einwilligungsfähiger Patient: Patient selbst
  - Einwilligungsunfähiger Patient: Vertreter (z. B. Sachwalter/Vorsorgebevollmächtigter)
  - Untergebrachte Patienten: im Rahmen ihrer Verständnismöglichkeiten jedenfalls auch selbst / ggf. Patientenanwalt

15.2.2 Einwilligung

Eine wirksame Einwilligung erfordert die Einwilligungsfähigkeit des Patienten. Er muss die Tragweite seines Entschlusses erfassen können. Die Einwilligungsfähigkeit knüpft – wie im deutschen Recht –nicht an die Geschäftsfähigkeit, sondern an die »Einsichts- und Urteilsfähigkeit« an (Kopetzki 2005, Rn. 620). Der Patient muss nach Schilderung der Diagnose, der therapeutischen Möglichkeiten und der in Betracht kommenden Alternativen, Chancen und Risiken, den Wert der von seiner Entscheidung betroffenen Güter und Interessen erfassen und sein Verhalten nach dieser Einsicht ausrichten können (Amelung 1992, S. 526 ff.; ders. 1995, S. 23 ff.). Einwilligungsfähige Patienten dürfen gem. § 283 Abs. 1 ABGB außer bei Gefahr im Verzug nicht ohne ihre Zustimmung behandelt werden.

Bei **einwilligungsunfähigen Patienten** ist zu unterscheiden, ob sie

- minderjährig sind,
- unter Sachwalterschaft stehen,
- oder ob keines von beidem zutrifft.

Ist der Patient **minderjährig** oder wurde für ihn ein **Sachwalter** bestellt (der Sachwalter entspricht dem vom deutschen Recht vorgesehenen Betreuer), dessen Wirkungskreis die medizinische Behandlung umfasst, so darf er grundsätzlich nicht gegen den Willen seines Sachwalters (§ 283 Abs. 2 ABGB) oder Erziehungsberechtigten behandelt werden. Bei einwilligungsfähigen Minderjährigen verlangt das Gesetz zusätzlich deren Zustimmung (§ 173 ABGB). Die Einwilligungsfähigkeit wird ab Eintritt der sog. **Mündigkeit**, also der Vollendung des 14. Lebensjahres, vermutet (vgl. § 173 Abs. 1 S. 1 2. HS., § 21 Abs. 2 ABGB).

Der Sachwalter benötigt bei wichtigen Angelegenheiten (zu diesen zählt auch die EKT) unter den Voraussetzungen des § 283 Abs. 2 ABGB ferner die Zustimmung des **Pflegschaftsgerichts**. Etwas anderes gilt, wenn die Behandlung so dringend erforderlich ist, dass der mit dem Verfahren verbundene Aufschub das Leben des Patienten gefährden würde oder mit der Gefahr einer schweren Schädigung der Gesundheit des Patienten verbunden wäre (Kopetzki 2005, Rn. 618). Hat ein Patient weder einen gesetzlichen Vertreter noch einen Erziehungsberechtigten, so muss auf sein Verlangen das Gericht unverzüglich über die Zulässigkeit der Behandlung entscheiden. Eine gesetzliche Vertretung durch nahe Angehörige dürfte bei der EKT wegen der Schwere der Behandlung gem. § 284b Abs. 3 ABGB nicht in Betracht kommen.

15.2.3 Durchführung der EKT in unterschiedlichen Konstellationen

Wie auch zur Rechtslage in Deutschland soll im Folgenden untersucht werden, welche juristischen Probleme die EKT in unterschiedlichen Fallgestaltungen mit sich bringt.

Einwilligungsfähige Patienten

Dem einwilligungsfähigen Patienten steht im Rahmen seiner Einsichts- und Urteilsfähigkeit das Recht zu, in eine medizinische Behandlung einzuwilligen (§ 283 Abs. 1 S. 1 ABGB). Der zusätzlichen Einwilligung eines Sachwalters bedarf es nicht (Koziol et al. 2007, § 283 Rn. 2; Maurer 2007, § 283 Rn. 2; Schauer 2007, S. 182).

Bei **Gefahr im Verzug**, wenn also der zeitliche Aufschub einer Behandlung mit einer Gefährdung des Lebens oder einer möglichen schweren Gesundheitsschädigung einherginge, ist eine Zustimmung der zwar einwilligungsfähigen, aber psychisch kranken Person nicht nötig, § 283 Abs. 3 ABGB (Koziol et al. 2007, § 283 Rn. 2; Maurer 2007, § 283 Rn. 9). Eine entsprechende Konstellation ist aber bei den mit EKT notfallmäßig zu behandelnden Krankheitsbildern selten gegeben.

Einwilligungsunfähige Patienten

Bei psychisch kranken, einwilligungsunfähigen Patienten muss der Sachwalter gem. § 283 Abs. 1 S. 2 ABGB in die Behandlung einwilligen, sofern dies in seinen Aufgabenkreis fällt. Etwas anderes gilt nur dann, wenn die psychisch kranke Person, als sie noch einsichts- und urteilsfähig war, eine Vorsorgevollmacht (§ 284f ABGB) erteilt oder eine Patientenverfügung nach dem PatVG errichtet hat.

Patienten mit Vertreter

Gemäß §§ 268 ff. ABGB wird volljährigen, psychisch kranken Personen, die alle oder einzelne ihrer Angelegenheiten nicht ohne Gefahr eines Nachteils für sich besorgen können (sog. behinderte Personen, ▶ § 268 Abs. 1 ABGB), ein Sachwalter als Vertreter zur Seite gestellt, der nach entsprechender Aufklärung über die Durchführung der Behandlung entscheidet (§ 283 Abs. 1 S. 2 ABGB).

- ▪ **Einwilligung des Vertreters nach Ermittlung des Patientenwillens**

Dabei muss der Sachwalter sich an den Wünschen und dem Willen der besachwalteten Person orientieren. Bei der Willensermittlung ist von Bedeutung, ob der Patient eine wirksame Patientenverfügung oder eine Vorsorgevollmacht verfasst hat. Der Vorsorgebevollmächtigte hat den Willen des Vollmachtgebers in ähnlicher Weise wie ein Sachwalter zu berücksichtigen (§ 284h Abs. 1 ABGB), so dass die entsprechenden Ausführungen zur Sachwalterschaft in vergleichbarer Weise gelten.

- ▪▪ **Patienten ohne Patientenverfügung**

Gem. § 281 Abs. 2 ABGB hat der Sachwalter den Patienten über die geplante EKT (»wichtige Maßnahme«) zu informieren und ihm die Möglichkeit zu geben, sich zu äußern. Der Sachwalter hat den

Wünschen des Patienten bei seiner Entscheidung Rechnung zu tragen, sofern sie nicht dem objektiven Wohl des Betreffenden entgegenstehen (Maurer 2007, § 281 Rn. 2; Ganner 2008, S. 3, S. 5). Verhindert die Grunderkrankung des Patienten eine sinnvolle Kommunikation, erlischt sein Recht auf Information und Stellungnahme (Koziol et al. 2007, § 281 Rn. 2). Verletzt der Sachwalter seine Pflicht zur Benachrichtigung des Patienten, hat dies allerdings keine Auswirkungen auf die von ihm erteilte Einwilligung in die EKT (Koziol et al. 2007, § 281 Rn. 2), sondern betrifft nur das (Innen-)Verhältnis zum Patienten.

Festzuhalten bleibt, dass der Sachwalter in einem 1. Schritt feststellen muss, ob die EKT dem Willen und dem Wohl des einwilligungsunfähigen Patienten entspricht.

■■ Patienten mit Patientenverfügung

Eine Besonderheit im Zusammenhang mit der Willensermittlung besteht bei Patienten mit einer (wirksamen) Patientenverfügung. Hier stellt sich die Frage, ob ihre Festlegungen für den Sachwalter verbindlich sind, auch wenn sie möglicherweise mit dem Wohl der behinderten Person kollidieren.

▶ **Das Patientenverfügungsgesetz (BGBl. I NBr. 55/2006) ermöglicht im Gegensatz zum deutschen Recht nur die Ablehnung medizinischer Maßnahmen für den Fall, dass dem Betroffenen zum Zeitpunkt der Behandlung Einsichts-, Urteils- oder Äußerungsfähigkeit fehlen.**

Die **Einwilligung** in Behandlungen ist hingegen kein zulässiger Gegenstand einer Patientenverfügung. Deshalb kann eine solche Verfügung nur dann Bedeutung erlangen, wenn der Patient darin die EKT ablehnt.

Außer Betracht bleiben auch Situationen, in denen **Leben** oder **Gesundheit** des Patienten ernsthaft durch den mit der Suche nach einer Patientenverfügung verbundenen Zeitaufwand **gefährdet** würden (§ 12 PatVG). Da sie dem Arzt nicht zur Verfügung steht, kann sie naturgemäß auch keine Wirkung entfalten.

Unterschiede gelten je nachdem, ob es sich um eine sog. **verbindliche Patientenverfügung** (§§ 4 ff.) oder lediglich um eine sog. **beachtliche Patientenverfügung** (§§ 8 f. PatVG) handelt. Bei einer verbindlichen Patientenverfügung braucht der einwilligungsunfähige Patient grundsätzlich keinen Sachwalter (§ 268 Abs. 2 S. 1 ABGB). Die Patientenverfügung entfaltet in diesem Falle – ebenso wie es im deutschen Recht überwiegend vertreten wird – eine unmittelbare **Bindungswirkung** gegenüber dem Arzt und Pflegepersonal. Die Durchführung der verbindlichen Patientenverfügung unterliegt auch grundsätzlich keiner gerichtlichen Kontrolle. Eine lediglich beachtliche Patientenverfügung (§§ 8–9 PatVG) macht die Bestellung eines Sachwalters hingegen nicht entbehrlich. Dieser muss den Verfügungsinhalt aber in seine Entscheidung über die medizinische Behandlung der behinderten Person einbeziehen. Selbst die lückenhafte Regelung in einer entsprechenden Verfügung ist Ausdruck der vorweggenommenen Selbstbestimmung des Patienten und daher – soweit ihr Inhalt auf die konkrete Behandlungssituation passt – vorrangig vor entsprechenden Vorstellungen des Sachwalters einzuordnen (Kopetzki 2007, S. 133 f.). Für Vorsorgebevollmächtigte, deren Bevollmächtigung die Voraussetzungen des § 284f ABGB erfüllt, gelten gemäß § 284h ABGB ähnliche Vorgaben wie für den Sachwalter.

Danach hat der Vorsorgebevollmächtigte ebenfalls dem Willen des Vollmachtgebers, wie er in der Bevollmächtigung zum Ausdruck gebracht wurde, zu entsprechen. Dessen Willensänderungen entfalten nach Eintritt der Geschäftsunfähigkeit bzw. der Einsichts- und Urteilsunfähigkeit für den Vorsorgebevollmächtigten nur Bindungswirkung, wenn sie dem Wohl des Patienten in gleichem Maße Rechnung tragen wie die ursprünglichen Festlegungen.

Bei einer **beachtlichen Patientenverfügung** kommt – anders als bei der verbindlichen Patientenverfügung – u. U. auch eine **gerichtliche Überprüfung** in Betracht. Sie hat zum Gegenstand, ob die Entscheidung des Vertreters, eine medizinische Maßnahme nicht durchzuführen oder abzubrechen (Kletecka-Pulker 2007, S. 95), zu Recht erging. Dieses Verfahren soll gewährleisten, dass der Vertreter seine Entscheidung einerseits nicht gegen den in der Patientenverfügung niedergelegten ablehnenden Willen des Verfassers trifft, aber andererseits dennoch dessen Wohl im Auge behält. Die Situation tritt regelmäßig ein, wenn der behinderte Patient die Behandlung braucht und sein Wille aus der beachtlichen Patientenverfügung nicht eindeutig zu ermitteln ist. Gerade für die EKT wird es deshalb meist einer gerichtlichen Entscheidung bedürfen, wenn diese nach Ansicht des Sachwalters trotz ablehnender Patientenverfügung vorgenommen werden soll. Verweigert der Sachwalter hingegen seine Zustimmung und gefährdet dadurch das Wohl des Betroffenen, kann das Gericht die Zustimmung ersetzen oder die Sachwalterschaft einer anderen Person übertragen, § 283 Abs. 2, S. 3.

▪ **Einwilligung in eine »besondere Heilbehandlung«**
»Besondere Heilbehandlungen« sind gewöhnlich mit einer schweren oder nachhaltigen Beeinträchtigung der körperlichen Unversehrtheit oder der Persönlichkeit verbunden (vgl. die Definition in § 36 Abs. 1 UBG). Zu diesen zählt nach allgemeiner Auffassung auch die EKT (OGH RdM 2011, S. 25). Deshalb hat der Sachwalter im Vorfeld seiner Einwilligung **weitere Voraussetzungen** zu beachten: So benötigt er ein **von einem unabhängigen** – also nicht in die Behandlung eingebundenen – **Arzt ausgestelltes Zeugnis** (vgl. § 55 ÄrzteG), das die **fehlende Einwilligungsfähigkeit** des Betroffenen sowie die **Erforderlichkeit der EKT** bestätigt (§ 283 Abs. 2 S. 1 ABGB; Schauer 2007, S. 182; Ganner 2008, S. 3, S. 5). Die Unabhängigkeit des begutachtenden Arztes vom behandelnden ist gewahrt, wenn beide nicht in derselben Krankenanstalt arbeiten. Obwohl in diesem Zusammenhang nicht ausdrücklich das Zeugnis eines Facharztes verlangt wird, ergeben sich entsprechende Anforderungen aus anderen Vorschriften (vgl. etwa § 31 Abs. 2, 3 ÄrzteG; so auch Maurer 2007, § 283 Rn. 3 f.). Bei Fehlen eines fachärztlichen Zeugnisses sowie im Falle eines ablehnenden Verhaltens des Betroffenen muss der Sachwalter sich seine Einwilligung in die EKT **gerichtlich genehmigen** lassen (§ 283 Abs. 2 S. 2 ABGB; vgl. Maurer 2007, § 283 Rn. 5; Koziol et al. 2007, § 281 Rn. 3 m.w.N.; Schauer 2007, S. 182).

Sollte die EKT im Rahmen der Unterbringung durchgeführt werden, müssen darüber hinaus die **Vorgaben des Unterbringungsrechts** beachtet werden; § 36 Abs. 2 2. HS. UBG verlangt für den **einwilligungsunfähigen Patienten** allerdings lediglich die **schriftliche Einwilligung seines Vertreters**. Ist ein **Vertreter (bislang) nicht vorhanden**, bedarf die EKT einer **gerichtlichen Genehmigung** (§ 36 Abs. 3 S. 2 UBG), in deren Vorfeld sich das Gericht in der Unterbringungseinrichtung einen **persönlichen Eindruck** vom Patienten zu verschaffen hat (§ 38 Abs. 1 UBG). Hierzu kann es einen Sachverständigen beiziehen (§ 38 Abs. 1 S. 2 2. HS UBG).

▪▪ **Sonderfall: Gefahr im Verzug**
Ausnahmsweise kann sowohl auf die Einwilligung des betroffenen Patienten, des Sachwalters, die Einholung eines (zusätzlichen) ärztlichen Zeugnisses sowie auf die gerichtliche Genehmigung verzichtet werden, wenn dieses Vorgehen so viel Zeit in Anspruch nähme, dass eine Lebensgefahr oder eine schwere Gesundheitsschädigung drohte (§ 283 Abs. 3 ABGB; § 37 UBG; für Minderjährige § 173 Abs. 3 ABGB). Als ernstliche Gesundheitsschädigung wird angesehen, wenn durch die verspätete Ausführung bzw. Nichtvornahme der EKT eine schwere Körperverletzung droht (vgl. etwa § 110 Abs. 2 und § 84 ÖStGB;LG Salzburg 30.10.2003, 21 R 249/03v; Kopetzki 2005, Rn. 657), also eine länger als 24 Tage dauernde Gesundheitsschädigung oder Berufsunfähigkeit oder wenn die Verletzung bzw. Gesundheitsschädigung an sich schwer wäre. Ferner ist erforderlich, dass die Wahrscheinlichkeit des Schadenseintritts dadurch zunimmt, dass die Zustimmung und die gerichtliche Genehmigung einzuholen sind und damit eine zeitliche Verzögerung einhergeht (Kopetzki 2005, Rn. 657; Stadtland et al. 2004, S. 178). Speziell für die EKT hat der OGH (OGH 7.12.1993, 6 Ob 631/93) entschieden, dass die Abwehr eines lebensbedrohlichen Zustandes – in der Entscheidung eine perniziöse Katatonie – stets von der Eilfallregelung des § 37 UBG gedeckt sei. Dieser Grundgedanke ist auf § 283 Abs. 3 ABGB zu übertragen.

▪ **Zwangsweise Durchführung der EKT**
Damit sind die Voraussetzungen einer EKT-Behandlung einwilligungsunfähiger Patienten an sich abschließend aufgezählt. Es bleibt aber das weitere Vorgehen offen, wenn die EKT dem erkennbaren (natürlichen) **Patientenwillen widerspricht**. Hier

stellt sich die Frage nach der Zulässigkeit einer **Zwangsbehandlung**.

Da das ABGB – ebenso wie nach der jüngsten Rechtsprechung des BGH (▶ oben) auch das BGB – **keine Ermächtigungsgrundlage** für Zwangsbehandlungen im Rahmen einer Unterbringung vorsieht, ist der Blick auf die öffentlich-rechtliche Unterbringung nach dem **UBG** zu richten. Eine ambulante Durchführung der EKT scheidet indes – wie auch in der BRD (▶ oben) – aus. Die Unterbringung umfasst Aufnahme und Aufenthalt psychisch Kranker in Krankenanstalten und Abteilungen für Psychiatrie, soweit die Personen sich in einem geschlossenen Bereich befinden oder in anderer Weise in ihrer Bewegungsfreiheit eingeschränkt werden (§ 2 UBG). Während der Unterbringung muss eine ärztliche Behandlung durchgeführt werden. Darunter fallen alle Maßnahmen aufgrund einer medizinischen Indikation, um Krankheiten, Leiden, Körperschäden, körperliche Beschwerden oder seelische Störungen zu erkennen, zu heilen oder zu lindern (Kopetzki 2005, Rn. 580), also auch die EKT.

Die EKT wird allgemein als »besondere Heilbehandlung« i.S.v. § 36 Abs. 1 UBG eingeordnet, also als eine Behandlung, die gewöhnlich mit einer schweren oder nachhaltigen Beeinträchtigung der körperlichen Unversehrtheit oder der Persönlichkeit einhergeht (OGH 1.9.2010, 3 Ob 142/10v; 19.9.1994, 4 Ob 549/94; 7.12.1993, 6 Ob 631/93; LG Linz 28.11.1991, 18 R 732/91; Kopetzki 2005, Rn. 589, 638, 748; Offizielles EKT-Konsensuspapier der ÖGPP, Neuropsychiatrie, Band 17, Nr. 3 + 4/2003, 1; Schanda 2005, S. 159, S. 160; Stadtland et al. 2004, S. 176). Deshalb sind alle notwendigen Zustimmungen schriftlich zu erteilen (§ 36 Abs. 1, 2 UBG). Trotz erfolgter richterlicher Unterbringung muss die Einwilligungs(un)fähigkeit vor der Behandlung erneut geprüft werden, da nicht automatisch vom Fortbestand ausgegangen werden kann.

Entsprechend können sich die folgenden Konstellationen ergeben.

■■ **Einwilligungsfähige Patienten**

Auch im Rahmen der Unterbringung dürfen einwilligungsfähige Kranke nicht gegen ihren Willen behandelt werden (§ 36 Abs. 1 UBG, ebenso allgemein § 283 Abs. 1 ABGB). Klarer als im deutschen Recht gibt es also auch während der Unterbringung an sich keine Einschränkung des Selbstbestimmungsrechts.

❯ Untergebrachte Patienten, die eine verbindliche Patientenverfügung verfasst haben und darin die EKT ablehnen, sind wie einwilligungsfähige Personen zu behandeln (§ 36 Abs. 1 UBG).

Es ist also weder die Zustimmung des Sachwalters erforderlich noch kommt es auf eine gerichtliche Prüfung an. Handelt es sich hingegen (nur) um eine **beachtliche Patientenverfügung**, bedarf es der Einbeziehung des Sachwalters, der seine Entscheidung an dem in der Verfügung manifestierten Willen des Betroffenen auszurichten hat (§ 36 Abs. 2 UBG).

■■ **Einwilligungsunfähige Patienten**

Einwilligungsunfähige Patienten, die entweder minderjährig sind, für den Bereich der Gesundheitsfürsorge unter Sachwalterschaft stehen oder aber eine wirksame Vorsorgevollmacht erteilt haben, dürfen in allen genannten Fällen nicht gegen den Willen ihres Vertreters behandelt werden (§ 36 Abs. 2 UBG). Es wurde bereits darauf hingewiesen, dass die Zustimmung des Vertreters schriftlich zu erteilen ist.

■■ **Gefahr im Verzug**

Unabhängig von der Einwilligungsfähigkeit des Patienten sind Zustimmung und (evtl.) gerichtliche Genehmigung nicht erforderlich, wenn die Behandlung so dringend ist, dass ein eventueller Aufschub das Leben des Kranken gefährden würde oder jedenfalls mit einer schweren Gesundheitsgefahr verbunden wäre (§ 37 UBG; vgl. auch § 283 Abs. 3 ABGB). Über die Notwendigkeit und Dringlichkeit einer Behandlung entscheidet im Rahmen der Unterbringung der Abteilungsleiter, also der mit der Führung der Abteilung betraute Arzt oder dessen Vertreter (vgl. § 4 Abs. 2 UBG). Dieser hat den Erziehungsberechtigten, Sachwalter oder Vorsorgebevollmächtigten oder, sofern der Kranke keinen Vertreter hat, den Patientenanwalt (vgl. § 37 S. 3 UBG) über die Behandlung zu informieren.

Hervorzuheben ist aber, dass eine ärztliche Behandlung dann nicht zulässig ist, wenn der Patient oder sein Vertreter ihren Willen wirksam erklärt haben oder das Gericht die Genehmigung verweigert hat (Kopetzki 2005, Rn. 660). § 37 UBG betrifft daher die Fälle, in denen die Einholung der Zustimmung/Genehmigung aus zeitlichen Gründen nicht in Betracht kommt.

Patienten ohne Vertreter

Sofern der einwilligungsunfähige Patient keinen gesetzlichen Vertreter (vgl. zum Personenkreis i.S.d. § 36 Abs. 2 UBG Kopetzki 2005, Rn. 649 ff.) hat – im klinischen Alltag bei erwachsenen Personen keine Seltenheit (so Stadtland/Heiden/Nedopil 2004, S. 176) – kann die EKT nur nach gerichtlicher Genehmigung durchgeführt werden (§ 36 Abs. 3 S. 2 UBG); andernfalls ist sie – von Eilfällen abgesehen – rechtswidrig (Kopetzki 2005, Rn. 655). Sie darf nicht durchgeführt werden, soweit sie in einer verbindlichen Patientenverfügung wirksam abgelehnt wurde. Im Falle einer lediglich beachtlichen Patientenverfügung ist – sofern keine Vorsorgevollmacht vorliegt – die Bestellung eines Sachwalters zu beantragen.

15.3   Die Rechtslage in der Schweiz

Das bisherige Vormundschaftsrecht der Schweiz wurde grundlegend erneuert: Das revidierte Kindes- und Erwachsenenschutzrecht hat auch Änderungen der Rechtslage bei einer (Zwangs-)behandlung psychisch kranker Personen bewirkt. Es ist am 1. Januar 2013 in Kraft getreten. Wünsche verschiedener Kantone, das Inkrafttreten über den genannten Zeitpunkt hinauszuzögern, sind von der Bundesregierung abgelehnt worden. Ein wichtiges Ziel dieser Revision bestand in der Verbesserung des Rechtsschutzes bei der Fürsorgerischen Freiheitsentziehung (FFE). Ferner sollten Lücken beim Vollzug dieser Maßnahmen (Bridler u. Gassmann 2011, S. 1, S. 2) geschlossen werden. Die FFE heißt nunmehr fürsorgerische Unterbringung (FU) und findet ihre rechtliche Verankerung in den Art. 426–439 ZGB. Wichtig sind besonders die in Art. 433 ff. ZGB getroffenen bundeseinheitlichen Regelungen zur stationären (Zwangs-)behandlung psychisch kranker Personen.

15.3.1   Die Aufklärung über die EKT

In der Schweiz hat sich die **Aufklärungspflicht des Arztes** erst in den letzten 2 Jahrzehnten zu einem zentralen Thema des Arzthaftpflichtrechts entwickelt (Wenzel 2009, ▸ Kap. 19 Rn. 81). Dabei gibt es im Gegensatz zum deutschen oder österreichischen Recht eine Besonderheit: Die rechtliche Zweiteilung des schweizerischen Arztrechts. Je nach Stellung, in welcher der Arzt seinen Beruf ausübt, untersteht das Rechtsverhältnis zum Patienten dem Privatrecht oder dem öffentlichen Recht.

Bezüglich der ärztlichen Aufklärung steht sowohl im Privatrecht als auch im öffentlichen Recht die sog. **Eingriffsaufklärung** im Vordergrund. Sie folgt

- im **Privatrecht** insbesondere als Verpflichtung aus dem Behandlungsvertrag,
- im **öffentlichen Recht** aus dem Grundrecht jedes Menschen auf Leben und persönliche Freiheit (Art. 10 Abs. 2 der Schweizerischen Bundesverfassung).

Das kantonale Recht sieht die Aufklärungspflicht des Arztes darüber hinaus in zahlreichen Gesetzen und Verordnungen ausdrücklich vor (vgl. Wenzel 2009, ▸ Kap. 19 Rn. 83; Fellmann 1992, S. 168 f.).

Die Eingriffsaufklärung soll den Patienten in die Lage versetzen, aus freiem Willen in die vorgeschlagene Behandlung einzuwilligen oder diese abzulehnen (vgl. BGE 117 Ib 203; Fellmann 1992, S. 179; Wiegand 1994, S. 119). Dazu muss der Patient nach herrschender Lehre und Rechtsprechung »über alle Informationen verfügen, die für eine Abwägung des möglichen Nutzens des Eingriffs und den damit verbundenen Risiken erforderlich und für eine sachgerechte Meinungsbildung notwendig sind« (ZBl 1996, S. 278). Angaben über die Form der Aufklärung finden sich in der Schweizerischen Rechtsprechung nicht (Beppel 2007, S. 127). Ebenso wie in Deutschland und in Österreich ist der Patient aber unter Berücksichtigung der Dringlichkeit des Eingriffs und unter Beachtung seines individuellen Auffassungsvermögens über die Diagnose, die genaue Vorgehensweise sowie Risiken, Wirkung und Nebenwirkungen der geplanten Behandlung und mögliche Alternativen aufzuklären. Auch die Erfolgsaussichten (Beppel 2007, S. 124) der ärztlichen Maßnahme sind notwendiger Gegenstand der Aufklärung. Insgesamt bemisst sich der Umfang der Aufklärung in erster Linie nach der Schwere des Eingriffs. Eine lediglich reduzierte Aufklärung ist geschuldet, wenn der Patient über eigene Fachkenntnisse verfügt, sei es aus beruflichen Gründen oder aus seiner Krankengeschichte (Nachweise bei Beppel 2007, S. 122). Dies bedeutet im Falle der EKT, dass bei Durchführung einer neuerlichen Indexserie und bereits in der Vergangenheit erfolgter Behandlung – etwa bei einer neuen depressiven Episode – die Aufklärung entsprechend angepasst werden kann.

Ausnahmen von einer uneingeschränkten Aufklärungsverpflichtung bestehen ebenso wie in Deutschland und Österreich beim sog. »therapeutischen Privileg«. Es trägt dafür Sorge, dass der Patient die Informationen auch verkraften kann und nicht etwa durch die Aufklärung in einen für die Gesundheit schädlichen Angstzustand versetzt wird. (BGE 105 II 284 [franz.]; vgl. auch BGE 117 Ib 203 und BGE 122 I 166 f.; andere Ansicht Bernhart 2011, S. 11 f.). Insbesondere bei Patienten, die für eine EKT in Frage kämen, muss sich der Arzt deshalb der Risiken einer vollständigen Aufklärung bewusst sein und Letztere auf das Maß beschränken, das dem Patienten angesichts seines physischen und psychischen Zustands zumutbar ist. Eine Grenze wird dort gezogen, wo die Aufklärung »nicht mehr dem Schutz des Selbstbestimmungsrechts dient, sondern dazu führt, dass der Patient durch Angstzustände oder Resignation in den Entfaltungsmöglichkeiten seines Selbstbestimmungswillens eingeschränkt wird« (Wiegand 1994, S. 143; weitere Nachweise aus der Rechtsprechung bei Beppel 2007, S. 122). Im Zweifelsfalle sollte auch eine ausführliche Dokumentation der Prüfung erfolgen, ob im jeweiligen Fall von einem »therapeutischen Privileg« auszugehen ist, das die Aufklärungspflicht einschränkt bzw. entfallen lässt. Letzteres darf aber – im Interesse des Selbstbestimmungsrechts des Patienten – nicht vorschnell, sondern nur nach **sorgsamer Interessenabwägung** angenommen werden.

> **Aufklärung**
> - **Gegenstand**: Grund, Wesen und Bedeutung der Behandlung (insbesondere Diagnose, Art und Wirkung der geplanten Behandlung, Risiken und Nebenwirkungen, alternative Behandlungsmethoden)
> - **Zweck**: Wahrung der Selbstbestimmungsrechte des Patienten; Informationsverschaffung, um freie Entscheidung ausüben zu können
> - **Art und Weise**: persönlich durch Arzt
> - **Grenzen**:
>   - Zum Wohl des Patienten (therapeutisches Privileg), wenn Patient körperlich oder psychisch geschädigt würde
>   - Vom Arzt zu beweisende hypothetische Einwilligung als Entlastungsgrund im Rahmen von Aufklärungsfehlern
> - **Aufklärungsadressat**:
>   - Urteilsfähiger Patient: Patient selbst
>   - Urteilsunfähiger Patient: vertretungsberechtigte Person (z. B. in Patientenverfügung bezeichnete Person, Vorsorgebeauftragter, Beistand u. a., Art. 378 Abs. 1 ZGB)
>   - untergebrachte Patienten: im Rahmen ihrer Verständnismöglichkeiten jedenfalls auch selbst / ggf. Vertrauensperson (Art. 433 Abs. 2 ZGB)

15.3.2 Einwilligung

Sowohl im Privatrecht als auch im öffentlichen Recht der Schweiz stellt die ärztliche Behandlung einen Eingriff in die Persönlichkeitsrechte und die körperliche Integrität des Patienten dar. Dieser Eingriff ist **rechtswidrig**, wenn eine **wirksame Einwilligung** des Patienten **fehlt** (▶ z. B. BGE 127 IV 157, BGE 124 IV 260, BGE 117 Ib 200 f.; BGE 113 Ib 424; Fellmann 1992, S. 171 f.; Wiegand 1994, S. 125). Die Einwilligung ist nur wirksam, sofern sich der Patient einen freien Willen bilden konnte, was voraussetzt, dass er im oben genannten Sinne umfassend aufgeklärt wurde (Wenzel 2009, ▶ Kap. 19 Rn. 84; Wiegand 1992, S. 125) und urteilsfähig ist (Art. 16 ZGB). Bei Urteilsunfähigkeit des Patienten erklärt an dessen Stelle der Vertreter im Sinne der Art. 378, 377 ZGB die Einwilligung in die medizinische Maßnahme. Art. 377 Abs. 2 nennt in nicht abschließender Weise wichtige Punkte, auf die sich die Aufklärung der vertretungsberechtigten Person beziehen muss, damit diese wirksam im Namen der vertretenen urteilsunfähigen Person den vorgesehenen medizinischen Maßnahmen zustimmen oder sie ablehnen kann.

> Der im ZGB vielfach verwendete Begriff der »Urteilsfähigkeit« entspricht in seiner Bedeutung inhaltlich dem Begriff der »Einwilligungsfähigkeit« im deutschen und österreichischen Kontext.

Die wirksame Einwilligung des Patienten ist Rechtfertigungsgrund der an sich durch die ärztliche Behandlung vorliegenden Körperverletzung und ist ebenso wie die dazugehörige ordentliche Aufklärung vom Arzt zu beweisen (Fellmann 1992, S. 219 f.; Wiegand 1994, S. 193 f.). Hierfür genügt es nicht, in der Krankenakte zu vermerken, der Patient sei ausreichend über den Eingriff aufgeklärt worden. Falls unterstützend Formulare verwendet wurden, müssen diese den glaubhaften Eindruck vermitteln, dass sie Gegenstand eines ausreichend intensiven Aufklärungsgesprächs waren. Ansonsten ist der gesamte Verlauf des Gesprächs in der Krankengeschichte in Stichworten festzuhalten, ebenso wie die Auskunft darüber, welcher Arzt wo und zu welchem Zeitpunkt wie lange aufgeklärt hat (Wenzel 2009, ► Kap. 19 Rn. 85).

Nach der Rechtsprechung des Schweizerischen Bundesgerichts haftet der Arzt bei einer Verletzung der Aufklärungspflicht und somit einer rechtlich mangelhaften Einwilligung des Patienten nicht, wenn er nachweist, dass der Patient auch bei gehöriger Aufklärung in die Behandlung eingewilligt hätte (BGE 117 Ib 206), was von der Lehre – ebenso wie im deutschen Recht – überwiegend als »hypothetische Einwilligung« anerkannt wird (Eisner 1992, S. 180; Fellmann 1992, S. 227 ff.; Wiegand 1994, S. 184). Für diesen Entlastungsgrund trägt der Arzt ebenso die Beweislast wie für die wirksame Einwilligung. Haftungsfälle wegen Verletzung der Aufklärungspflicht sind in der Schweiz offenbar deutlich seltener als in Deutschland (Beppel 2007, S. 141).

15.3.3 Durchführung der EKT in unterschiedlichen Konstellationen

Wie bereits im Hinblick auf die Rechtslage in Deutschland und Österreich soll im Folgenden untersucht werden, welche juristischen Probleme sich bei der Durchführung der EKT in unterschiedlichen Konstellationen stellen.

> Als Besonderheit bei der Unterbringung von Personen zur Behandlung einer psychischen Störung in einer Einrichtung ist der sog. Behandlungsplan hervorzuheben (Art. 433 ZGB). Dieser wird z. T. sogar als Kernstück der medizinischen Behandlung angesehen und stellt ein Standardinstrumentarium der lege artis durchgeführten Betreuung in Einrichtungen dar (Rosch 2011, S. 505, S. 510).

Der Behandlungsplan regelt die medizinischen Maßnahmen für die Zukunft und beinhaltet zudem die Dokumentation der ärztlichen Aufklärung (Rosch 2011, S. 505, 510). Er ist der betroffenen Person bzw. ihrem Vertreter zur Zustimmung zu unterbreiten (Art. 433 Abs. 3 ZGB).

Urteilsfähige Patienten

Einwilligungs- und urteilsfähigen Personen steht das Recht, in eine medizinische Heilbehandlung einzuwilligen, selber zu.

Urteilsunfähige Patienten

Wenn eine Person auf Grund einer psychischen Störung ihre Angelegenheiten nicht alleine zu besorgen vermag, erteilt der Vertreter die Zustimmung in die Behandlungsmaßnahme oder verweigert diese (Art. 378 ZGB). Bei der Behandlung einer urteilsunfähigen Person in einer psychiatrischen Klinik finden gem. Art. 380 ZGB die Bestimmungen über die fürsorgerische Unterbringung Anwendung. Die Vertretungsmacht eines Vertreters für vorübergehend urteilsunfähige Patienten gründet allein auf Gesetz (Art. 378 ZGB.) und besteht unabhängig von einer behördlichen Entscheidung (Biderbost 2010a, S. 309, S. 313). Dauerhaft Urteilsunfähige vertritt dagegen ein von der Erwachsenenschutzbehörde mit der Beistandschaft Betrauter, sofern diese Art der Vertretung in seinen Aufgabenbereich fällt. Eine solche Beistandschaft kommt jedoch dann nicht in Betracht, wenn die betroffene Person im Zustand der Einwilligungsfähigkeit durch einen Vorsorgeauftrag (Art. 360 ff. ZGB) eine andere Person mit Vertretung beauftragt oder mittels einer **Patientenverfügung** (Art. 370 ff. ZGB) festgelegt hat, welche medizinischen Maßnahmen durchgeführt werden dürfen und welche nicht.

Patienten mit Vertreter

■ **Person des Vertreters**
Einer urteilsunfähigen Person steht also stets ein Vertreter zur Seite.

Vertretungsrechte können z. B bestehen auf Grund

▰ einer Patientenverfügung,
▰ eines Vorsorgeauftrags,
▰ angeordneter Beistandschaft oder
▰ allgemein von Gesetzes wegen.

Art. 378 ZGB ordnet für medizinische Maßnahmen hinsichtlich der Vertreter folgende Rangfolge an (Biderbost 2010a, S. 309, S. 314; Häfeli 2007, S. 6):
1. Personen, denen der Betroffene mittels einer Patientenverfügung oder eines Vorsorgeauftrages die Entscheidung überlassen hat,
2. von der Erwachsenenschutzbehörde ernannter Beistand,
3. Ehegatten oder eingetragene Partner, die mit dem Betroffenen einen gemeinsamen Haushalt führen,
4. Menschen, die mit dem psychisch Kranken in einem Haushalt zusammenwohnen und ihm »regelmäßig Beistand leisten«,
5. Nachkommen,
6. Eltern,
7. Geschwister.

Existiert keine Person, der Vertretungsrechte zustehen, oder verweigert die berechtigte Person deren Ausübung, findet die Ernennung eines Beistands stets durch die Erwachsenenschutzbehörde auf Betreiben eines Arztes, eines Angehörigen oder auch von Amts wegen statt, sog. **Vertretungsbeistandschaft** (Art. 381 ZGB) (Biderbost 2010a, S. 309, S. 314). Bei mehreren vertretungsberechtigten Personen darf der gutgläubige Arzt gem. Art. 380 ZGB voraussetzen, dass jede im Einverständnis mit den anderen handelt.

Im Rahmen seines Aufgabenbereichs erteilt (oder verweigert) der Vertreter die Einwilligung in die medizinische Maßnahmen und zwar nach Aufklärung über alle relevanten Umstände durch den behandelnden Arzt (Art. 377, 378 ZGB). Der behandelnde Arzt hat anhand seines Behandlungsplans den wesentlichen Ablauf der Maßnahme mit dem Vertreter zu erörtern. Insbesondere bedarf es der Aufklärung über Gründe, Zweck, Art, Modalitäten, Risiken, Nebenwirkungen und Kosten sowie über die Folgen eines Unterlassens der Behandlung. Schließlich müssen auch etwaige alternative Behandlungsmöglichkeiten erörtert werden.

■ **Einwilligung des Vertreters nach Ermittlung des Patientenwillens**
■■ **Patienten ohne Patientenverfügung**
Der Beistand oder die sonstige zur Vertretung berechtigte Person hat seine Entscheidung an den Interessen und dem mutmaßlichen Willen des psychisch Kranken auszurichten (Biderbost 2010a, S. 309, S. 314). Soweit hierzu die Möglichkeit besteht, soll der Patient in die Entscheidung einbezogen werden (Art. 377 Abs. 3 ZGB).

■■ **Patienten mit Patientenverfügung**
Bei der Entscheidungsfindung erlangt eine vom psychisch Kranken im Zeitpunkt der Einwilligungsfähigkeit verfasste Patientenverfügung also besondere Bedeutung.

Einzug in das ZGB (Art. 370–373) hat – wie oben bereits erwähnt – zum 1.1.2013 bundeseinheitlich das Patientenverfügungsrecht gehalten, das bislang Gegenstand der Gesundheitsgesetzgebung der einzelnen Kantone war. Danach kann ein Patient, solange er sich noch im Zustand der Urteilsfähigkeit befindet, regeln, welchen medizinischen Maßnahmen er im Fall der Urteilsunfähigkeit zustimmt und welchen nicht.

❱❱ Parallel zum deutschen und konträr zum österreichischen Recht ermöglicht die Patientenverfügung dem Betroffenen sowohl in medizinische Maßnahmen einzuwilligen, als auch sie zu verweigern.

Darüber hinaus erlaubt sie die Benennung einer natürlichen Person, die im Namen des Betroffenen eine Entscheidung treffen soll (Art. 370 Abs. 2 ZGB).

Der Patient kann die Tatsache, dass eine Patientenverfügung errichtet wurde sowie deren Hinterlegungsort auf seiner Versichertenkarte eintragen lassen (Art. 371 Abs. 2 ZGB).

Eine wirksame Patientenverfügung ist von der betroffenen Person im Zustand der Urteilsfähigkeit schriftlich zu verfassen, mit einem Datum zu versehen und zu unterzeichnen (Art. 370, 371). Adressat der Patientenverfügung ist der behandelnde Arzt (Art. 372 ZGB).

Den behandelnden Arzt trifft die Pflicht zu klären, ob die Existenz und der Hinterlegungsort der Patientenverfügung auf der Versichertenkarte der psychisch kranken Person gespeichert wurden, und sich dann über deren Inhalt zu informieren.

Selbst eine **formunwirksame Patientenverfügung** verliert nicht vollständig ihre Wirkung, sondern dient – ähnlich wie nach deutschem Recht – als **Orientierungshilfe** bei der Ermittlung des mutmaßlichen Patientenwillens (Biderbost 2010a, S. 309, S. 313).

Die **Patientenverfügung bindet den Arzt** (Art. 372 Abs. 2 ZGB). Er muss deshalb in seinem Handeln grundsätzlich den verfügten Regelungen entsprechen.

Ausnahmen hiervon gelten jedoch, wenn Letztere in Widerspruch zur Gesetzeslage stehen oder begründete Zweifel daran bestehen, dass die Patientenverfügung auf dem freien Willen des Patienten beruht. Eine dritte, eher bedenkliche Ausnahme gilt, wenn begründete Zweifel vorliegen, dass die verfügten Regelungen noch dem mutmaßlichen Patientenwillen entsprechen. Dies konterkariert jedoch das Verhältnis zwischen der Patientenverfügung als autonomer Entscheidung des Betroffenen und seinem mutmaßlichen Willen. Letzterer soll nur subsidiär zur Anwendung gelangen, wenn kein ausdrücklich geäußerter Wille vorliegt (Geth u. Mona 2009, S. 155, S. 165 f.). Bei Nichtbefolgung einer Patientenverfügung auf Grund eines entgegenstehenden mutmaßlichen Patientenwillens ist in der Praxis also Vorsicht geboten. Dies gilt umso mehr, als die Voraussetzung – der begründete Zweifel daran, dass die verfügten Regelungen noch dem mutmaßlichen Patientenwillen entsprechen – nur sehr vage formuliert ist. Genügen soll insoweit bereits, dass die Patientenverfügung vor längerer Zeit errichtet wurde und der Verfasser später eine andere Meinung geäußert habe (dazu Geth u. Mona 2009, S. 155, S. 169f.). Begründet seien Zweifel u. U. auch dann, wenn die medizinische Entwicklung Maßnahmen ermögliche, die in der Verfügung nicht vorhergesehen wurden (vgl. Botschaft Erwachsenenschutz 2006, S. 7033). Diese Regelung bedeutet eine Schwächung des in der Patientenverfügung manifestierten Willens und wirkt sich damit zu Lasten des Selbstbestimmungsrechts aus. Sie macht den Erklärungsinhalt der Patientenverfügung Mutmaßungen und Interpretationen Dritter zugänglich. Obwohl die Patientenverfügung den ausdrücklichen Willen des Patienten manifestiert, wird dem Arzt deshalb empfohlen, auch bei an sich eindeutigen Patientenverfügungen evtl. verbleibende Zweifel auf den mutmaßlichen Willen des Patienten zu stützen und zur eigenen Absicherung etwa in dubio pro vita zu entscheiden (vgl. Geth u. Mona 2009, S. 155, S. 168 f.).

Da sich die Patientenverfügung an den behandelnden Arzt richtet, bedarf es grundsätzlich keiner Benennung eines Beistands. Wenn der psychisch Kranke allerdings keine Verfügung über die EKT getroffen hat – was in der Mehrzahl der Fälle zutreffen dürfte –, zieht der Arzt eine vertretungsberechtigte Person zur Entscheidungsfindung hinzu (Art. 377 Abs. 1 ZGB, Art. 378 Abs. 1 ZGB).

▪▪ Sonderproblem: Notfall
Die Patientenverfügung entfaltet keine Wirkung in **Eilfällen**, in denen sie vom behandelnden Arzt nicht rechtzeitig aufgefunden werden kann und mit Verzögerungen eine Gefahr für Leben und Gesundheit des Patienten einhergeht (Art. 372 Abs. 1 ZGB; vgl. Botschaft Erwachsenenschutz 2006, S. 7034, S. 7037). Der Arzt hat seine Maßnahmen dann nach dem mutmaßlichen Willen und den Interessen der urteilsunfähigen Person zu richten (Art. 379 ZGB). Beides dürfte grds. auf **Lebenserhaltung** gerichtet sein.

▪▪ Einschreiten der Erwachsenenschutzbehörde
Jeder Patient oder eine ihm nahestehende Person kann gem. Art. 373 ZGB in bestimmten Fällen zum

Schutz des Patienten die Erwachsenenschutzbehörde anrufen. Dies lässt sich auf verschiedene Weise begründen. Möglich ist zunächst der Einwand, der Patientenverfügung werde nicht entsprochen oder die Interessen der urteilsunfähigen Personen seien gefährdet oder nicht mehr gewahrt. Schließlich kann vorgetragen werden, die Patientenverfügung beruhe nicht auf dem freien Willen ihres Verfassers. Entsprechendes gilt gem. Abs. 2 der Vorschrift beim Vorsorgeauftrag.

Die Bundesnorm enthält keine Regelung, welche Rechtsfolgen nach Anrufung der Erwachsenenschutzbehörde eintreten. Einzelheiten hinsichtlich Verfahren, Ablauf sowie Art und Weise des Einschreitens obliegen den kantonal organisierten Erwachsenenschutzbehörden. Eine Anrufung wäre aber sinnwidrig, wenn die Erwachsenenschutzbehörde nicht darüber entscheiden könnte, ob die medizinische Maßnahme der Patientenverfügung entsprechend durchgeführt wird. Ebenso steht es dem medizinischen Personal zu, die Erwachsenenschutzbehörde zur Wahrung des Patientenwohls anzurufen. Dies gilt insbesondere, wenn vertretungsberechtigte Personen ihre Zustimmung zu einer Maßnahme in ungerechtfertigter Weise verweigern.

▪▪ Anrufung des Gerichts

Das Gericht kann nach Art. 450 ff. ZGB als allgemeine Beschwerdeinstanz im Hinblick auf die Entscheidungen der Erwachsenenschutzbehörde angerufen werden. Das zuständige Gericht bestimmt sich nach den kantonalen Bestimmungen über die Gerichtsorganisation.

▪ Zwangsweise Durchführung der EKT
▪▪ Allgemeines

Die Art. 397a ff. ZGB bildeten bis zum 31.12.2012 die rechtliche Grundlage für die fürsorgerische Freiheitsentziehung (FFE) auf nationaler Ebene, also die Unterbringung gegen den Willen des Betroffenen. Sie regeln aber nicht die konkrete Ausgestaltung von ärztlichen (Zwangs-)behandlungen (Hänggi 2006, S. 168, S. 169; ► BGE 125 III 169 ff., 126 I 112 ff., 127 I 6 ff., 130 I 16ff.). Dafür fanden sich z. T. rechtliche Grundlagen in kantonalen Gesetzen. Sie fehlten allerdings in den meisten Kantonen, so dass auch im Hinblick auf die Anwendung der EKT

Unklarheiten verblieben (Kiesewetter 1997, S. 650, S. 652). Vorbildlich ist das Psychiatriegesetz des Kantons Basel-Stadt, das in § 13 detaillierte Regelungen für die Zwangsbehandlung psychisch kranker Personen enthält (vgl. dazu auch BGE 127 I 9).

Eine grundlegende Änderung der Rechtsgrundlagen einer (Zwangs-)behandlung psychisch kranker Personen hat das schweizerische Recht durch das revidierte Kindes- und Erwachsenenschutzrecht zum 1. Januar 2013 erfahren. Die bisherige FFE heißt seitdem **fürsorgerische Unterbringung** (FU) und findet ihre rechtliche Verankerung in den Art. 426–439 ZGB. Insbesondere enthalten die Art. 433 ff. ZGB wieder bundeseinheitliche Regelungen betreffend die stationäre (Zwangs-)Behandlung psychisch kranker Personen, nicht jedoch für die ambulante Zwangsbehandlung.

▪▪ Betroffene Personengruppe

Die fürsorgerische Unterbringung unterscheidet nicht danach, ob die betroffene Person urteilsfähig oder urteilsunfähig im Hinblick auf die Zustimmung in die ärztliche Behandlung ist. Es kommt allein auf die in Art. 426 ZGB aufgelisteten Schwächezustände, also darauf an, ob die betroffene Person an einer **psychischen Störung** oder an **geistiger Behinderung** leidet oder **schwer verwahrlost** ist (Rosch 2011, S. 505, S. 506). Ferner ist erforderlich, dass die nötige Behandlung oder Betreuung nicht auf anderem Wege erfolgen kann (Fürsorgerische Unterbringung als **ultima ratio**). Für die Zulässigkeit der Zwangsbehandlung nennt Art. 434 ZGB 3 Voraussetzungen.

▪▪ Voraussetzungen der Zwangsbehandlung

Sofern die Zustimmung der betroffenen Person fehlt, kann der Chefarzt der Abteilung die im Behandlungsplan vorgesehenen medizinischen Maßnahmen anordnen, wenn folgende Voraussetzungen kumulativ erfüllt sind:

- Es droht die Gefahr eines ernsthaften gesundheitlichen Schadens für die betroffene Person bzw. das Leben oder die körperliche Integrität Dritter ist ernsthaft gefährdet;
- der Patient selber ist bezüglich seiner Behandlungsbedürftigkeit urteilsunfähig;
- es steht auch keine angemessene Maßnahme zur Verfügung, die weniger einschneidend ist

und die gleichen Erfolgsaussichten bietet (Verhältnismäßigkeitsgrundsatz).

Im Hinblick auf die erste Voraussetzung ist darauf hinzuweisen, dass eine **schwerwiegende** und/oder **akute Gefährdung** der oben genannten Rechtsgüter vorliegen muss (Rosch 2011, S. 505, S. 511).

> Die Urteilsunfähigkeit muss sich allein auf die Behandlungsbedürftigkeit beziehen, nicht auf die Zustimmung des Patienten zur Heilbehandlung (vgl. Rosch 2011, S. 505, S. 511). Die Urteilsfähigkeit in Bezug auf die Behandlungsbedürftigkeit ist zu verneinen, wenn der Patient sie nicht einmal in ihren Grundzügen erfassen kann (Rosch a. a. O.).

Das Verhältnismäßigkeitsprinzip verlangt schließlich, dass die konkrete Zwangsbehandlung dem letzten Stand der medizinischen Wissenschaft entspricht, also keine wissenschaftlich zweifelhaften Methoden Anwendung finden (Rosch a. a. O.). Da es sich im Falle der EKT zweifelsfrei um eine wissenschaftlich anerkannte Heilmethode handelt, kommt diese Einschränkung hier nicht zum Tragen.

Zudem ist in förmlicher Hinsicht erforderlich, dass die Anordnung der Heilmaßnahme der betroffenen Person und ihrer Vertrauensperson (Art. 432 ZGB) schriftlich mitgeteilt wird und zwar verbunden mit einer Rechtsbehelfsbelehrung (Art. 434 Abs. 2 ZGB). Die ärztliche Einweisungsverfügung richtet sich außerdem nach einer vom Kanton festgelegten Frist, die maximal 6 Wochen betragen darf. Sie muss zwingend durch einen Entscheid der Erwachsenenschutzbehörde bestätigt werden (Art. 429 Abs. 1 und 2 ZGB), unabhängig davon, ob die betroffene Person gegen den Einweisungsentscheid Beschwerde eingelegt oder die Entlassung beantragt hat. Andernfalls ist der Patient zu entlassen. Spätestens **6 Monate** nach Beginn der Unterbringung muss eine Überprüfung seitens der Erwachsenenschutzbehörde stattfinden, ob die Voraussetzungen für die Unterbringung weiterhin erfüllt sind und die Einrichtung geeignet ist (Art. 431 ZGB).

Ist eine psychisch kranke Person freiwillig in eine Institution eingetreten und will sie diese wieder verlassen, kann sie maximal 3 Tage von der ärztlichen Leitung zurückbehalten werden (Art. 427 ZGB). Dazu bedarf es jedoch einer ernsthaften Gefährdung für Leib und Leben des Patienten oder für Leben bzw. körperliche Integrität Dritter.

▪▪ Beachtlichkeit einer Patientenverfügung

Fraglich ist, wie sich die wirksame Patientenverfügung auswirkt, wenn der Patient zur Behandlung einer psychischen Störung untergebracht wird und zum Zeitpunkt der Behandlung urteilsunfähig ist. Liegt eine allfällige Patientenverfügung vor, so muss sie der Arzt grundsätzlich berücksichtigen (Art. 433 Abs. 3 ZGB), ihr jedoch – anders als im österreichischen und deutschen Recht – nicht zwingend folgen. Vielmehr kommt u. U. eine **Zwangsbehandlung** in Betracht (Art. 434 ZGB).

> Die Patientenverfügung ist nicht stets in der Weise in den Behandlungsplan aufzunehmen, dass man ihr ärztlicherseits entspricht, vielmehr hat der Arzt sie lediglich zu berücksichtigen (Botschaft Erwachsenschutz 2006, S. 7034, S. 7068; Rosch 2011, S. 505, S. 510). Insoweit erfährt das Selbstbestimmungsrecht eine Einschränkung, die mit dem Sonderstatusverhältnis und den damit verbundenen Schutz- und Fürsorgepflichten begründet wird (vgl. Rosch 2011, S. 505, S. 510), anders als es im österreichischen und im deutschen Recht festgestellt wurde.

▪▪ Anrufung des Gerichts

Auf Grund von Maßnahmen im Rahmen der fürsorgerischen Unterbringung kann die betroffene Person oder eine ihr nahestehende Person auch in bestimmten Fällen schriftlich das Gericht anrufen, um eine gerichtliche Beurteilung der Rechtmäßigkeit einer Maßnahme zu erreichen (Art. 439 ZGB). Die Vorschrift dient dem Schutz des Betroffenen und entfaltet auch für die EKT Bedeutung, da sie insbesondere für solche Fälle gilt, in denen der Patient ohne seine Zustimmung auf Grund einer psychischen Störung behandelt wird (Art. 439 Nr. 4 ZGB).

▪▪ Sonderproblem: Notfall

Einen Sonderfall im Zusammenhang mit der stationären Zwangsbehandlung bildet die notfallmäßige Behandlung. Nach Art. 435 ZGB können in einer Notfallsituation die zum Schutz der betroffenen Person oder Dritter unerlässlichen medizinischen Maßnahmen sofort ergriffen werden. Eine Zwangsbehandlung darf somit ohne Zustimmung der betroffenen Person durchgeführt werden. Eine ungeschriebene Voraussetzung liegt jedoch darin, dass sie Erfolg verspricht (Rosch 2011, S. 505, S. 512). Sofern die medizinische Einrichtung Kenntnis davon hat, wie der Patient behandelt werden will, ist sein Wille zudem zu berücksichtigen (Art. 435 Abs. 2 ZGB).

Hier kommt im Anwendungsbereich der EKT insbesondere die **perniziöse Katatonie** als Notfallsituation in Betracht. In abgeschwächtem Maß zählen hier auch Krankheitsbilder mit akuter, anderweitig nicht beherrschbarer **Suizidalität** dazu.

Literatur

Deutschland

Amelung K (1992) Über die Einwilligungsfähigkeit. ZStW: 525 ff

Amelung K (1995) Probleme der Einwilligungsfähigkeit. R & P: 20 ff

Batra A, Bartels M, Foerster K (1999) Zur Frage der Genehmigungspflicht von Elektrokrampftherapie im Rahmen einer Betreuung (§ 1904 BGB). Der Nervenarzt: 657 ff

Beermann C (2010) Die Patientenverfügung. FPR: 252 ff

Bienwald W, Sonnenfeld S, Hoffmann B, Bienwald C (2011) Betreuungsrecht Kommentar. Gieseking, Bielefeld

Brosey D (2010) Psychiatrische Patientenverfügung nach dem 3. BtÄndG – Wille und Behandlungswünsche bei psychiatrischer Behandlung und Unterbringung. BtPrax: 161 ff

Coester-Waltjen D (2012) Reichweite und Grenzen der Patientenautonomie von Jungen und Alten. MedR: 553 ff

Diehn T, Rebhan R (2010) Vorsorgevollmacht und Patientenverfügung. NJW: 326 ff

Dodegge G (1996) Die Elektrokrampftherapie. FamRZ: 74 ff

Dodegge G, Zimmermann W (2011) PsychKG NRW, 3. Aufl. Boorberg, Stuttgart

Erman W (Begr), Roth A (Bearb) (2011) Bürgerliches Gesetzbuch, Handkommentar Bd 2, 13. Aufl. Aschendorff, Münster

Folkerts H (2010) Elektrokrampftherapie. Der Nervenarzt: 1 ff

Frister H (2011) Strafrecht, Allgemeiner Teil, 5. Aufl. Beck, München

Frister H, Lindemann M, Peters T (2011) Arztstrafrecht. Beck, München

Götz T (2013) Die rechtlichen Grenzen der Patientenautonomie bei psychischen Erkrankungen. Nomos, Baden-Baden

Grengel M, Roth A (2013) Die Zwangsbehandlung von Betreuten – Notwendigkeit und Inhalt einer Neuregelung, ZRP: 12 ff

Grözinger M, Conca A, DiPauli J, Ramseier F (2012) Mitteilungen der DGPPN, Elektrokonvulsionstherapie. Der Nervenarzt: 919 ff

Jürgens A (Hrsg) (2010) Betreuungsrecht, 4. Aufl. Beck, München

Kaiser D, Schnitzler K, Friederici P (Hrsg) (2010) Nomos Kommentar BGB Bd 4 Familienrecht, 2. Aufl. Nomos, Baden-Baden

Knauf C (2005) Mutmaßliche Einwilligung und Stellvertretung bei ärztlichen Eingriffen an Einwilligungsunfähigen. Nomos, Baden-Baden

Lange W (2009) Inhalt und Auslegung von Patientenverfügungen. Nomos, Baden-Baden

Laufs A (Begr), Kern B (Hrsg) (2010) Handbuch des Arztrechts, 4. Aufl. Beck, München

Olzen D, van der Sanden M (2007) Anmerkung zu BGH, 1.2.2006 – XII ZB 236/05 – Reichweite der Einwilligungsbefugnis eines Betreuers bei ärztlichen Maßnahmen im Rahmen der Unterbringung. JR: 248 ff

Olzen D, Schneider F (2010) Das Patientenverfügungsgesetz (PatVG) vom 1.9.2009 – Eine erste Bilanz – unter besonderer Berücksichtigung der Auswirkungen auf die Unterbringung psychisch Kranker. MedR: 745 ff

Olzen D, Metzmacher A (2011) Anmerkung zu BGH, 10.11.2010–2 StR 320/10, Erübrigt die wirksame Patientenverfügung die Bestellung eines Betreuers? JR: 316 ff

Olzen D, Uzunovic H (2012) Der Behandlungsvertrag im BGB – Ein Vergleich des Referenten- und Regierungsentwurfs für ein Gesetz zur Stärkung der Patientenrechte. JR: 447 ff

Olzen D, Götz T (2013) Anmerkung zu BGH, 20.6.2012–XII ZB 99/12, Zur Zwangsmedikation auf betreuungsrechtlicher Grundlage. MedR: 39 ff

Pietzcker R (2005) Häufig vorkommende psychiatrische Erkrankungen im Sorge- und Umgangsverfahren – Beschreibung der Krankheitsbilder. FPR: 222 ff

Prütting D (2004) Maßregelvollzugsgesetz und PsychKG Nordrhein-Westfalen. Kohlhammer, Stuttgart

Ratzel R (Hrsg) (2011) Handbuch Medizinrecht, 2. Aufl. Dt. Anwaltverlag, Bonn

Reinhardt-Gilmour A (2001) Rechtsfragen der Elektrokrampftherapie: Eine medizinrechtliche Studie mit Bezugnahme auf § 1904 BGB und weiteren vergleichenden Betrachtungen. Peter Lang, Frankfurt

Schneider F, Frister H, Olzen D (2010) Begutachtung psychischer Störungen, 2. Aufl. Springer, Berlin

Spickhoff A (Hrsg) (2011) Medizinrecht. Beck, München

Spickhoff A (2013) Patientenrechte und Patientenpflichten – Die medizinische Behandlung als kodifizierter Vertragstypus. VersR: 267 ff

Steenbreker T (2012) Zivilrechtliche Unbeachtlichkeit eines
»natürlichen Willens« für den Widerruf der Patientenverfügung. NJW: 3207 ff
Wilckens U (2011) Zweifelsfragen zum neuen Patientenverfügungsrecht. MDR: 143 ff

Österreich

Ganner M (2008) Das österreichische Sachwalterrecht – eine
Erfolgsgeschichte? (Teil 2). Bt Prax: 3 ff
Kletecka-Pulker M (2007) Grundzüge und Zielsetzungen des
Patientenverfügungs-Gesetzes. In: Körtner U, Kopetzki
C, Kletecka-Pulker M (Hrgs) Das österreichische Patien-
tenverfügungsgesetz. Springer, Wien, S 81–96
Kopetzki C (2005) Grundriss des Unterbringungsrechts,
2. Aufl. Springer, Wien
Kopetzki C (2007) Das Patientenverfügungs-Gesetz im
System der Rechtsordnung –Wirkungen und Neben-
wirkungen. In: Körtner U, Kopetzki C, Kletecka-Pulker M
(Hrgs) Das österreichische Patientenverfügungsgesetz.
Springer, Wien, S 127–155
Koziol H, Bydlinski P, Bollenberger R (2007) Allgemeines
bürgerliches Gesetzbuch, 2. Aufl. Springer, München
Maurer E (2007) Das österreichische Sachwalterrecht in der
Praxis, 3. Aufl. Manz, Wien
Schanda H (2005) Die aktuelle Psychiatriegesetzgebung
in Österreich: Zivil- und Strafrecht aus psychiatrischer
Sicht. R & P 23: 159–161
Schauer M (2007) Schwerpunkte des Sachwalterrechts-
Änderungsgesetzes (SWRÄG 2006). ÖJZ: 173 ff
Stadtland C, Heiden A, Nedopil N (2004) Rechtliche und ethi-
sche Aspekte bei der EKT-Behandlung. In: Baghai T, Frey
R, Kasper S, Möller H-J (Hrgs) Elektrokonvulsionsthera-
pie, Klinische und wissenschaftliche Aspekte. Springer,
Wien, S. 169–180

Schweiz

Beppel A (2007) Ärztliche Aufklärung in der Rechtsprechung.
Die Entwicklung der Rechtsprechung zur ärztlichen
Aufklärung in Deutschland, Österreich und der Schweiz.
Universitätsdrucke Göttingen, Göttingen
Bernhart C (2011) Handbuch der fürsorgerischen Unterbrin-
gung. Helbing & Lichtenhahn, Basel
Biderbost Y (2010) Der neue Erwachsenenschutz im Über-
blick. SJZ 106: 309–320
Botschaft zur Änderung des Schweizerischen Zivilgesetz-
buches (Erwachsenenschutz, Personenrecht und
Kindesrecht) vom 28. Juni 2006 in BBl. 2006 (06.063),
S 7001–7138
Bridler R, Gassmann J (2011) Zukunft der Psychiatrie: ambu-
lante Zwangsbehandlung? ZKE 1: 1–16
Eisner B (1992) Die Aufklärungspflicht des Arztes. Die Rechts-
lage in Deutschland, in der Schweiz und in den USA.
Huber, Bern
Fellmann W (1992) Berner Kommentar; Kommentar zum
Schweizer Privatrecht Bd VI, 2. Abt, 4. Teilbd: Art.
394–406 Obligationenrecht. Stämpfli, Bern

Geth C, Mona M (2009) Widersprüche bei der Regelung der
Patientenverfügung im neuen Erwachsenenschutz-
recht: Verbindlichkeit, mutmasslicher Wille oder objekti-
ve Interessen? ZSR I: 155–178
Häfeli C (2007) Der Entwurf für die Totalrevision des Vor-
mundschaftsrechts – Mehr Selbstbestimmung und ein
rhetorisches (?) Bekenntnis zu mehr Professionalität.
FamPra.ch 1: 1–24
Hänggi S (2006) Rechtliche Grundlagen von Massnahmen an
psychisch kranken Menschen im Zivil- und Strafrecht. R
& P 24: 168–173
Kiesewetter M (1997) Notfallmässige Einweisung in eine
Psychiatrische Klinik. Der informierte Arzt 15: 650–654
Rosch D (2011) Die fürsorgerische Unterbringung im revi-
dierten Kindes- und Erwachsenenschutzrecht. AJP/PJA
4: 505–516
Wenzel F (2009) Handbuch des Fachanwalts Medizinrecht.
Luchterhand, Köln
Wiegand W (1994) Die Aufklärungspflicht und die Folgen
ihrer Verletzung. In: Honsell H Handbuch des Arztrechts.
Schulthess, Zürich, S 119–121

Rechtsmedizinische Aspekte der EKT in Italien

Maria Cristina Salerno, Andreas Conca

Italien ist das Geburtsland der EKT. Andererseits hat sich die antipsychiatrische Bewegung dort besonders stark etablieren können, die die Ablehnung der EKT als wichtigen ideologischen Grundsatz vertritt. Die Reform von Franco Basaglia im Jahr 1978 führte zum Erlass eines Gesetzes (»legge 180/78«), das die Auflösung der italienischen psychiatrischen Kliniken vorsah. Gleichzeitig wurde in Italien die Einstellung zur EKT zunehmend ideologisiert und ihre Zulässigkeit hinterfragt (Pycha u. Conca 2006). Unter anderem wurde der Konflikt auf juristischer Ebene ausgetragen: Als in 3 italienischen Regionen (Marken, Piemont und Toskana) die Anwendung der EKT per Gesetz verboten wurde, hat sich in den Jahren 2002 und 2003 das Verfassungsgericht mit dem Thema beschäftigt. Es kam zu dem Schluss, dass Gesetze über therapeutische Entscheidungen, die nur aus politischem Ermessen entstehen, nicht legitim sind und nicht in den Zuständigkeitsbereich einer lokalen Körperschaft fallen können. Mittlerweile ist anerkannt, dass die EKT eine zulässige evidenzbasierte Therapiemethode darstellt, deren Anwendung sich nach den allgemeinen Prinzipien ärztlichen Handelns richtet.

16.1   Zulässigkeit ärztlichen Handelns

Ärztliches Handeln ist nach italienischem Recht unter 3 Voraussetzungen zulässig (De Leo u. Orrico 2007, S. 72):

1. Der Arzt muss die persönlichen (berufs-) rechtlichen Voraussetzungen erfüllen.
2. Ärztliches Handeln muss die Besserung des Gesundheitszustands eines Patienten bezwecken.
3. Es muss eine wirksame Einwilligung des Patienten oder seines Vertreters vorhanden sein.

Im Zusammenhang mit der EKT ergeben sich aus diesen 3 Prämissen die im Folgenden beschriebenen Kriterien.

- **Ad 1: Berufsrechtliche Voraussetzungen**
EKT darf ausschließlich durch ärztliches Personal – nicht durch Pflegekräfte – durchgeführt werden. Der behandelnde Arzt muss zur Ausübung seiner Tätigkeit berechtigt und qualifiziert sein (Studientitel, berufliche Befähigung, Einschreibung in das Berufsregister). Art. 348 des italienischen Strafgesetzes regelt die unbefugte Ausübung eines Berufs.

- **Ad 2: Zielsetzung**
Im Vorfeld einer medizinischen Maßnahme muss eine Nutzen-Risiko-Abwägung durchgeführt werden. Dies gilt v. a. für Eingriffe, die besonders schwere Folgen nach sich ziehen können, wie z. B. auch die Verschreibung von Medikamenten. Alle diese Folgen würden vom Strafgesetz von Amts wegen als Körperverletzungen eingestuft werden. Die Tatsache, dass durch das ärztliche Handeln das Leben des Patienten gerettet werden kann oder das Fortschreiten einer schweren Krankheit unterbrochen wird, trägt zusammen mit einer wirkungsvollen Einwilligung zur Anerkennung der Zulässigkeit bei.

Für die EKT bedeutet dies, dass ihre Indikation nach objektiven Nutzen-Risiko-Kriterien und unter Einbeziehung der individuellen Vorteile sowie Nachteile für den Patienten gestellt werden muss. Deshalb ist z. B. die bekannte Ansprechrate der EKT der Wahrscheinlichkeit kognitiver Nebenwirkungen mit ihren möglichen Implikationen für den Patienten gegenüberzustellen. Dabei darf das Risiko der Nichtbehandlung, wie z. B. die Gefahr eines Suizids, der Chronifizierung mit vorzeitiger störungsbedingter Invalidisierung und die Entwicklung von Begleiterkrankungen nicht außer Acht gelassen werden.

- **Ad 3: Einwilligung**
Eine wirksame Einwilligung stellt ein zentrales Kriterium für die Rechtmäßigkeit eines ärztlichen Eingriffs dar. Ihr muss die Aufklärung der zur Einwilligung berechtigten Person vorangehen.

16.2   Aufklärung

16.2.1   Aufklärung des zurechnungsfähigen Patienten

Derzeit gibt es in Italien kein spezielles Gesetz, das die Notwendigkeit und die Durchführung der Aufklärung sowie die Einzelheiten der Einwilligung im Allgemeinen regelt. Vielmehr wurde das Erfordernis zur Einholung eines »**informed consent**« aus Bestimmungen der italienischen Verfassung (v. a. Art. 32), aus Rechtslehre und Rechtsprechungen abgeleitet. Zukünftig sollen die Voraussetzungen rechtmäßigen ärztlichen Handelns eine detaillierte gesetzliche Grundlage bekommen; Basis ist der Gesetzesentwurf bzgl. »Bestimmungen auf dem Gebiet der therapeutischen Allianz, der Einwilligung nach Aufklärung und der vorgezogenen Erklärungen zur Behandlung«, am 26. März. 2009 vom Senat angenommen, und, mit Änderungen, von der Abgeordnetenkammer am 12 Juli 2011 (hierzu i. e. Patti 2011, S. 1453 ff.).

Unabhängig davon hat der Bereich des »informed consent« bereits in der Berufsordnung der Ärzte seinen Niederschlag gefunden. Auch die Rechtsprechung befasste sich seither wiederholt mit der Thematik und schuf neue Ansätze.

Speziell für die Aufklärung im Vorfeld der EKT existiert ein verbindliches Rundschreiben des Gesundheitsministeriums vom 15. Februar 1999 (Ministero della Salute 1999). Demnach soll die ärztliche Aufklärung frei, bewusst, aktuell und ausdrücklich sein.

Der Patient hat ein Recht auf eine **ausführliche Information**

- zur Vorgehensweise im Rahmen des Eingriffs,
- zu den zu erwartenden Vorteilen,
- zu den eventuellen Nebenwirkungen,
- zu potenziellen alternativen Behandlungen.

Diese Aufklärung, im Sinne des genannten Rundschreibens, muss sowohl mündlich wie auch schriftlich geboten werden. Die Einwilligung muss schriftlich erfolgen, der Krankengeschichte beigelegt und bei jeder Stimulation erneut eingeholt werden.

16.2.2 Aufklärung des Patienten bei eingeschränkter Zurechnungsfähigkeit

Bei eingeschränkter Zurechnungsfähigkeit des Patienten erfordert der Eingriff die Einwilligung des Vormunds und die Einleitung der Zwangsbehandlung. Da im obengenannten Rundschreiben diese beiden Voraussetzungen nicht in Alternative gesetzt werden, muss man annehmen, dass beide Verfahrenswege, Einwilligung des Vormundes und Zwangsbehandlung, zugleich erfolgen müssen.

Das Institut des Sachwalters wurde erst einige Jahre später (Gesetz N.6/2004) eingeführt und dessen Kompetenzen im Gesundheitsbereich des besachwalteten Patienten werden immer noch diskutiert. Eine Abklärung mit dem zuständigen Vormundschaftsrichter wäre in dem Fall notwendig.

16.3 Die Durchführung der EKT in unterschiedlichen Konstellationen

16.3.1 Freiwillige Behandlung des einwilligungsfähigen Patienten

Rechtlich unkompliziert stellt sich die Situation bei wirksamer Einwilligung nach sachgerechter Aufklärung eines einwilligungsfähigen Patienten dar.

16.3.2 Zwangsbehandlung

> Im Gegensatz zu Deutschland, Österreich und der Schweiz ist in Italien die Unterbringung eines Patienten stets mit einer spezifischen Behandlungsintervention verbunden.

Für eine stationäre Zwangsbehandlung ist ein **Höchstmaß an Rechtsschutz** vorgesehen. Rechtsgrundlagen sind hierbei das Gesetz 180/78, das in den Artikeln 33–35 des Gesetzes 833/78 geregelt wurde. Nach dem begründeten Antrag eines Arztes zur stationären Einweisung in eine psychiatrische Abteilung mit entsprechender Behandlungsnotwendigkeit sieht das Gesetz die Bestätigung eines öffentlich angestellten Arztes vor, der eine zweite Einschätzung im Hinblick auf die Notwendigkeit vornimmt. Nach Einsichtnahme dieser Anträge kann der Bürgermeister das Zwangsbehandlungsverfahren veranlassen. Jedenfalls hat er in den folgenden 48 Std seine Entscheidung zu treffen, dazu kann er ggf. zusätzliche Ermittlungen durchführen lassen.

Innerhalb von 48 Std ab Einweisung des Patienten in die Psychiatrie übermittelt der Bürgermeister durch den Gemeindeboten seine Anordnung dem Vormundschaftsrichter, zu dessen Gerichtsbezirk die betreffende Gemeinde gehört.

Dieser bestätigt in den folgenden 48 Std, nach Erhalt aller Informationen und Anordnung eventueller Untersuchungen, mittels begründeten Dekrets die Maßnahme oder verweigert seine Zustimmung.

Damit eröffnet das Gesetz dem Richter die Möglichkeit, sich nicht auf die ihm vorgelegten Unterlagen zu verlassen, sondern zusätzliche Untersuchungen einzuleiten. Sie beziehen sich nicht nur auf die formale Richtigkeit der Anordnung einer Zwangsbehandlung, sondern erlauben auch eine inhaltliche Neubewertung, u. a. durch Hinzuziehen eines ärztlichen Sachverständigen.

Die für eine stationäre Zwangsbehandlung vorgesehenen Höchstdauer beträgt 7 Tage, kann aber bei Bedarf verlängert werden. Das Ziel liegt in dieser Zeit im Aufbau eines Vertrauensverhältnisses zwischen Arzt und Patient, um möglichst eine freiwillige Behandlung zu erreichen. Von zentraler Bedeutung ist dafür Betreuungskontinuität. Um diese sicherzustellen, folgt nach der Entlassung aus der Akutstation die weitere ambulante Betreuung über die territorialen Dienste. Die stationäre Zwangsbehandlung stellt rechtlich die höchste Form der Einschränkung persönlicher Freiheit und damit das letzte Mittel dar.

Jeder Arzt darf gemäß Gesetz 833/78, Art. 34 Abs. 4 »psychische Veränderungen, die dringende therapeutische Maßnahmen erfordern«, feststellen. Wenn es allerdings territoriale Dienste für psychische Gesundheit gibt, sollte der zuständige Psychiater oder das Fachteam des territorialen Dienstes direkt eingeschaltet werden.

Der EU-Kommissar für Justiz und Bürgerrechte hat die italienische Gesetzgebung insofern beanstandet, als diese bei Zwangsmaßnahmen in Zusammenhang mit psychischen Erkrankungen nicht zwingend von Psychiatern durchgeführt werden muss (Gesetz 180/78), was aber bis jetzt zu keiner gesetzlichen Reaktion geführt hat. Vor Einleitung einer Zwangsmaßnahme ist der zuständige Dienst verpflichtet, gezielte Versuche zu unternehmen, den Patienten zu einer freiwilligen Teilnahme an der Maßnahme zu motivieren. Das Gesetz sieht

entsprechende »Maßnahmen zur Sicherstellung der Einwilligung und freiwilligen Teilnahme des Verpflichteten« vor (Art. 33 Abs. 5). Außerdem verweist das Gesetz auf die Notwendigkeit von Maßnahmen der Prävention und Gesundheitserziehung, »um die Zahl medizinischer Zwangsbehandlungen zu reduzieren«.

16.3.3 Überblick über die Voraussetzungen einer stationären Zwangsbehandlung

Eine Zwangsbehandlung darf nach dem Gesetz 180/1978 (»TSO – trattamento sanitario obbligatorio«; ein Regelwerk, das im Jahre 2011 von allen Regionen Italiens neu verabschiedet wurde) nur dann durchgeführt werden, wenn die Person

- an einer psychiatrischen Erkrankung leidet,
- psychisch bedingte »Alterationen« zeigt, die einer therapeutischen Behandlung dringend bedürfen, die vom Patienten nicht akzeptiert wird,
- es keine alternativen Möglichkeiten gibt, um rechtzeitige und geeignete ambulante Maßnahmen zu ergreifen.

16.3.4 Vormundschaft und Sachwalterschaft in Italien

Bis 1978 war ein Patient, der wegen einer psychiatrischen Erkrankung stationär aufgenommen wurde, kraft Gesetzes – wenn auch nur vorübergehend – entmündigt. Mit Gesetz N.6/2004 wurde das Vormundschaftsrecht innerhalb des Bürgerlichen Gesetzbuches neu geregelt, indem die Sachwalterschaft eingeführt und Änderungen im Bereich der Vormundschaft vorgenommen wurden. Dem entsprechend muss nun lt. Art. 414 Zivilgesetzbuch (ZGB) die Vormundschaft nur für Patienten angeordnet werden, wenn »[…] es notwendig ist, für den Betroffenen einen adäquaten Schutz zu gewährleisten« (z. B. im Fall von exzessiver Vermögensverschwendung wie bei manischen Patienten oder suspekten Verhaltensweisen von Verwandten oder Bekannten).

Es steht im Ermessen des Vormundschafts-richters, ob für den gegebenen Fall ein Sachwalter oder ein Vormund zu ernennen ist, wobei die Er-nennung eines Sachwalters einfacher und schneller erfolgen kann.

Mit einem vom Richter festgelegten Umfang von Vertretungen hat der Sachwalter nun die Auf-gabe, die (teil-)unzurechnungsfähige Person – eventuell auch nur zeitweilig – zu vertreten. Die Pflichten des Sachwalters sind in Art. 410 ZGB reglementiert: Er hat seine Aufgaben im Interes-se, aber auch unter Berücksichtigung des Willens des Betroffenen zu erledigen. Er muss den Richter informieren, wenn Unstimmigkeiten mit der von ihm betreuten Person entstehen. Die Kompetenzen v. a. im Bereich der Gesundheitsfürsorge sind bis-lang nicht einheitlich geregelt, so dass immer vom jeweiligen Einzelfall ausgegangen werden muss.

Als interessante Einzelfälle in dieser Hinsicht sind 3 gerichtliche Entscheidungen von Bedeutung:

- Gerichtliche Bestellung eines Sachwalters, der die Befugnis zur Einwilligung in eine Ampu-tation erhielt, nachdem der Patient diese abge-lehnt hatte (Tribunale di Roma, Sez. I, decreto 19.3.2004).
- Dem Sachwalter wurde gerichtlich die Befug-nis erteilt, über den stationären Aufenthalt der betroffenen Person in einer rehabilitativen psychiatrischen Einrichtung zu entscheiden (Tribunale di Cosenza, decreto 24.10.2004; Altalex 2004).
- Die gerichtliche Ablehnung eines Antrags des zuständigen Psychiatrischen Dienstes zur Ernennung eines Sachwalters mit der Begrün-dung, dass der Antrag nur den Zweck verfolge, den Willen eines psychotisch paranoiden Patienten – nämlich die medikamentöse The-rapie abzulehnen – nicht anzuerkennen (vgl. Vormundschaftsgericht von S. Doná di Piave, Entscheidung vom 16.5.2011).

Nach dem o. g. Gesetzesentwurf zur therapeuti-schen Allianz besteht zukünftig darüber hinaus die Möglichkeit, dass der Betroffene einen Beistand (fiduciario) bestimmt, der seine – in einer Patien-tenverfügung manifestierten – Interessen gegen-über dem Arzt durchsetzen soll (Patti 2011, S. 1453, S. 1454 f.).

16.3.5 Die juristische Bedeutung der Selbstbestimmung und ihre derzeit unsichere Entwicklung

Die Bedeutung des Selbstbestimmungsrechts in Ita-lien ist derzeit einem Wandel unterzogen. Hierbei treten nicht zuletzt die konträren Positionen zum **Stellenwert von Patientenverfügungen** offen zu Tage: Während einige Gerichte zuletzt die ärztliche Pflicht unterstrichen, die Selbstbestimmung der Person umfassend zu schützen, selbst dann, wenn der Betroffene außerstande ist, seinen Willen selbst zu bekunden, wird der **o. g. Gesetzesentwurf** bis-weilen bereits als »Gesetz gegen die Patientenverfü-gung« kritisiert (Patti 2011, S. 1453 ff.). Eine wirksa-me Patientenverfügung sieht nämlich für den Arzt **keine unmittelbare Bindungswirkung** vor. Dieser hat nach der Entwurfsfassung den Verfügungsin-halt vielmehr lediglich »in Erwägung zu ziehen«.

Welche Reaktion die neue Rechtslage – insbe-sondere in der Rechtsprechung – nach sich ziehen wird, bleibt abzuwarten.

Das Konzept der Einwilligung ändert sich da-hingehend, dass es sich bei der Einwilligung nicht nur um eine juristische Frage handelt, sondern dass der Zustimmung des Patienten zu Behandlungs-möglichkeiten eine eigene therapeutische Wertig-keit zuerkannt wird, der Rechnung zu tragen ist.

So ist es von besonderer Bedeutung, vorherseh-bare Behandlungen mit dem Patienten, der mög-licherweise wegen des infausten oder rezidivie-renden Krankheitsverlaufes zukünftig nicht mehr imstande sein wird, seinen Willen zu bekunden, eingehend zu besprechen, um seine Vorstellungen, Erwartungen und Lebenshaltung zu ermitteln und im Rahmen einer späteren Therapie berücksichti-gen zu können.

Was wäre nun mit einer Willensäußerung des einwilligungsfähigen Patienten »ex ante« für die Durchführung der EKT nach Eintritt seiner Ein-willigungsunfähigkeit?

Einerseits ließe sich annehmen, dass bei wirk-samer und dokumentierter Einwilligungsverwei-gerung des Betroffenen in die EKT im Zustand der Einwilligungsfähigkeit die Nichtanwendung der EKT legitimiert wäre. Andererseits könnte angenommen werden, dass der Arzt verpflichtet ist, bei bestehender medizinischer Indikation, die

EKT auch bei entgegenstehendem Patientenwillen durchzuführen. In diesem Zusammenhang wäre die Haftung des Arztes in Betracht zu ziehen. Diese Rechtslage könnte allerdings aufgeworfen werden, falls der oben bezeichnete Gesetzesentwurf in Kraft tritt, der den Arzt bei der Behandlung eines jetzt einwilligungsunfähigen Patienten nicht unmittelbar an frühere Willensbekundungen bindet.

▪ Fazit

Zusammenfassend heißt das für die Durchführung der EKT in unterschiedlichen Konstellationen:

- Nach wirksamer (schriftlicher) Aufklärung des einwilligungsfähigen Patienten kann die EKT den evidenzbasierten Kriterien folgend durchgeführt werden.
- Eine Durchführung der EKT im Rahmen einer Zwangsbehandlung ist im Sinne des Gesetzes möglich. Bei entmündigten Patienten ist die Einwilligung des Vormunds notwendig.
- Ist der Sachwalter explizit für den Bereich Gesundheitsfürsorge wie auch für schwerwiegendere therapeutische Eingriffe ernannt, können Patienten keine rechtsgültige Zustimmung zur Behandlung geben.
- Im Notfall kann die EKT als lebenserhaltende Maßnahme begonnen werden. Nach Beherrschung des Notfalls bedarf es allerdings der Einhaltung der o. g. Verfahren.
- Eine entgegenstehende Patientenverfügung könnte den Arzt nicht unmittelbar binden, sofern der Gesetzentwurf »Bestimmungen der therapeutischen Allianz, der Einwilligung nach Aufklärung und der vorgezogenen Erklärung zur Behandlung« in der jetzigen Fassung in Kraft tritt.
- Abschließend ist darauf hinzuweisen, dass Krankheitszustände und ihre Therapiemöglichkeiten, sofern man sie vorhersehen kann (z. B. perniziöse Katatonie und die damit verbundene Vitalindikation zur EKT), mit Patienten im Vorfeld unbedingt besprochen werden sollten, um umfassend den Willen des Betroffenen zu ermitteln. Dies würde die Arbeit und Legitimität ärztlicher wie auch sachwalterischer Tätigkeit und Pflichten deutlich erleichtern.

Literatur

Alberton F (2008) Un approccio etico al paziente vulnerabile. Parere espresso per il Comitato Etico provinciale della provincia di Bolzano (Stellungnahme für die web Seite des ethischen Comitee der Provinz Bozen, Jänner 2008). Institut für Rechtsmedizin Verona. ► http://www.provincia.bz.it/sanita/comitati/approccio-etico.asp, zugegriffen am 2.9.2013

Altalex (2004) Amministratore di sostegno e potere di disporre ricoveri per l'incapace. Tribunale di Cosenza, decreto 24.10.2004. Quotidiano di informazione giuridica 7 dicembre. Quotidiano giuridico online. ► www.altalex.com, zugegriffen am 2.9.2013

Codice di deontologia medica (2006) Capo IV, Informazione e consenso Art 33–38. Federazione Nazionale degli Ordini dei Medici Chirurgici ed Odontoiatri. ► www.fnomceo.it, zugegriffen am 2.9.2013

De Leo D, Orrico M (2007) Compendio di medicina giuridica. Edizione Libreria Cortina, Verona

Fornari U (1996) Il consenso informato in psichiatria. Atti del convegno.Centro Scientifico Editore, Torino

(2004) Legge 9 gennaio 2004, n. 6. Introduzione nel libro primo titolo XII, del Codice Civile del capo I relativo all'istituzione dell'amministratore di sostegno e modifica degli articoli 388,414,417,418,424,426,427 e 429 del Codice Civile in materia di interdizioni e di inabilitazione, nonché relative norme di attuazione e finali.

(1978) Legge n.180/1978 (Gesetz Nr.180/78) Accertamenti e trattamenti sanitari volontari e obbligatori. Gazz Uff 133

(1996, 1999) Ministero della Sanità, Dipartimento della Prevenzione Ufficio IV (1996, 1999) Circolari del Ministro Rosy Bindi del 2 dicembre 1996 e del 15 febbraio 1999 in merito alla terapia elettroconvulsivante

Patti S (2011) Der italienische Gesetzesentwurf zur Patientenverfügung. FamRZ 18: 1453

Presidenza del Consiglio dei Ministri (1995) Comitato Nazionale per la Bioetica Parere del comitato nazionale per la Bioetica sull'eticità della terapia elettroconvulsivante (22 settembre 1995)

Pycha R, Conca A (2006) Psychiatrische Versorgung aus einer Hand: Das Beispiel Südtirol. Wien Med Wochenschr 156(3–4):111–117

Vimercati B (2011) Amministratore di sostegno e consenso informato: scelte di politica legislativa e case law a raffronto (parte I e parte II) Riv.It.Med.Leg 1: 129–173 e 2: 405–421

Stichwortverzeichnis

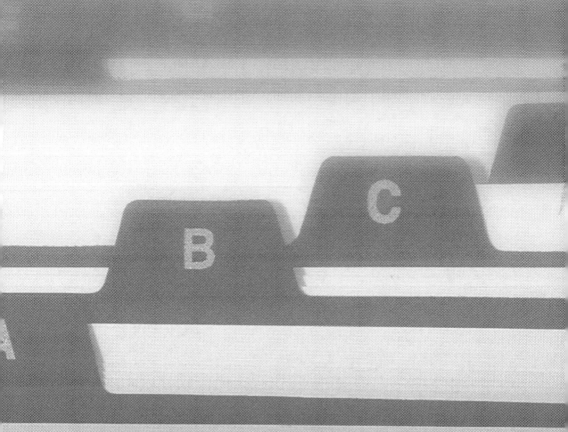

Printed in the United States
By Bookmasters